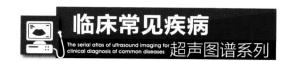

临床常见疾病
The serial atlas of ultrasound imaging for clinical diagnosis of common diseases
超声图谱系列

中国医药教育协会超声医学专业委员会　组织编写

尹立雪　丛书主编

产前诊断与胎儿畸形超声图解

罗 红　主编

化学工业出版社

·北京·

本书是"临床常见疾病超声图谱系列"专著之一，由中国医药教育协会超声医学专业委员会组织国内近百名临床一线专家编写。

《产前诊断与胎儿畸形超声图解》全面介绍了正常妊娠生理，异常妊娠，胎儿颜面部、头颈部、中枢神经系统、心脏、胸部、前腹壁、腹腔脏器、泌尿系统、骨骼系统发育异常，胎儿其他异常，双胎妊娠，胎儿染色体、附属物异常，胎儿血流超声检测等当前临床常见及疑难疾病的超声诊断相关知识。书中引用大量典型、精细的实例图像给予专业分析和讲解；规范并形象地阐释和说明了各系统器官的病理解剖和生理学、临床特征、典型病例超声图像特征、诊断要点与鉴别诊断及相应的临床价值。

本书精选了700余幅超声及病理图片，并进行了超声读片注释，图文并茂。本书适用于妇产科超声医师和临床医师参考使用。

图书在版编目（CIP）数据

产前诊断与胎儿畸形超声图解/罗红主编． —北京：化学工业出版社，2019.10

（临床常见疾病超声图谱系列）

ISBN 978-7-122-34937-8

Ⅰ．①产… Ⅱ．①罗… Ⅲ．①妊娠诊断-图解②畸胎-超声波诊断-图解 Ⅳ．①R714.15-64②R714.53-64

中国版本图书馆CIP数据核字（2019）第161223号

责任编辑：陈燕杰　　　　　　　　　　　　　　文字编辑：何　芳
责任校对：刘　颖　　　　　　　　　　　　　　装帧设计：王晓宇

出版发行：化学工业出版社（北京市东城区青年湖南街13号　邮政编码100011）
印　　装：天津图文方嘉印刷有限公司
710mm×1000mm　1/16　印张27¼　字数559千字　2020年1月北京第1版第1次印刷

购书咨询：010-64518888　　　　　　　　　　售后服务：010-64518899
网　　址：http://www.cip.com.cn
凡购买本书，如有缺损质量问题，本社销售中心负责调换。

定　　价：298.00元

刘广健　中山大学附属第六医院

刘庆华　山东大学齐鲁儿童医院

孙颖华　复旦大学附属儿科医院

何　文　首都医科大学附属北京天坛医院

邹如海　中山大学肿瘤防治中心

张新玲　中山大学附属第三医院

陈　琴　电子科技大学附属医院·四川省人民医院

林　洲　深圳市儿童医院

赵博文　浙江大学医学院附属邵逸夫医院

袁建军　河南省人民医院

高　峻　武汉儿童医院

唐　杰　解放军总医院第一医学中心

常　才　复旦大学附属肿瘤医院

彭玉兰　四川大学华西医院

舒先红　复旦大学附属中山医院

詹维伟　上海交通大学医学院附属瑞金医院

本书编写人员

主　　编　罗　红　　四川大学华西第二医院

副 主 编　邓学东　　苏州市立医院
　　　　　张新玲　　中山大学附属第三医院
　　　　　赵博文　　浙江大学医学院附属邵逸夫医院

编写人员　陈　冉　　浙江大学医学院附属邵逸夫医院
　　　　　戴　晴　　北京协和医院
　　　　　邓学东　　苏州市立医院
　　　　　郭燕丽　　陆军军医大学第一附属医院（西南医院）
　　　　　姜　凡　　安徽医科大学第二附属医院
　　　　　李　军　　空军军医大学西京医院
　　　　　栗河舟　　郑州大学第三附属医院
　　　　　刘建君　　陆军军医大学第一附属医院（西南医院）
　　　　　鲁　红　　浙江大学医学院附属妇产科医院
　　　　　罗　红　　四川大学华西第二医院
　　　　　潘　美　　浙江大学医学院附属邵逸夫医院
　　　　　彭晓慧　　浙江大学医学院附属邵逸夫医院
　　　　　宋清芸　　四川大学华西第二医院
　　　　　孙立涛　　哈尔滨医科大学附属第二医院
　　　　　唐　英　　四川大学华西第二医院
　　　　　王　蓓　　浙江大学医学院附属邵逸夫医院
　　　　　吴　娟　　郑州大学第三附属医院

孝梦甦　　北京协和医院

解丽梅　　沈阳安联妇婴医院

熊　奕　　深圳大学第三附属医院（深圳罗湖人民医院）

徐　鹏　　空军军医大学西京医院

杨小红　　湖北省妇幼保健院

姚　远　　深圳市妇幼保健院

袁丽君　　空军军医大学第二附属医院（唐都医院）

张新玲　　中山大学附属第三医院

张一休　　北京协和医院

张元吉　　深圳大学第三附属医院（深圳罗湖人民医院）

赵博文　　浙江大学医学院附属邵逸夫医院

赵联璧　　空军军医大学第二附属医院（唐都医院）

周毓青　　上海市长宁区妇幼保健院

丛书序

超声医学是半个多世纪以来对人类生命健康和疾病控制影响最为深远的临床医学交叉学科之一。其便捷的可视化人体解剖和功能观测能力为临床疾病的诊断和治疗提供了丰富的系统性信息，有助于人类疾病病因的快速确定以及病理生理机制的精准把握，其在临床的广泛应用已经深刻地改变了整个临床医学的面貌。

与世界同步，超声医学在我国的临床应用已有近60年的发展历程。超声医学作为一个重要的临床平台学科，其临床应用已经深入到许多临床学科和专业的多个诊疗环节，为各个临床学科的业务开展和发展提供了坚实的保障。随着超声医学学科的不断发展，其已经从临床辅助学科逐步发展成为指导临床各学科进行更为精准诊疗活动的重要前导性临床学科。

如何在我国基层医院充分应用好超声医学技术，以促进基层医疗机构各学科的专业技术体系建设，快速提升基层医疗机构的临床诊断和治疗服务能力，更好地服务于我国基层的医疗改革战略部署，是我国每一个超声医学学术组织和专家所面临的重大课题。

中国医药教育协会超声医学专业委员会组织全国百余名知名专家，编写了"临床常见疾病超声图谱系列"专著。该图谱系列专著分为超声基础、心脏、血管、腹部、儿科、浅表器官、妇科、产前诊断与胎儿畸形等分册。编撰该系列的目的是以较为通俗易懂的方式，为基层医疗机构超声医学医师对临床常见疾病的临床诊断，提供简洁明了的技术指导。参与编写的超声医学专家把他们多年的临床工作经验凝聚成为本图谱系列的精华，与全国基层超声医师进行分享。在此，对各位专家的辛勤工作和付出表示衷心的感谢！

相信"临床常见疾病超声图谱系列"专著的出版和发行会为促进我国超声医学在基层医疗机构的规范化、标准化和同质化应用，保障基层医疗机构的医疗质量和医疗安全发挥重要的作用。

中国医药教育协会超声医学专业委员会主任委员
四川省超声医学质量控制中心主任
尹立雪
2019年8月于成都

序

产前超声诊断是人类改善自身身体素质和主动干预出生人口质量的重要技术手段。随着超声成像诊断技术的不断进步，人类不断探知自身的发生和发育过程，可视化展现人体组织器官在各个发育阶段的解剖结构和功能状态。为及时发现各种产前疾病和胎儿先天性发生发育异常、揭示其病因和背后的病理生理机制，并加以精准干预治疗提供了可能。产前超声诊断同时架起了胎儿疾病相关基因突变检测及其临床表型诊断间的桥梁，为观察和量化评价基因突变的功能表达以及最终临床结局提供了先进的技术平台。

由于胎儿的发生和发育过程极其复杂、胎儿疾病的产生和发展快速多变、胎儿时期组织器官发生发育及疾病发生决定了其出生后的身体组织器官结构和功能状态以及疾病发生发展等因素，产前超声诊断极具挑战性。通常情况下，要做好产前超声诊断，超声医师必须具有较高的胎儿医学专业水平，同时能够熟练掌握各种现代先进的超声成像诊断技术。在胎儿发生和发育的特定时间点，超声医师能够针对性地应用超声医学技术，以手中的超声探头为洞察工具，发现母体和胎儿疾病线索，探寻母体和胎儿疾病的全貌及其变化过程。为临床有效精准的干预治疗提供引导、监控和评价。

如何使高难度和复杂的产前超声诊断技术进入广大医疗机构，为基层医疗机构中的产前超声诊断医师所掌握并加以利用，是产前超声诊断所面临的亟待解决的难题。在四川大学华西第二医院超声诊断科主任和中国医药教育协会超声医学委员会产前超声学组组长罗红教授的带领下，我国多位产前超声诊断学者编写了本书，为产前超声诊断在基层医院的推广应用提供了范本。该图谱汇集了编者和国内相关专家多年积累的精彩病例，以图片方式展示了各种产前和胎儿常见疾病的诊断思路和诊断关键技术要点。为产前诊断医师在短期内有效把握产前超声诊断关键技术和常见疾病的诊断方法提供了便捷的途径。

相信本书的正式出版能够为推动基层医疗机构产前超声诊断的实际临床应用、减轻不恰当出生发挥重要作用。

尹立雪

2019年9月

前言

把抽象复杂的超声诊断医学，以直观形象的图谱形式呈现出来，实现知识技术的可视化学习、规范化培养、集约化普及、简明化参考与专业化传授，这是编写《产前诊断与胎儿畸形超声图解》的初衷，也是该书特点之所在。

《产前诊断与胎儿畸形超声图解》在介绍正常妊娠生理的基础上，全面介绍了异常妊娠，胎儿颜面部、头颈部、中枢神经系统、心脏、胸部、前腹壁、腹腔脏器、泌尿系统、骨骼系统发育异常，胎儿其他异常，双胎妊娠，胎儿染色体、附属物异常，胎儿血流超声检测等当前临床常见及疑难疾病的超声诊断相关知识。书中引用大量典型、精细的实例图像给予专业分析和讲解；规范并形象地阐释和说明了各系统器官的病理解剖和生理学、临床特征、典型病例超声图像特征、诊断要点与鉴别诊断及相应的临床价值。

本书的编者均是妇产超声界临床一线医师，既有久负盛名的专家教授，也有冉冉升起的后起之秀。书中采用大量病例展现疾病的超声特点，深入浅出，娓娓道来，查阅大量文献，紧跟妇产超声发展方向。全书精选的700余幅图像，全部来源于真实病例。高保真的信息图源、精细化的后期编制、精准化的标识标注，"零损"还原了对病例的超声诊断现场。同时，专家们将丰富的临床实践经验以专业且通俗易懂的文字"跃然纸上"，力图使本书成为产前诊断领域的信息库、参考书与活字典。为超声医师尤其是基层超声医师编撰一本内容新颖、并具有指导意义的产前超声专著，是编者们的初衷，但因编者时间及能力有限，难免有不足之处，殷切希望读者批评指正。

在此，对本书编写和出版付出了大量时间和精力的编者，致以真挚的敬意和感谢。对袁佳同志在本书编辑过程中的付出表示诚挚的感谢。

路漫漫其修远兮，吾将上下而求索。在医学实践和探索的道路上，希望与各位同仁一道，专心、专注、专业助力超声医学发展。同时希望本书的出版，为广大超声医学工作者提供真正有价值的参考。

罗 红

2019年9月

目录

第一章　正常妊娠生理及超声诊断

第一节　正常妊娠生理

从排卵、受精、着床到胚胎生长发育，直至胎儿分娩，超声技术实时观察胎芽发育，了解胎儿各系统、器官以及体表结构和形态是否正常，了解胎儿在宫内的发育状况，对提高出生质量、降低出生缺陷有重大意义。

一、排卵、受精及植入F

女性月经周期一般为28天，成熟卵泡在月经第14天、卵泡径线为18～25mm时排卵，排卵卵泡为次级卵母细胞，其内染色体为23条，含22条常染色体和1条性染色体（图1-1）。排卵后输卵管伞端及时抓取卵泡，通过输卵管蠕动与精子在壶腹部相遇，精子释放顶体酶，溶解卵子的放射冠、透明带，进入卵细胞内，形成受精卵。受精卵继续向宫腔方向移行，在受精后3天，受精卵分裂为16个细胞组成的细胞团，为桑椹胚，受精后4天左右进入宫腔，继续分裂为晚期囊胚，受精后第6～7天，囊胚着床，进行植入。囊胚埋入子宫内膜的过程叫植入，受精第11天，囊胚晚期侵入子宫内膜内，侵入部位被纤维组织封闭。此时的子宫内膜称为蜕膜，植入囊胚底部的为底蜕膜，包裹囊胚的为包蜕膜，覆盖在子宫内壁，与囊胚无直接关系的为真蜕膜，植入部位主要为宫腔上份，以前后壁为多见。通过超声检查可以发现子宫内膜增厚（图1-2、图1-3）。

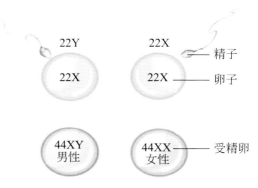

图1-1　正常的二倍体染色体计数（摘自《超声诊断学：妇科及产科》罗红主译）

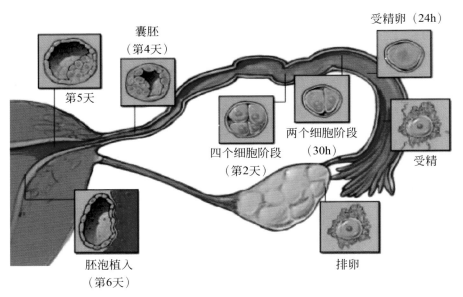

受精卵（24h）

囊胚
（第4天）

第5天

四个细胞阶段
（第2天）

两个细胞阶段
（30h）

受精

胚泡植入
（第6天）

排卵

图1-2　卵子受精卵后，需要6天时间到达子宫内膜，并着床。在此期间，细胞分裂的各个
　　　　阶段同时在进行（摘自《超声诊断学：妇科及产科》罗红主译）

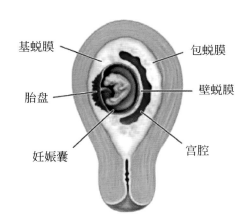

基蜕膜　　　　　　包蜕膜

胎盘　　　　　　　壁蜕膜

妊娠囊　　　　　　宫腔

图1-3　胚泡着床在蜕膜层内。着床部位为底蜕膜，
　　　　包蜕膜包绕了剩余的胚囊，壁蜕膜是宫腔
　　　　的另一侧，随着孕囊的生长，包蜕膜突向
　　　　子宫腔。包蜕膜和壁蜕膜形成双绒毛膜环
　　　　征（摘自《超声诊断学：妇科及产科》罗
　　　　红主译）

二、胚胎形成

　　囊胚表面被合体滋养细胞覆盖，通过其侵蚀作用，使着床处子宫内膜螺旋小动脉、小静脉、毛细血管破裂，母体血液流入滋养层细胞间隙，形成最早的子宫胎盘循环。通过超声可以发现，妊娠囊壁一侧稍微增厚，为底蜕膜处增厚的滋养细胞，该处会形成胎盘。包蜕膜处的滋养细胞由于血供不好会逐渐萎缩、变薄。囊胚中间部分为细胞滋养层，其逐渐分化形成内细胞团、初级卵黄囊、胚外中胚层、胚外体腔、次级卵黄囊、羊

膜囊以及最为重要的胚盘，是胚胎的早期结构。胚盘逐渐分化三个胚层，外胚层发育快，使内胚层侧卷曲，羊膜腔随之越来越大，卵黄囊变成小囊状结构，在体蒂处与胚胎腹部相连。经腔内超声检查，能观察到卵黄囊、胚外体腔。随之，三胚层各自分化形成特定组织器官。外胚层形成皮肤、神经管，中胚层形成骨骼、肌肉、肾脏等，内胚层形成消化系统、呼吸系统、泌尿系统等。循环系统是胚胎发育中发育最早并最早具有功能的系统。

三、胎儿附属物形成

受精卵着床后滋养细胞分化为细胞滋养细胞及合体滋养细胞，形成绒毛并逐级分支，绒毛伸入由合体滋养细胞溶解蜕膜组织形成的绒毛间隙，与母血进行物质交换。底蜕膜处的绒毛血供丰富，称为致密绒毛膜与底蜕膜共同构成胎盘。

羊膜是包绕胚胎的第一层半透明膜，无血管、神经、淋巴，最早位于胚盘边缘，随着胚胎发育羊膜腔越来越大，妊娠14～20周羊膜腔与绒毛膜腔融合，胚外体腔消失，羊膜与绒毛膜共同组成胎膜。胚胎向腹侧卷曲形成的条索状物质，一端连接胎儿腹壁，另一端连接胎盘，脐带内含两条脐动脉、一条脐静脉，血管间有称为华通胶的结缔组织。足月时，胎儿脐带长40～60cm（图1-4）。

羊膜腔内充满羊水。羊水的主要来源是妊娠早期的羊膜上皮细胞分泌。妊娠16周后由胎儿肾脏产生的尿液进入羊膜腔并成为羊水的主要来源。胎儿通过体表皮肤吸收、吞咽活动以及羊膜上皮细胞进行吸收，维持羊水量的相对平衡。

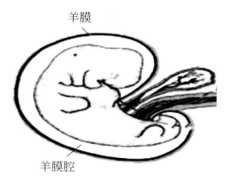

羊膜

羊膜腔

图1-4　5周的胚胎显示原始的脐环的结构（摘自《超声诊断学：妇科及产科》罗红主译）

第二节　早孕期超声检查规范

中国医师协会超声医师分会制定《产前超声检查指南（2012）》，推荐产前超声检查有3个重要时间：孕11～13^{+6}周、孕20～24周、孕28～34周。

受精龄：即卵子和精子的结合算起，胚胎发育的准确时间，正常成熟胎儿的受精龄为38周，又称为胎龄（fetal age）。

妊娠龄（gestational age）：受孕前末次月经第1天算起，一般比受精龄多14天，成熟胎儿的妊娠龄约为40周。又称为月经龄（menstrual age）、孕龄，是产科临床及产前超声检查中常用术语。

胚胎（embryo）：受精后8周内称之为胚胎（即月经龄10周）。

胎儿（fetus）：受精第9周开始到38周结束（即月经龄40周）。

妊娠分期：孕龄为40周，分为三个时期。早期妊娠（the first trimester）指妊娠13周末以内。中期妊娠（the second trimester）指第14周开始至第27周末。晚期妊娠（the third trimester）指第28周开始至足月。

一、早孕期超声检查规范

早孕期超声检查时间是孕5～13+6周，包括早孕期普通超声检查及孕11～13+6周胎儿超声检查。

（一）早孕期普通超声检查

① 检查目的：证实宫内妊娠，了解胚胎是否存活，估测孕周，诊断多胎妊娠及判断绒毛膜性，寻找阴道出血原因，评估母体子宫、附件情况，评估临床可疑异常妊娠（如异位妊娠、葡萄胎等），辅助绒毛活检。

② 检查方式：经腹部及经腔内超声检查为主，必要时结合会阴部超声检查，遇患者充盈膀胱困难、肠腔气体干扰明显、孕妇肥胖等情况，推荐经阴道超声检查。

③ 检查内容：观察妊娠囊的位置、数目、大小；观察卵黄囊的大小与形态；测量胚胎长度、观察胎心搏动情况；观察孕妇宫腔形态及肌层；子宫瘢痕与妊娠囊的关系，双侧附件有无包块。

（1）妊娠囊（gestational sac） 超声显示最早期的妊娠囊为极小的圆形无回声区，周边为发育的绒毛形成的均匀高回声环。随着妊娠进展，绒毛与子宫蜕膜形成特征性的"双环征"（图1-5）。经腹部超声在孕5～6周发现，经腔内超声在孕4～5周发现。

随着孕周增加，妊娠囊可为椭圆

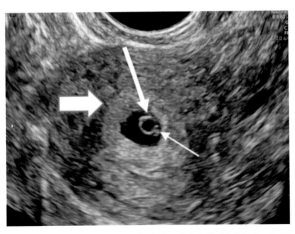

图1-5 孕38天，经腔内超声检查显示"双环征"（粗箭头）、孕囊、卵黄囊（长箭头）及胎芽（细箭头）

形、不规则形等。需与假妊娠囊（宫腔积液）鉴别，宫腔积液无"双环征"，形态与宫腔一致，位于宫腔中央，周边强回声为分离的子宫内膜。妊娠囊常位于宫腔中上份，注意识别宫角妊娠、切口妊娠等异常位置妊娠囊。

当人绒毛膜促性腺激素（human chorionic gonadotropin，HCG）阳性，宫内未见妊娠囊时可能为孕周太小妊娠囊显示不清、异位妊娠、流产、生化妊娠等；当怀疑异位妊娠时，推荐行经腔内超声检查，注意双侧附件情况。

（2）卵黄囊　妊娠囊内第一个能观察到的结构是卵黄囊，发现卵黄囊即可确认妊娠。卵黄囊是圆形线状强回声，内充满液体。经腔内超声检查，孕5周左右显示卵黄囊；经腹部超声检查，孕6周左右显示卵黄囊（图1-6、图1-7）。卵黄囊直径3～8mm，卵黄囊过大（直径＞10mm）或过小（直径<3mm）或变形、内部出现强回声等，预示妊娠结局差。

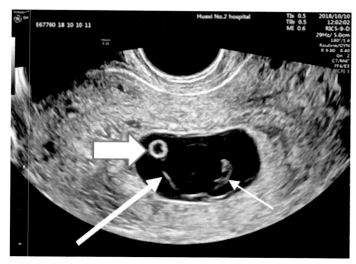

图1-6　孕7周，经阴道超声检查显示卵黄囊（粗箭头）、羊膜（长箭头）、胎芽（细箭头）、妊娠囊

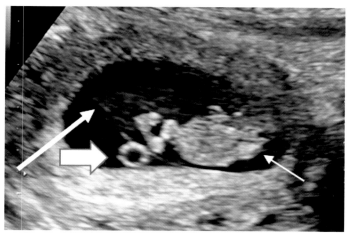

图1-7　孕8周，经腹部超声图像卵黄囊（粗箭头）、羊膜（长箭头）、胎芽（细箭头）

5

（3）胎芽及心管搏动　胎芽（fetal pole）最早在2mm时可见到原始心管搏动，为卵黄囊一侧稍增厚的结构。胚胎长4～5mm，常规检出原始心管搏动，通过M型超声测得胎心搏动频率，孕6周时约100次/分，孕9周180次/分，孕14周140次/分。若胚胎长度≤5mm，未能观察胎心搏动，需7天后复查。

（4）胚胎发育　孕7～8周，胚胎长出肢芽，超声为一棒状结构，孕8周胚胎初具人形。孕9周，出现生理性中肠疝（midgut herniation），孕11～12周消失，生理性中肠疝由于肠袢生长速度稍快于腹壁生长速度，压迫肠袢进入脐带内，通常直径不超过7mm。孕10周，胚胎具人形（图1-8）。

（5）头臀长检查及测量　全面扫查妊娠囊，观察胚胎及数目，胚胎最大长轴切面或在胎儿正中矢状切面测量头臀长，胎儿自然伸展姿势（图1-9）。

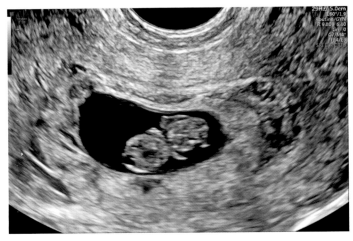

图1-8　孕10周，经阴道超声检查显示胚胎已具人形

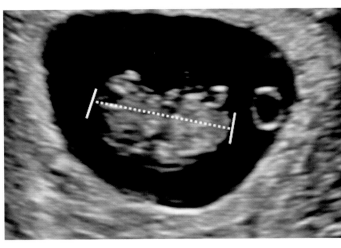

图1-9　孕8周，经腔内超声检查，胎芽长2.6cm

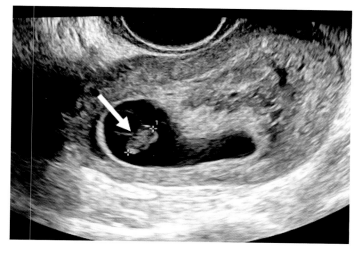

图1-10 孕9周，经腔内超声检查，胎芽长0.97cm，未见胎心搏动，胚胎停止发育

（6）胚胎停育 经腔内超声检查胚胎长度≤5mm，7～10天后复查仍无心管搏动；或胚胎长度＞5mm，无心管搏动；或妊娠囊平均内径＞20mm，内未见卵黄囊、胎芽，可诊断胚胎停育。经腹部超声检查胚胎长度≤9mm无心管搏动，7～10天后复查仍无心管搏动；或胚胎长度＞9mm，未能观察胎心搏动；或妊娠囊平均内径＞25mm，未见卵黄囊、胎芽，可诊断胚胎停育（图1-10）。

（7）羊膜囊（amnion） 羊膜纤细菲薄（0.02～0.05mm），超声可在绒毛膜腔内胚胎的一侧发现膜状结构围成囊状，胚胎则位于羊膜囊内，另一侧为卵黄囊。孕12～16周羊膜与绒毛膜融合。

（8）胎盘 底蜕膜和致密绒毛膜共同构成胎盘。超声最早见到的是妊娠囊周围的绒毛膜环，为稍强回声。孕8周超声能显示胎盘，孕10～12周可以清晰显示胎盘，为月形结构。

（二）孕11～13+6周胎儿超声检查

① 检查目的：核实孕周；确定胎儿数目、存活；评估多胎绒毛膜性；筛查染色体异常；早期诊断胎儿部分严重结构异常；评估子宫附件肿物。适合所有孕妇。

② 检查方式：经腹部及经腔内超声检查，遇患者充盈膀胱困难、肠腔气体干扰明显、孕妇肥胖等情况，推荐经腔内超声检查。

③ 检查内容：胎儿数目及绒毛膜性；胎心搏动；胎儿生物学测量（头臀长度、双顶径等）；测量胎儿颈后皮肤透明层（nuchal translucency，NT）；胎儿附属物的检查（胎盘的位置、厚度，测量羊水最大深度）；观察孕妇宫颈内口；评估子宫肌瘤等子宫病变。

（1）测量胎儿头臀长度（crown-rump length，CRL） 胎儿正中矢状切面，处于自然姿势（既不屈曲也不过度仰伸），将图像充分放大（至图像2/3以上），头部和臀部皮肤清晰可辨。图像特征为：显示胎儿间脑、菱脑、鼻骨、鼻尖、脊髓、外生殖器等。测量头颅顶部皮肤到臀部皮肤外缘的距离，一般测量3次，计算平均值（图1-11）。

（2）测量胎儿双顶径（biparietal diameter，BPD）　胎头最大对称水平横切面上进行测量。该切面可见丘脑与第三脑室，测量时从颅骨环近侧外缘测量到远侧内缘（图1-12）。

（3）胎儿NT　测量胎儿头臀长切面，将图像放大，只显示胎儿头颈及上胸部。NT尽可能呈水平位，清楚显示并确认胎儿背部皮肤（非羊膜）。图像特征为胎儿头部清楚显示丘脑、中脑、脑干、第四脑室及颅后窝池；显示鼻尖、鼻背部皮肤、鼻骨强回声线；颈背部皮下清楚显示长条形无回声即为NT。测量NT应在无回声的最宽处测量，垂直于无回声区，测量游标应置于无回声区的外缘，测量3次，记录最大数值（图1-13）。NT随孕周增加而增大，但不超过3.0mm。NT增厚时胎儿染色体异常的风险增大。

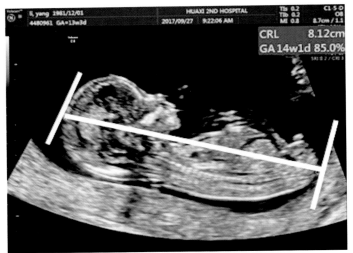

图1-11　胎儿头臀长（CRL）测量

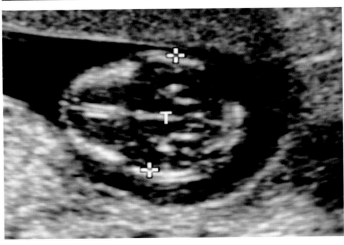

图1-12　孕13周胎儿BPD测量（T为丘脑）

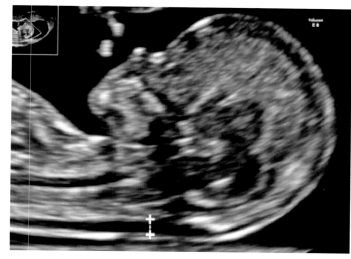

图1-13 胎儿NT测量

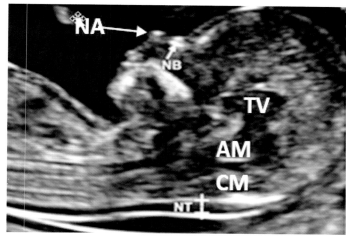

图1-14 孕12周胎儿鼻骨测量（NA为鼻尖，NB为鼻骨，TV为第三脑室，AM为中脑导水管，CM为后颅窝，NT为颈项透明层）

（4）胎儿鼻骨 测量平面与NT测量切面相同。显示鼻根、鼻尖及鼻骨呈3条强回声线，第1条线为皮肤高回声线，下方较粗明显增强的短线为鼻骨，与皮肤相连的为鼻尖形成的短线。观察鼻骨是否存在，可测量鼻骨强回声线的距离即鼻骨长（图1-14）。多切面扫查，矢状切面结合横切面及冠状切面扫查。

（5）孕11～13^{+6}周正常胎儿解剖结构扫查

① 头部：孕11周时颅骨开始骨化。两侧大脑半球对称显示，中间为大脑纵裂及大脑镰。脑皮质薄，小脑幕上大部分为侧脑室占据，侧脑室前部充满液体，后份被高回声的脉络丛充填（图1-15）。此时期颅内的某些结构（如胼胝体、小脑）尚未充分发育，不能进行评估。可以尝试观察胎儿的眼眶、鼻、鼻骨以及口唇的完整性（图1-16、图1-17）。

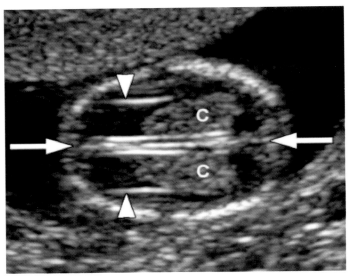

图1-15　孕12周胎儿头颅侧脑室（C为双侧脑室内脉络丛，长箭头为大脑镰，三角箭头为侧脑室前角外侧壁）

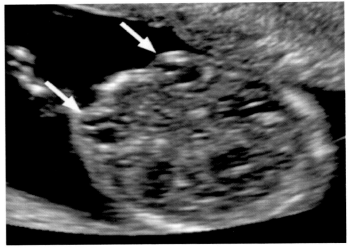

图1-16　孕12周胎儿双眼眶（箭头所指，内可见晶状体回声）

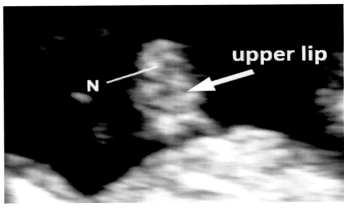

图1-17　孕13周胎儿鼻部（N）、上唇（upper lip）

② 脊柱：多切面观察椎骨的排列和完整性及皮肤的完整性（图1-18）。

③ 胸部：心脏在胸腔左侧（左位心），肺脏位于胸腔内，回声均匀，胸腔内无积液或囊性、实性占位（图1-19）。在孕11～13^{+6}周，胎儿心脏不作为常规评估项目。

④ 腹腔脏器：腹壁连续完整，孕12周后应观察脐带的腹壁入口（图1-20），胎儿左侧上腹部液性低回声结构为胃。心脏和胃位于腹腔左侧表明胎儿内脏位置正常（图1-21）。胎儿下腹部可见中低回声的膀胱（图1-22）。评估膈肌的完整性（图1-23）。

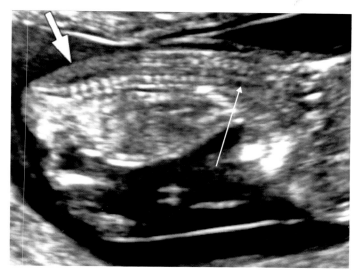

图1-18　孕13周胎儿脊柱矢状面由颈椎至骶椎（长箭头示颈椎，短箭头示骶尾部椎体骨化不完善，呈低回声）

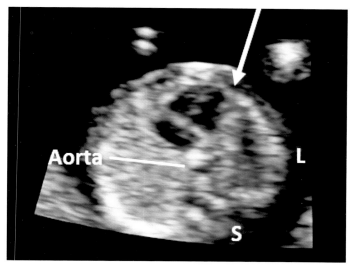

图1-19　孕13周胎儿胸腔横切面，心尖指向左侧（长箭头示心尖指向左侧，Aorta为腹主动脉，S为脊柱，L为左侧）

11

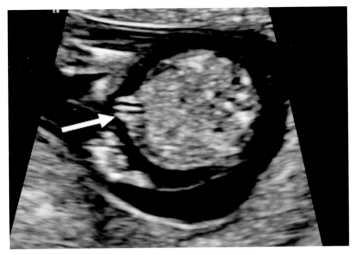

图 1-20　胎儿脐带腹壁入口处（箭头所示为脐带插入口的两根脐动脉）

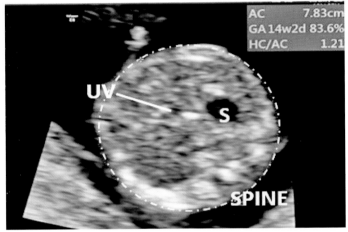

图 1-21　胎儿腹腔横切面，胃泡，测量腹围（S 为胃泡，SPINE 为脊柱，UV 为脐静脉，虚线为腹围测量）

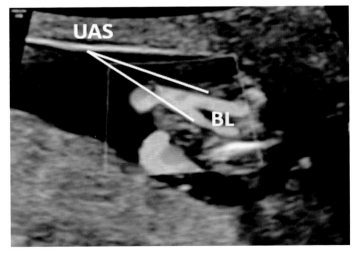

图 1-22　胎儿膀胱平面及双侧脐动脉（UAS 为双侧脐动脉，BL 为膀胱）

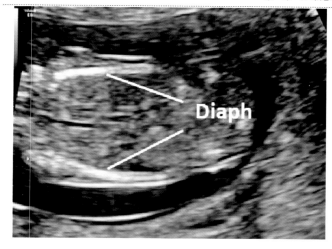

图1-23　孕13周胎儿腹部冠状切面，评估膈肌（Diaph，白线示）

⑤ 四肢：注意观察上下肢各个骨性节段、双手双足存在与否、位置是否正常。经阴道超声扫查图像更为清晰（图1-24，图1-25）。

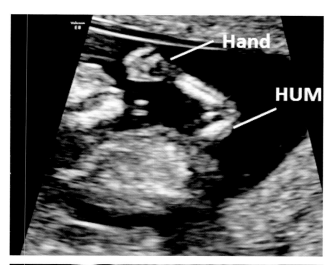

图1-24　孕12周胎儿上肢（HUM为肱骨，Hand为手）

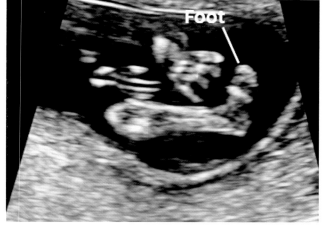

图1-25　孕12周胎儿下肢（Foot为足）

⑥ 双胎妊娠：确定双胎妊娠孕周最佳的时间是孕11～13⁺⁶周，以较大胎儿CRL为准。孕11～13⁺⁶周判断绒毛膜性至关重要，观察双胎间的羊膜与胎盘插入点的隔膜形态（λ征或T征，图1-26、图1-27）、厚度及胎盘数目得以确定。双胎妊娠胎儿需进行超声标记，以可靠、持续为原则，依据胎儿位置（左右侧或上下关系）进行标记，或脐带插入点或胎儿性别等特点进行标记。

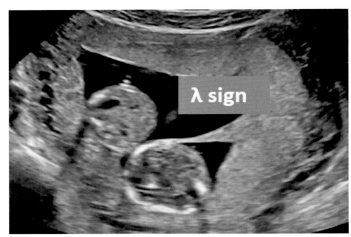

图 1-26　双胎间 λ 征

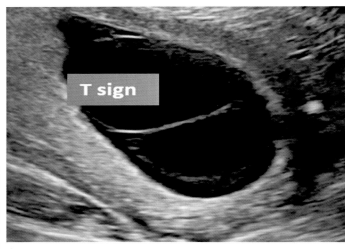

图 1-27　双胎间 T 征

第三节　中晚孕期超声检查规范

中晚孕期超声检查分为四级，包括：一般产前超声检查（Ⅰ级产前超声检查）、常规产前超声检查（Ⅱ级产前超声检查）、系统产前超声检查（Ⅲ级产前超声检查）、针对性产前超声检查（Ⅳ级产前超声检查）及因为某些原因需要进行特殊检查的有限产前超声检查（一般为床旁或术中超声等）。

一、一般产前超声检查（Ⅰ级产前超声检查）

观察胎儿数目，评估胎儿大小（测量双顶径、头围、股骨长度、腹围），测量胎心率，记录胎方位，评估胎盘（位置、厚度、成熟度），测量羊水最大深度。不筛查胎儿结构畸形。对怀疑胎动消失、羊水量异常、胎膜早破等可进行该项检查。若检查医师怀疑胎儿异常，应建议行系统产前超声检查。至少显示三个切面（头颅丘脑平面、上腹部横切面、股骨长轴切面）及多普勒或M型测量胎心率图（图1-28～图1-31）。

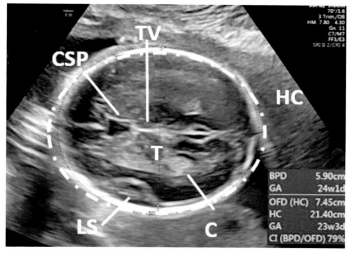

图1-28　胎儿头颅丘脑平面，测量双顶径、头围（TV为第三脑室，T为丘脑，CSP为透明隔腔，LS为大脑外侧裂，C为脉络丛，HC为头围测量）

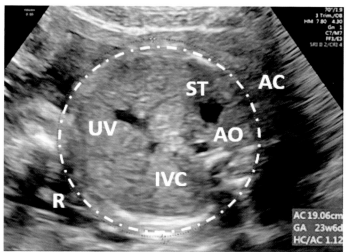

图1-29　胎儿上腹部横切面，显示胃泡、脐静脉，测量腹围（UV为脐静脉，ST为胃泡，AO为腹主动脉，IVC为下腔静脉，R为右侧，AC为腹围）

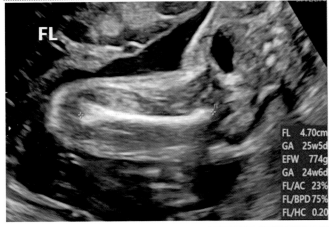

图 1-30　胎儿股骨长轴切面，测量股骨长度

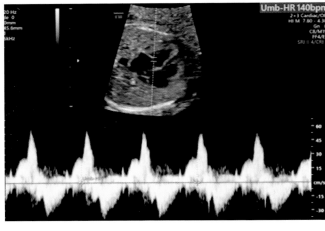

图 1-31　多普勒测量胎心率

二、常规产前超声检查（Ⅱ级产前超声检查）

在 Ⅰ 级产前超声检查基础上，筛查原卫生部规定的六大严重结构畸形（无脑儿、严重脑膨出、严重开放性脊柱裂、严重胸腹壁缺损内脏外翻、单腔心、致死性软骨发育不良）。检查内容如下。

① 胎儿头颅：观察颅骨强回声环，观察颅内脑中线、大脑半球、侧脑室、颅后窝。

② 胎儿心脏：四腔心切面，怀疑胎儿心脏畸形建议行胎儿超声心动图检查（Ⅳ级）。

③ 胎儿脊柱：主要是脊柱矢状切面观察脊柱，可结合冠状切面及横切面。

④ 胎儿腹部：检查腹壁脐带入口、胃、肝、肾、膀胱。

⑤ 胎儿肢体：测量一侧股骨长度。

⑥ 观察宫颈内口。

⑦ 评估子宫肌瘤情况（位置及大小等）。

某些情况下，因胎位、羊水、母体腹壁等因素影响，不能较清晰地显示胎儿结构，需在超声报告上说明。至少留存图像在Ⅰ级产前超声检查3切面基础上，增加6个切面（小脑水平横切面、脊柱矢状切面、四腔心切面、肾脏横切面、腹壁脐带插入切面、膀胱切面）及孕妇宫颈管矢状切面（图1-32～图1-39）。

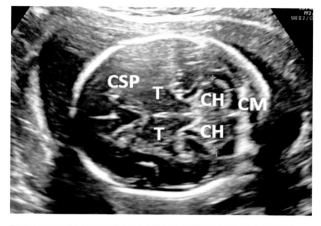

图1-32 胎儿头颅小脑水平横切面（T为丘脑，CSP为透明隔腔，CH为小脑半球，CM为颅后窝）

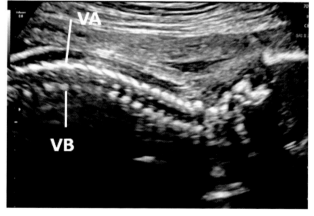

图1-33 胎儿脊柱颈、胸段矢状切面（VA为椎弓，VB为椎体）

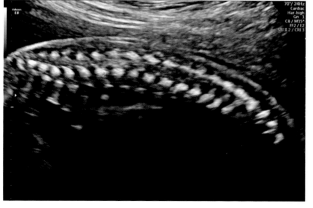

图1-34 胎儿脊柱腰段、骶尾部矢状切面

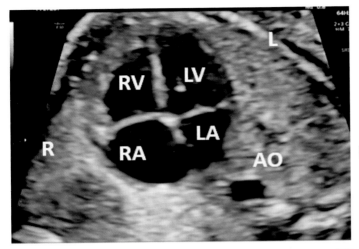

图1-35　胎儿胸腔四腔心切面
（RA为右心房，LA为左心房，RV为右心室，LV为左心室，AO为主动脉）

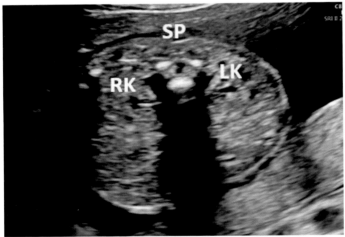

图1-36　胎儿腹腔双肾横切面
（SP为脊柱，RK为右肾，LK为左肾）

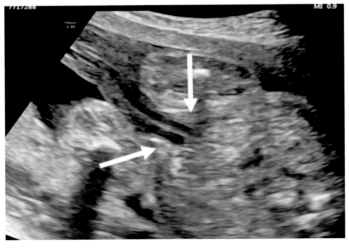

图1-37　胎儿腹壁脐带插入切面

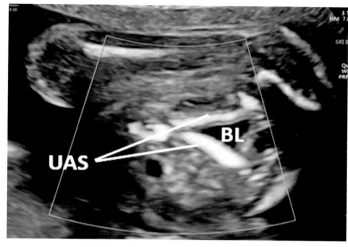

图1-38　胎儿膀胱切面，显示双侧脐动脉（UAS 为双侧脐动脉，BL 为膀胱）

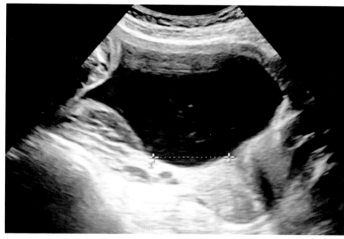

图1-39　孕妇宫颈管矢状切面

三、系统产前超声检查（Ⅲ级产前超声检查）

在Ⅱ级产前超声检查内容基础上，系统观察胎儿主要解剖结构，并对严重结构畸形进行筛查。对于一般产前超声检查或常规产前超声检查可疑胎儿畸形建议行系统超声检查。建议在孕20～26周进行。在常规产前超声检查基础上，观察胎儿解剖结构。

① 头颅：颅骨强回声环及颅内脑中线、大脑半球、丘脑、侧脑室、小脑、颅后窝。

② 颜面：观察上唇皮肤的连续性。

③ 颈部：扫查颈部有无皮肤水肿、包块。

④ 胸部：检查双肺、心脏位置。

⑤ 胎儿心脏：扫查心脏四腔心切面、左心室流出道切面、右心室流出道切面。

⑥ 腹部：检查腹壁完整性、脐带腹壁入口、胃、肝、肾、膀胱及双侧脐动脉。

⑦ 脊柱：主要是脊柱矢状切面扫查脊柱，结合脊柱冠状切面及横切面。

⑧ 肢体：扫查双侧肱骨、尺骨、桡骨、股骨、胫骨及腓骨。

⑨ 胎盘及脐带：记录胎盘位置、测量厚度、记录成熟度、脐带血管数目。

⑩ 羊水量：羊水最大深度及羊水指数。

⑪ 孕妇子宫：观察宫颈内口。

⑫ 评估子宫肌瘤位置及大小。

对于双胎妊娠应尽可能确定绒毛膜性及羊膜囊数，比较双胎大小，双胎体重相差20%以上，需排除双胎输血综合征及双胎选择性宫内发育受限，建议孕妇2周后复查。受潜在因素影响，如胎儿体位导致胎儿某些结构不能显示；孕妇腹壁脂肪厚导致图像质量差；羊水过多时胎儿活动增加，获取标准切面困难；羊水过少，胎儿结构显示困难，应与孕妇沟通，并在超声检查报告上注明建议复查或转诊。

胎儿解剖结构检查如下。

1.胎儿头颅

通过3个切面对胎儿头颅及颅内结构进行筛查：丘脑水平横切面、侧脑室水平横切面、小脑水平横切面。

① 丘脑水平横切面（图1-28）需清楚显示颅骨强回声环呈椭圆形，左右对称，前方透明隔腔、双侧丘脑对称、丘脑之间的第三脑室，脑中线居中、大脑及大脑外侧裂等结构。

② 侧脑室水平横切面（图1-40）在丘脑水平横切面向颅顶平移，是测量侧脑室的标准平面，侧脑室呈无回声，侧脑室枕角显示，前方透明隔腔显示，内有回声均匀的强回声的脉络丛，未完全充满枕角，侧脑室枕角内径均应小于10mm。一般测量远场侧脑室。

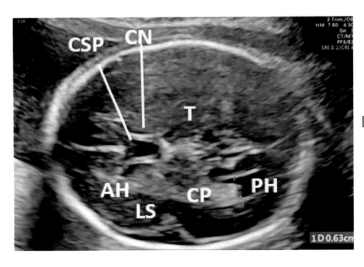

图1-40 胎儿头颅侧脑室水平横切面（T为丘脑，CSP为透明隔腔，LS为大脑外侧裂，CP为脉络丛，CN为尾状核，AH为侧脑室前角，PH为侧脑室后角）

③ 小脑水平横切面（图 1-32）需同时显示左、右小脑半球对称，清楚显示前方的透明隔腔。小脑回声较均匀，在晚孕期显示条形排列的强回声线为小脑裂，小脑半球中间有强回声的蚓部相连。蚓部的前方为第四脑室，后方为颅后窝池。小脑随着孕周增加，横径增长，孕 20 周前，小脑横径约等于孕周，孕 20 ～ 38 周平均每周增长 1 ～ 2mm。

2.胎儿颈部

通过脊柱颈段矢状切面及横切面观察颈背部皮肤是否水肿，有无占位。

3.胎儿颜面部

主要通过眼眶横切面观察眼部异常，鼻唇冠状切面筛查有无唇裂，如怀疑胎儿唇裂，需在横切面和矢状切面扫查证实（图 1-41 ～图 1-43）。

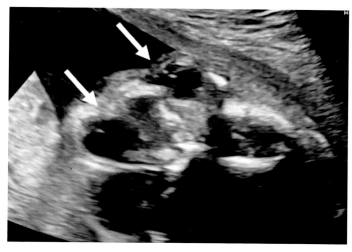

图 1-41　胎儿颜面眼眶横切面（箭头所指，内可见晶状体回声）

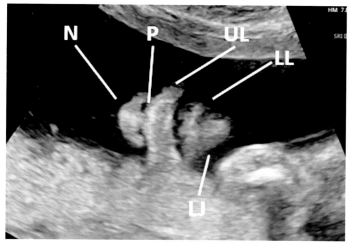

图 1-42　胎儿颜面鼻唇冠状切面（P 为人中，N 为鼻子，UL 为上唇，LL 为下唇，LJ 为下颌）

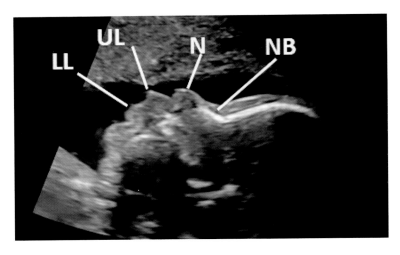

图 1-43　胎儿颜面正中矢
　　　　状 切 面（NB 为
　　　　鼻骨，N 为鼻子，
　　　　UL 为 上 唇，LL
　　　　为下唇）

4.胎儿脊柱

主要扫查脊柱矢状切面，若发现异常建议行脊柱冠状切面、横切面检查。

① 脊柱矢状切面：显示脊柱全长及其表面皮肤的覆盖情况，脊柱呈两行平行排列整齐的串珠状强回声，从枕骨延续至骶尾部，在腰段两强回声带稍增宽，内为椎管，容纳脊髓、马尾等，脊柱最后融合在一起，并略向后翘（图 1-44、图 1-45）。

② 脊柱横切面脊椎为三个分离的短棒状强回声，两侧椎弓骨化中心较小且向后靠拢，呈"A"形排列，中央较大者为椎体骨化中心（图 1-46）。

③ 脊柱冠状切面为整齐排列的三条平行强回声带，中间为椎体，两侧为椎弓骨化中心（图 1-47）。闭合性脊柱裂种类较多，超声图像表现不明显，产前超声难以诊断。

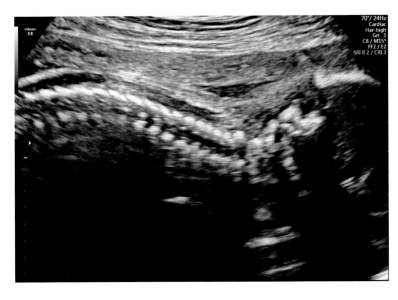

图 1-44　胎儿脊柱矢状切
　　　　面（颈、胸部）

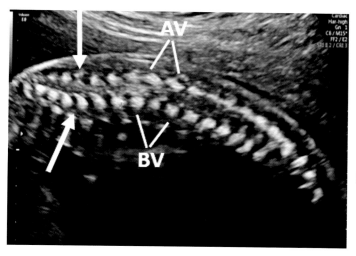

图 1-45　胎儿脊柱矢状切面（AV
为椎弓，BV 为椎体，箭
头所示脊柱骶尾部略向
上翘）

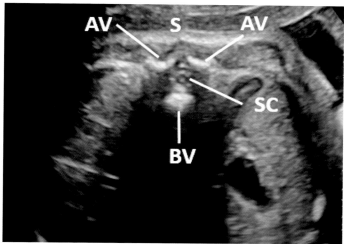

图 1-46　胎儿脊柱横切面（AV 为
椎弓，BV 为椎体，SC
为脊髓，S 为皮肤）

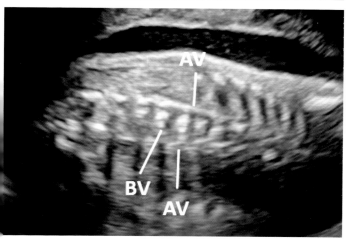

图 1-47　胎儿脊柱冠状切面（AV
为椎弓，BV 为椎体）

5.胎儿胸部

胸腔横切面（图1-48）是主要观察切面，肺和心脏是胸腔内重要器官。四腔心切面观察有无胸廓形态异常，肺脏位于心脏两侧，呈均匀等回声，边缘光滑，不挤压心脏。右肺略大于左肺；观察有无胸腔积液、占位，心脏有无移位等，胸腔纵切面为辅助扫查切面。

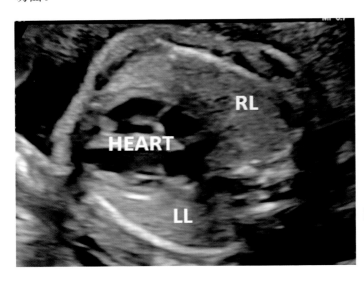

图1-48　胎儿胸腔横切面（HEART为心脏，LL为左肺，RL为右肺）

6.胎儿心脏

心脏四腔心切面、左心室流出道切面、右心室流出道切面筛查胎儿严重心脏畸形，某些先天性心脏病（如房间隔缺损、部分室间隔缺损、肺动脉瓣狭窄或闭锁、轻型法洛四联症）、心肌病等可能在上述三个切面显示不明显，诊断较困难。

胎儿胸腔横切面观察心脏位置。观察各房室大小，房室间隔、二尖瓣、三尖瓣及肺静脉与左心房的连接关系，随后声束向胎儿头侧偏斜，可显示三血管切面、三血管-气管切面、左心室与主动脉的连接关系、右心室与肺动脉的连接关系，旋转探头与胎儿躯干平行，显示主动脉弓切面、动脉导管弓切面。

（1）四腔心切面是筛查胎儿心脏异常最主要的切面，分为心脏四腔心切面（图1-49、图1-50），也可为胸骨旁长轴四腔心切面。心脏位于胸腔左侧，约占胸腔的1/3，心尖指向左前，测量心/胸比值（心脏面积/胸腔面积比值）为0.25～0.33。心轴（沿房间隔与室间隔长轴方向的连线与胸腔前后线之间的夹角）为45°±20°。左、右心房大小基本相等，左、右心房间为房间隔，房间隔中部可见卵圆孔，左心房内可见卵圆孔瓣随心脏搏动飘动。左心房靠近脊柱，与脊柱之间可见一圆形搏动性无回声的主动脉的横切面。左、右心室大小基本相等，心室间有室间隔，室间隔连续、完整。心室壁及室间隔的厚度基本相同，可见心室的收缩与舒张运动。右心室最前，位于胸骨后方，右心室腔略呈三角形，心内膜面稍粗糙，右心室腔内见回声稍强的调节束（moderator band），一侧附着于室间隔，另一侧附着于右室游离壁。左心室腔呈椭圆形，心内膜面较光滑，心尖主要由左心室组成。房、室间隔在心脏中央形成"十"字交叉，孕28周以后，右心室较左心室略大。左房室间为二尖瓣，右房室间为三尖瓣，可见两组瓣膜同时开闭活动，活动幅度基本相等。三尖瓣附着位置更近心尖，二尖瓣附着位置更近心底。左心房与肺静脉的连接关系也可显示。

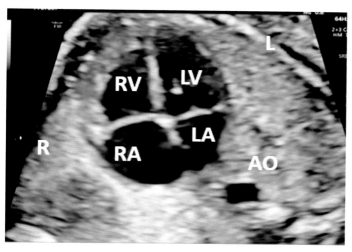

图1-49　胎儿心脏四腔心切面（RA为右心房，LA为左心房，RV为右心室，LV为左心室，AO为主动脉）

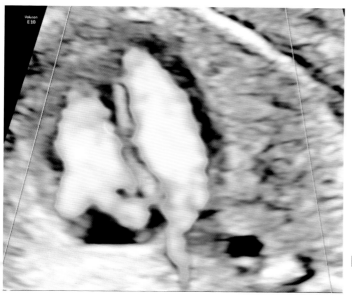

图1-50　胎儿心脏四腔心切面血流显示

（2）左心室流出道切面（胸骨旁左心室流出道）显示升主动脉前壁与室间隔相连续，后壁与二尖瓣前叶相延续（图1-51、图1-52）。

（3）右心室流出道切面显示右心室流出道、肺动脉瓣及肺动脉长轴切面（图1-53、图1-54）。

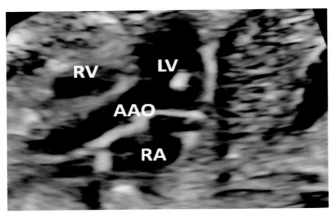

图1-51　胎儿左心室流出道切面（RA为右心房，RV为右心室，LV为左心室，AAO为升主动脉）

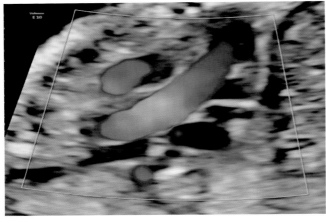

图1-52　胎儿左心室流出道切面血流显示

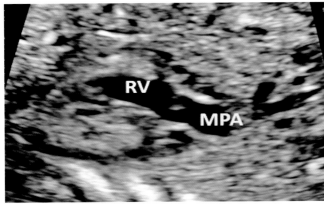

图1-53　胎儿右心室流出道切面（RV为右心室，MPA为肺动脉主干）

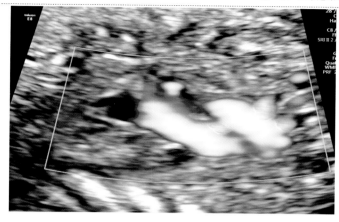

图 1-54 胎儿右心室流出道切面血流显示

（4）三血管平面及三血管-气管切面（图1-55、图1-56） 三血管切面从左至右依次为主肺动脉、升主动脉、上腔静脉，三者内径逐渐减小。在三血管切面基础上，声束再向胎儿头侧稍倾斜，即可获得三血管-气管切面，气管位于主动脉弓与上腔静脉之间的后方，更靠近主动脉弓。主动脉弓与动脉导管在降主动脉汇合，形成"V"形，动态扫查主动脉弓和主肺动脉通过动脉导管相互延续。

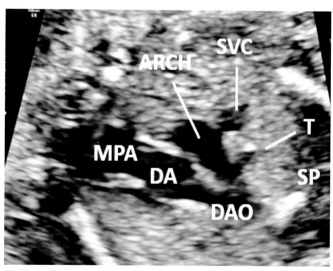

图 1-55 胎儿三血管-气管切面（MPA为主肺动脉，DA为动脉导管，DAO为降主动脉，ARCH为主动脉弓，T为气管，SVC为上腔静脉，SP为脊柱）

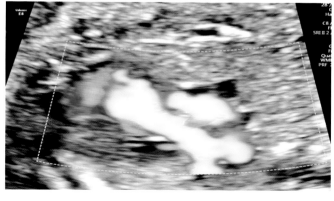

图 1-56 胎儿三血管-气管切面血流显示

7.胎儿腹部

膈肌是胸腹腔的分界。胸腹部矢状面和冠状切面显示膈肌为一个纤细光滑的低回声，随呼吸而运动。上腹部横切面（腹围测量切面）、脐带腹壁入口切面、双肾横切面及膀胱水平横切面进行筛查。胆囊在孕20～24周后即可显示，与脐静脉在同一切面，呈梨形，宽似脐静脉，内透声好，正常情况下位于脐静脉右侧，胆囊底近腹壁但与腹壁不相连，无搏动，囊壁回声较脐静脉管壁回声强、较厚。

（1）上腹部横切面 观察脐静脉入肝，正对脊柱向后走行，不屈曲，在门静脉窦处与静脉导管相连，静脉导管汇入下腔静脉，肝脏位于胎儿上腹部偏右侧，回声均匀，胃泡位于左侧，其大小与形状随吞咽的羊水量而改变，孕20周后均能显示（图1-29、图1-57）。若胎胃充盈不良或显示不清时，应在45～60分钟后复查。

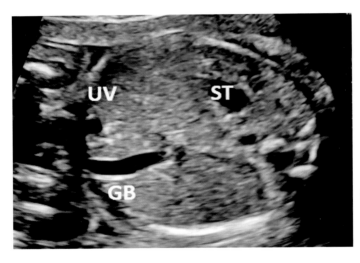

图1-57 胎儿上腹部横切面显示胆囊（UV为脐静脉，ST为胃泡，GB为胆囊）

（2）双肾横切面 孕18周后双肾恒定显示，等回声的肾皮质围绕在低回声的肾椎体周围，中央强回声区为集合系统，主要观察双肾形态、位置、肾盂是否扩张，正常时双肾紧靠脊柱两旁，横切时呈圆形，右侧稍低于左侧。冠切面可显示膈肌及双侧肾动脉从腹主动脉发出（图1-36、图1-58）；腹部横切面可显示肠道，为管壁回声略强、内含小无回声区，形似蜂窝状，当肠道回声接近或等同或强于骨骼回声，应进行随访，若同时出现羊水过多、扩张的肠管时，肠管异常可能性大。晚期妊娠时结肠内径不超过20mm，小肠内径不超过7mm。

（3）腹壁脐带插入口腹部横切面 观察腹壁皮肤连续性，腹壁脐带插入口处是否有明显包块突出（图1-59）。

（4）膀胱水平横切面 主要观察腹壁皮肤连续性、盆腔膀胱显示与否、膀胱两侧脐动脉，膀胱不充盈或过度充盈时，需要在45～60分钟后复查（图1-38）。

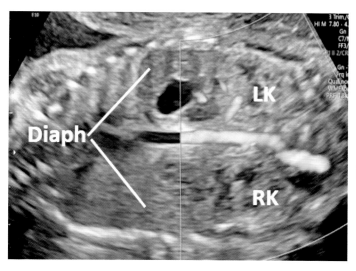

图 1-58　胎儿双肾冠状切面显示双侧肾动脉，可以观察膈肌完整性（RK 为右肾，LK 为左肾，Diaph 为膈肌）

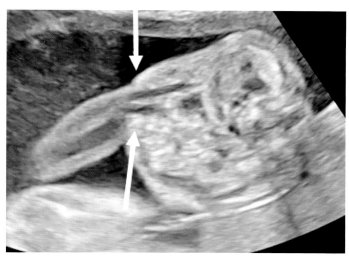

图 1-59　胎儿腹壁脐带插入切面（箭头所示腹壁脐带插入口）

8.胎儿四肢

从胎儿肢体的近段连续追踪到远段。显示肱骨长轴切面、前臂矢状和（或）冠状切面，观察并显示肱骨、尺骨、桡骨，检查手部，显示出手腕、手掌并观察手的姿势及其与前臂的位置关系。股骨长轴切面、小腿矢状或冠状切面观察股骨、胫骨、腓骨。检查足，观察足形态、足与小腿的位置关系。若发现手、足的姿势异常，应反复动态观察手或足周围有无其他组织压迫，胎体活动后手、足的运动（图 1-60 ～图 1-65）。

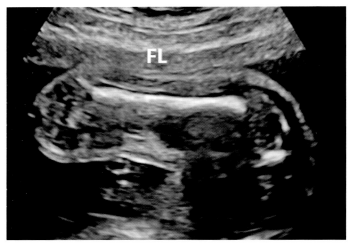

图 1-60　胎儿股骨长轴切面（FL
为股骨）

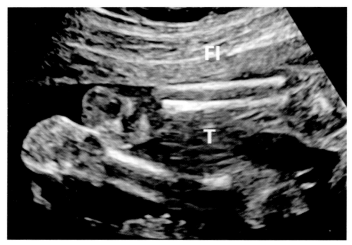

图 1-61　胎儿胫腓骨长轴切面
（FI 为腓骨，T 为胫骨）

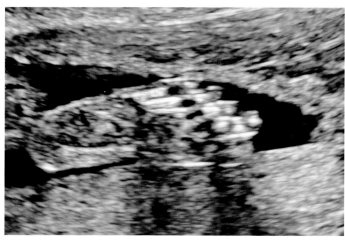

图 1-62　胎儿足冠状切面

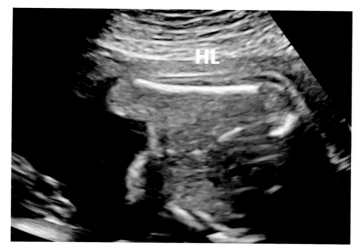

图1-63 胎儿肱骨长轴切面（HL 为肱骨）

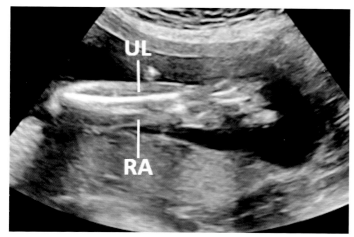

图1-64 胎儿尺桡骨长轴切面 （UL为尺骨，RA为桡骨）

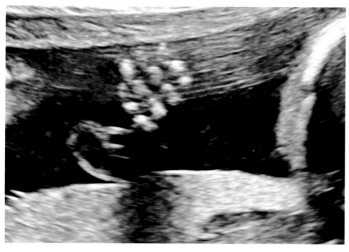

图1-65 胎儿手

9.胎盘、羊水、脐带

观察胎盘与孕妇宫颈内口关系时适度充盈膀胱。可通过测量羊水最大深度或羊水指数评估羊水量。测量羊水最大深度时，超声探头应垂直于地平线。临床怀疑羊水过少或过多时应加测羊水指数。全面扫查羊膜腔，寻找脐带插入胎盘位置，观察脐带内血管数目及脐带螺旋情况，测量脐动脉血流频谱。（图1-66～图1-69）。

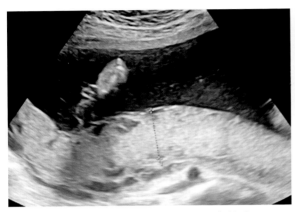

图1-66　胎盘位置、厚度及成熟度

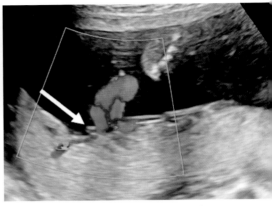

图1-67　脐带插入胎盘处

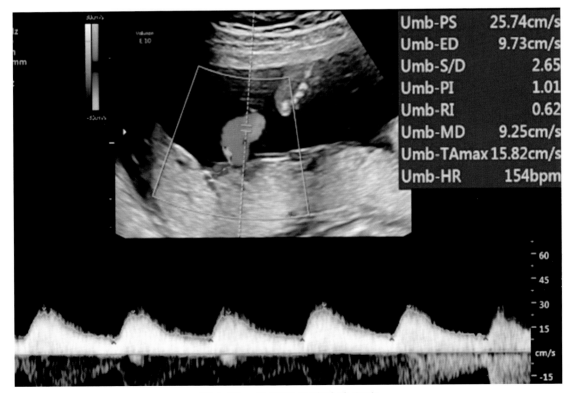

Umb-PS	25.74cm/s
Umb-ED	9.73cm/s
Umb-S/D	2.65
Umb-PI	1.01
Umb-RI	0.62
Umb-MD	9.25cm/s
Umb-TAmax	15.82cm/s
Umb-HR	154bpm

图1-68　检查胎儿脐动脉血流

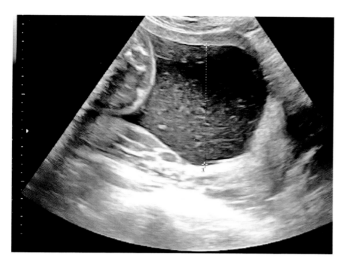

图1-69 测量羊水最大深度

10.孕妇子宫检查

主要通过宫颈管矢状切面评估宫颈管及宫颈内口，如先露为头位，胎头紧贴宫颈内口时，产前超声难以显示宫颈内口情况，如有阴道出血、临床怀疑宫颈功能不全、胎盘前置、血管前置等可进行经会阴超声检查或经阴道超声检查（图1-70）。

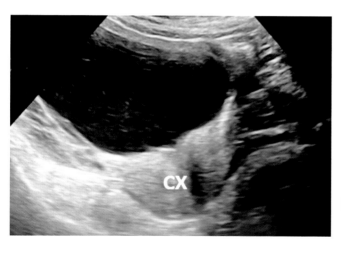

图1-70 显示孕妇宫颈内口（CX为宫颈）

四、针对性产前超声检查（Ⅳ级产前超声检查）

对产前超声筛查发现或怀疑的胎儿异常以及具有胎儿异常高危因素的孕妇进行特定目的的检查，并进行诊断。

五、有限产前超声检查

多数情况下仅适用于急症或床旁超声检查，主要为解决某一具体问题而进行的有限的产前超声检查，如确定胎心搏动、确定临产时胎方位、检查羊水量等。

第四节　中晚孕期胎儿生长发育的超声参数评估

胎儿从受精卵到胚胎到最后出生，大小都可能有差异。早孕期胚胎长度的测量可以评估孕周，孕中晚期用于评估胎龄及胎儿大小常用的超声参数有双顶径（biparietal diameter，BPD）、头围（head circumference，HC）、腹围（abdominal circumference，AC）、股骨干长度（femur diaphysis length，FDL）等。对任意生长参数都进行多次测量（三次及以上）并取其均值（图1-71～图1-75）。

BPD (mm)	GA (wk)	2 SD	BPD (mm)	GA (wk)	2 SD	BPD (mm)	GA (wk)	2 SD	BPD (mm)	GA (wk)	2 SD
<14	n/a	—	36	17.0	1.2	59	24.1	2.2	82	33.0	3.1
14	11.9	1.2	37	17.3	1.2	60	24.5	2.2	83	33.4	3.1
15	12.1	1.2	38	17.6	1.2	61	24.8	2.2	84	33.8	3.1
16	12.3	1.2	39	17.9	1.2	62	25.2	2.2	85	34.2	3.1
17	12.5	1.2	40	18.1	1.7	63	25.5	2.2	86	34.7	3.1
18	12.8	1.2	41	18.4	1.7	64	25.9	2.2	87	35.1	3.1
19	13.0	1.2	42	18.7	1.7	65	26.3	2.2	88	35.6	3.1
20	13.2	1.2	43	19.0	1.7	66	26.6	2.2	89	36.0	3.2
21	13.4	1.2	44	19.3	1.7	67	27.0	2.2	90	36.5	3.2
22	13.6	1.2	45	19.6	1.7	68	27.4	2.2	91	36.9	3.2
23	13.8	1.2	46	19.9	1.7	69	27.7	2.2	92	37.4	3.2
24	14.1	1.2	47	20.2	1.7	70	28.1	2.2	93	37.8	3.2
25	14.3	1.2	48	20.5	1.7	71	28.5	2.2	94	38.3	3.2
26	14.5	1.2	49	20.8	1.7	72	28.9	2.2	95	38.7	3.2
27	14.8	1.2	50	21.1	1.7	73	29.3	2.2	96	39.2	3.2
28	15.0	1.2	51	21.5	1.7	74	29.7	2.2	97	39.7	3.2
29	15.2	1.2	52	21.8	1.7	75	30.1	3.1	98	40.2	3.2
30	15.5	1.2	53	22.1	1.7	76	30.5	3.1	99	40.6	3.2
31	15.7	1.2	54	22.4	1.7	77	30.9	3.1	100	41.1	3.2
32	16.0	1.2	55	22.8	1.7	78	31.3	3.1	101	41.6	3.2
33	16.3	1.2	56	23.1	1.7	79	31.7	3.1	102	42.1	3.2
34	16.5	1.2	57	23.4	1.7	80	32.1	3.1	103	42.6	3.2
35	16.8	1.2	58	23.8	1.7	81	32.5	3.1	>103	n/a	—

图1-71　胎儿双顶径孕周测值［BPD为双顶径，GA为孕周，SD为标准差。Hadlock F P，Deter R L，Harrist R B，et al.Estimating fetal age：computer-assisted analysis of multiple fetal growth parameters.Radiology，1984，152（2）：497-501.摘自《超声诊断学：妇科及产科》罗红主译］

Head circumference (HC) (cm)

HC (mm)	GA (wk)	2 SD	HC (mm)	GA (wk)	2 SD	HC (mm)	GA (wk)	2 SD	HC (mm)	GA (wk)	2 SD
<55	n/a	—	135	17.0	1.2	215	23.6	1.5	290	31.9	3.0
55	12.0	1.2	140	17.3	1.2	219	23.9	1.5	295	32.6	3.0
60	12.3	1.2	145	17.7	1.2	220	24.0	2.1	300	33.3	3.0
65	12.6	1.2	149	18.0	1.2	225	24.5	2.1	305	33.9	3.0
70	12.8	1.2	150	18.1	1.5	230	25.0	2.1	310	34.6	3.0
75	13.1	1.2	155	18.4	1.5	235	25.5	2.1	315	35.3	3.0
80	13.4	1.2	160	18.8	1.5	240	26.1	2.1	319	35.9	3.0
85	13.7	1.2	165	19.2	1.5	245	26.6	2.1	320	36.1	2.7
90	14.0	1.2	170	19.6	1.5	250	27.1	2.1	325	36.8	2.7
95	14.3	1.2	175	20.0	1.5	255	27.7	2.1	330	37.6	2.7
100	14.7	1.2	180	20.4	1.5	260	28.3	2.1	335	38.3	2.7
105	15.0	1.2	185	20.8	1.5	265	28.9	2.1	340	39.1	2.7
110	15.3	1.2	190	21.3	1.5	270	29.4	2.1	345	39.9	2.7
115	15.6	1.2	195	21.7	1.5	274	29.9	2.1	350	40.7	2.7
120	16.0	1.2	200	22.2	1.5	275	30.0	3.0	355	41.6	2.7
125	16.3	1.2	205	22.6	1.5	280	30.7	3.0	360	42.4	2.7
130	16.6	1.2	210	23.1	1.5	285	31.3	3.0	>360	n/a	—

图 1-72　胎儿头围孕周测值［HC 为头围，GA 为孕周，SD 为标准差。Hadlock F P，Deter R L，Harrist R B，et al.Estimating fetal age：computer-assisted analysis of multiple fetal growth parameters.Radiology，1984，152(2)：497-501.摘自《超声诊断学：妇科及产科》罗红主译 ］

Abdominal Circumference (AC)

AC (mm)	GA (wk)	2 SD	AC (mm)	GA (wk)	2 SD	AC (mm)	GA (wk)	2 SD	AC (mm)	GA (wk)	2 SD
<50	n/a	—	135	19.0	2.1	225	26.9	2.2	315	35.4	3.0
50	12.0	1.7	140	19.4	2.1	230	27.4	2.2	320	35.9	3.0
55	12.4	1.7	145	19.8	2.1	235	27.8	2.2	321	36.0	3.1
60	12.8	1.7	150	20.2	2.1	240	28.3	2.2	325	36.4	3.1
65	13.2	1.7	155	20.7	2.1	245	28.7	2.2	330	36.9	3.1
70	13.6	1.7	160	21.1	2.1	250	29.2	2.2	335	37.4	3.1
75	14.0	1.7	165	21.5	2.1	255	29.7	2.2	340	37.9	3.1
80	14.4	1.7	170	22.0	2.1	258	30.0	2.2	345	38.4	3.1
85	14.8	1.7	175	22.4	2.1	259	30.1	3.0	350	38.9	3.1
90	15.2	1.7	180	22.9	2.1	260	30.2	3.0	355	39.4	3.1
95	15.6	1.7	185	23.3	2.1	265	30.6	3.0	360	39.9	3.1
100	16.0	1.7	190	23.7	2.1	270	31.1	3.0	365	40.4	3.1
105	16.4	1.7	192	23.9	2.1	275	31.6	3.0	370	40.9	3.1
110	16.9	1.7	193	24.0	2.2	280	32.0	3.0	375	41.4	3.1
115	17.3	1.7	195	24.2	2.2	285	32.5	3.0	380	42.0	3.1
120	17.7	1.7	200	24.6	2.2	290	33.0	3.0	385	42.5	3.1
123	17.8	1.7	205	25.1	2.2	295	33.5	3.0	>385	n/a	—
124	18.0	2.1	210	25.5	2.2	300	34.0	3.0	—	—	—
125	18.1	2.1	215	26.0	2.2	305	34.5	3.0	—	—	—
130	18.5	2.1	220	26.4	2.2	310	34.9	3.0	—	—	—

图 1-73　胎儿腹围孕周测值［AC 为腹围，GA 为孕周，SD 为标准差。Hadlock F P，Deter R L，Harrist R B，et al.Estimating fetal age：computer-assisted analysis of multiple fetal growth parameters.Radiology，1984，152(2)：497-501.摘自《超声诊断学：妇科及产科》罗红主译 ］

GA (wk)	Femur (mm)			Tibia (mm)			Fibula (mm)		
	5%	50%	95%	5%	50%	95%	5%	50%	95%
12	3.9	8.1	12.3	3.3	7.2	11.2	1.7	5.7	9.6
13	6.8	11.0	15.2	5.6	9.6	13.6	4.7	8.7	12.7
14	9.7	13.9	18.1	8.1	12.0	16.0	7.7	11.7	15.6
15	12.6	16.8	21.0	10.6	14.6	18.6	10.6	14.6	18.6
16	15.4	19.7	23.9	13.1	17.1	21.2	13.3	17.4	21.4
17	18.3	22.5	26.8	15.6	19.7	23.8	16.1	20.1	24.2
18	21.1	25.4	29.7	18.2	22.3	26.4	18.7	22.8	26.9
19	23.9	28.2	32.6	20.8	24.9	29.0	21.3	25.4	29.5
20	26.7	31.0	35.4	23.3	27.5	31.6	23.8	27.9	32.0
21	29.4	33.8	38.2	25.8	30.0	34.2	26.2	30.3	34.5
22	32.1	36.5	40.9	28.3	32.5	36.7	28.5	32.7	36.9
23	34.7	39.2	43.6	30.7	34.9	39.1	30.8	35.0	39.2
24	37.4	41.8	46.3	33.1	37.3	41.6	33.0	37.2	41.5
25	39.9	44.4	48.9	35.4	39.7	43.9	35.1	39.4	43.6
26	42.4	46.9	51.4	37.6	41.9	46.2	37.2	41.5	45.7
27	44.9	49.4	53.9	39.8	44.1	48.4	39.2	43.5	47.8
28	47.3	51.8	56.4	41.9	46.2	50.5	41.1	45.4	49.7
29	49.6	54.2	58.7	43.9	48.2	52.6	42.9	47.2	51.6
30	51.8	56.4	61.0	45.8	50.1	54.5	44.7	49.0	53.4
31	54.0	58.6	63.2	47.6	52.0	56.4	46.3	50.7	55.1
32	56.1	60.7	65.4	49.4	53.8	58.2	47.9	52.4	56.8
33	58.1	62.7	67.4	51.1	55.5	60.0	49.5	53.9	58.4
34	60.0	64.7	69.4	52.7	57.2	61.6	50.9	55.4	59.9
35	61.8	66.5	71.2	54.2	58.7	63.2	52.3	56.8	61.3
36	63.5	68.3	73.0	55.8	60.3	64.8	53.6	58.2	62.7
37	65.1	69.9	74.7	57.2	61.8	66.3	54.9	59.4	64.0
38	66.6	71.4	76.2	58.7	63.2	67.8	56.0	60.6	65.2
39	68.0	72.8	77.7	60.1	64.7	69.3	57.1	61.7	66.3
40	69.3	74.2	79.0	61.5	66.1	70.7	58.1	62.8	67.4

图1-74 胎儿下肢长骨孕周测值 [Femur为股骨，Tibia为胫骨，Fibula为腓骨，GA为孕周。Jeanty P，Cousaert E，Cantraine F，et al.A longitudinal study of fetal limb growth.Am J Perinatol，1984，1（2）：136-144. Merz E，Grubner A，Kern F.Mathematical modeling of fetal limb growth.J Clin Ultrasound，1989，17（3）：179-185. Exacoustos C，Rosati P，Rizzo G，et al.Ultrasound measurements of fetal limb bones.Ultrasound Obstet Gynecol，1991，1（5）：325-330. Nyberg D A，McGahan J P，Pretorius D H，et al.Diagnostic Imaging of FetalAnomalies.Philadelphia：Lippincott Williams & Wilkins，2003.摘自《超声诊断学：妇科及产科》罗红主译]

Long Bones

GA (wk)	Humerus (mm)			Radius (mm)			Ulna (mm)		
	5%	50%	95%	5%	50%	95%	5%	50%	95%
12	4.8	8.6	12.3	3.0	6.9	10.8	2.9	6.8	10.7
13	7.6	11.4	15.1	5.6	9.5	13.4	5.8	9.7	13.7
14	10.3	14.1	17.9	8.1	12.0	16.0	8.6	12.6	16.6
15	13.1	16.9	20.7	10.5	14.5	18.5	11.4	15.4	19.4
16	15.89	19.7	23.5	12.9	16.9	20.9	14.1	18.1	22.1
17	18.5	22.4	26.3	15.2	19.3	23.3	16.7	20.8	24.8
18	21.2	25.1	29.0	17.5	21.5	25.6	19.3	23.3	27.4
19	23.8	27.7	31.6	19.7	23.8	27.9	21.8	25.8	29.9
20	26.3	30.3	34.2	21.8	25.9	30.0	24.2	28.3	32.4
21	28.2	32.8	36.7	23.9	28.0	32.2	26.5	30.6	34.8
22	31.2	35.2	39.2	25.9	30.1	34.2	28.7	32.9	37.1
23	33.5	37.5	41.6	27.9	32.0	36.2	30.9	35.1	39.3
24	35.7	39.8	43.8	29.7	34.0	38.2	33.0	37.2	41.5
25	37.9	41.9	46.0	31.6	35.8	40.0	35.1	39.3	43.5
26	39.9	44.0	48.1	33.3	37.6	41.9	37.0	41.3	45.6
27	41.9	46.0	50.1	35.0	39.3	43.6	38.9	43.2	47.5
28	43.7	47.9	52.0	36.7	41.0	45.3	40.7	45.0	49.3
29	45.5	49.7	53.9	38.3	42.6	46.9	42.5	46.8	51.1
30	47.2	51.4	55.6	39.8	44.1	48.5	44.1	48.5	52.8
31	48.9	53.1	57.3	41.2	45.6	50.0	45.7	50.1	54.5
32	50.4	54.7	58.9	42.6	47.0	51.4	47.2	51.6	56.1
33	52.0	56.2	60.5	44.0	48.4	52.8	48.7	53.1	54.5
34	53.4	57.7	62.0	45.2	49.7	54.1	50.0	54.5	59.0
35	54.8	59.2	63.5	46.4	50.9	55.4	51.3	55.8	60.3
36	56.2	60.6	64.9	47.6	52.1	56.6	52.6	57.1	61.6
37	57.6	62.0	66.4	48.7	53.2	57.7	53.7	58.2	62.8
38	59.0	63.4	67.8	49.7	54.2	58.8	54.8	59.3	63.9
39	60.4	64.8	69.3	50.6	55.2	59.8	55.8	60.4	64.9
40	61.9	66.3	70.8	51.5	56.2	60.8	56.7	61.3	65.9

图1-75 胎儿上肢长骨孕周测值［Humerus为肱骨，Radius为桡骨，Ulna为尺骨，GA为孕周。Jeanty P，Cousaert E，Cantraine F，et al.A longitudinal study of fetal limb growth.Am J Perinatol，1984，1（2）：136-144. Merz E，Grubner A，Kern F.Mathematical modeling of fetal limb growth.J Clin Ultrasound，1989，17（3）：179-185. Exacoustos C，Rosati P，Rizzo G，et al.Ultrasound measurements of fetal limb bones.Ultrasound Obstet Gynecol，1991，1（5）：325-330. Nyberg D A，McGahan J P，Pretorius D H，et al.Diagnostic Imaging of FetalAnomalies.Philadelphia：Lippincott Williams & Wilkins，2003.摘自《超声诊断学：妇科及产科》罗红主译］

（1）双顶径（BPD）测量标准切面　为头颅丘脑横切面。测量近侧颅骨外缘至远侧颅骨内缘间的距离，不能测量颅骨外的软组织。受胎方位、胎儿不同头型或胎头入盆等因素影响，测值有误差。双顶径在孕30周后生长相对较慢，每周增长1.5～3mm，孕36周后平均每周增长1mm。

（2）头围（HC）测量标准切面　同双顶径切面。利用超声仪器电子描记功能，沿胎儿头颅颅骨外缘直接测出头围长度。或是测量两个垂线径线计算头围，测量双顶径（BPD）和枕额径（OFD，外缘到外缘的距离），测值代入下面的圆周长计算公式：周长＝（BPD+OFD）×1.6。不能测量颅骨外的软组织。头围测量不受头型影响，可较全面反映胎儿头颅大小。

（3）腹围（AC）测量标准切面　胎儿腹部最大横切面，显示腹部呈圆形，胎胃及胎儿肝内门静脉1/3段同时显示。利用超声仪器电子描记功能，沿腹壁皮肤外缘直接测量。或测量此切面前后径及横径，腹部皮肤外缘到外缘的距离。腹围＝（前后径+横径）×1.6。胎儿体重与腹围关系密切，用于了解胎儿宫内生长状况，若腹围明显小于正常值，需要随访胎儿是否有IUGR。孕35周左右，腹围、头围基本相等；孕35周后，胎儿内脏器官增长迅速，皮下脂肪积累，腹围大于头围。

（4）股骨（FL）长度测量标准切面　完全显示股骨长轴切面，且两端呈平行的斜面，在股骨两端的端点上测量距离。股骨是最易识别的长骨，对于中晚孕龄评估有意义。孕30周前每周增长2.5～2.7mm，孕30～36周每周增长2.0mm，36周后每周增长1.0mm。扫查若从股骨内侧进行，股骨有些弯曲为正常现象，故应从股骨外侧扫查。测量股骨的骨化部分，不包括骨骺和股骨头。

（5）肱骨（HL）长度测量标准切面　完全显示肱骨长轴切面，且两端呈平行的斜面，测量肱骨两端端点的距离。某些情况下肱骨远端中央隐约有"Y"形的回声失落，是由于冠状扫查显示了外髁和内髁之间的冠状窝。中孕期，肱骨与股骨等长，甚至可以长于股骨，股骨与肱骨测量值低于平均值的两个标准差以上，可认为股骨或肱骨偏短。

第五节　胎儿附属物的正常声像图表现

一、脐带

孕8周超声能观察到脐带，呈一平直、壁稍厚的低回声结构，彩色多普勒超声能显示其内部血管（2条脐动脉和1条脐静脉）。超声不能明确脐带长度，脐带长度和胎儿身长基本一致。中孕期开始，可以通过脐动脉的多普勒血流参数来评估胎盘循环。通常使用的参数是：脐动脉收缩期最大血流速度（S）与舒张末期血流速度（D）比值（S/D），脐动脉的搏动指数（PI）、阻力指数（RI），反映胎盘血管阻力。随着孕周增加，S/D、PI、RI逐渐降低。通常孕晚期（孕30周后）S/D低于3.0（图1-76～图1-78）。

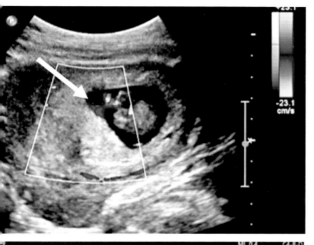

图 1-76　孕 12 周胎儿脐带插入胎盘处

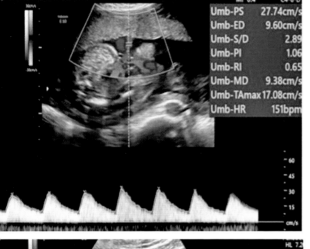

图 1-77　孕 31 周胎儿脐动脉血流测值

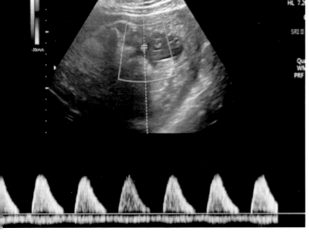

图 1-78　孕 33 周宫内生长受限胎儿脐动脉舒张期血流缺失

二、胎盘

　　孕8周超声可显示胎盘是呈月牙状的稍强回声，位于孕囊一侧，孕12周后胎盘基本形成，逐渐增长，到足月时重约500g。超声可显示胎盘轮廓，胎盘超声图像随孕周有不同特点。超声需观察胎盘位置、厚度、成熟度、数目、内部回声、后间隙回声、下缘与宫颈内口关系以及胎盘内彩色多普勒血流状况等，采用经腹部超声检查结合经会阴和经阴道超声检查可详细观察胎盘下缘与宫颈内口的关系。胎盘实质呈均匀低回声，胎盘后方由蜕膜、子宫静脉等形成，呈混合回声，但与肌壁分界清楚，边缘整齐。胎盘成熟度可用于临床上初步估计胎盘功能，胎盘分级主要根据绒毛膜板、胎盘实质、基底膜三个部分的超声回声进行判断，分为四级，胎盘成熟度分级与孕周相关。

　　0级：绒毛膜板边界清晰，光滑平整；胎盘实质回声细密均匀；基底膜显示不清晰。表示胎盘处于发育初期，未成熟，常于孕28周前。

　　Ⅰ级：绒毛膜板有轻微的波状起伏；胎盘实质散在增强点状回声；基底膜为低回声或无回声。表示胎盘逐渐成熟，妊娠29周至足月均可出现。

　　Ⅱ级：绒毛膜板切迹伸入胎盘实质内，未达基底膜；胎盘实质有点状强回声；基底膜有线状排列的增强点，并与胎盘长轴平行。表示胎盘基本成熟，孕36周后出现。

　　Ⅲ级：绒毛膜板切迹伸入胎盘实质内，达基底膜；胎盘实质有环状强回声和不规则的强回声，可伴声影；基底膜点状强回声增大，融合相连，可伴有声影。表示胎盘成熟并逐渐老化，多在孕38周后出现（图1-79-图1-84）。

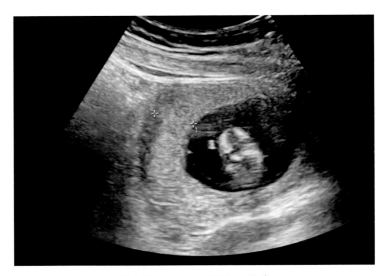

图1-79　孕12周胎儿胎盘

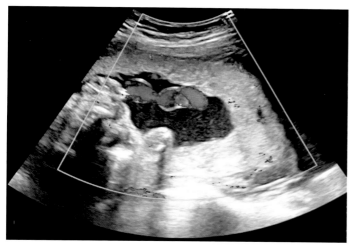

图 1-80 孕 24 周胎儿胎盘及血流
情况

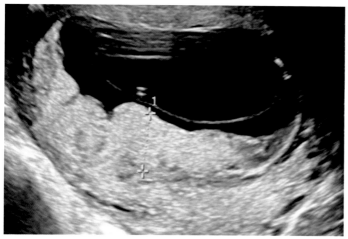

图 1-81 孕 18 周，0 级胎盘

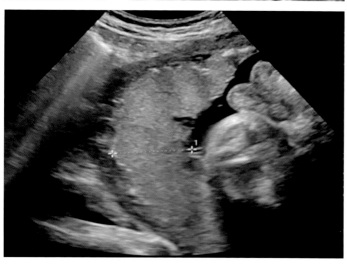

图 1-82 孕 31 周，Ⅰ级胎盘

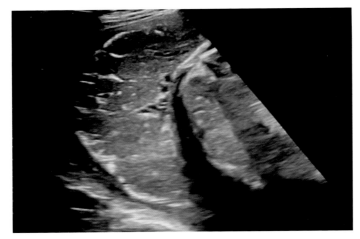

图 1-83　孕 38 周，Ⅱ级胎盘

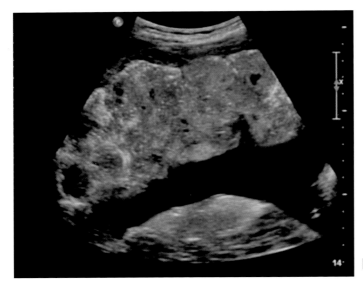

图 1-84　孕 40 周，Ⅲ级胎盘

三、胎膜

　　胎膜由羊膜、绒毛膜融合而成。早期羊膜囊位于绒毛膜腔内。随着胚胎发育，羊膜腔越来越大，孕 14 周后羊膜与绒毛膜融合与子宫壁紧贴。声像图为胎盘外的光滑、平整的带状结构（图 1-85 ～图 1-87）。

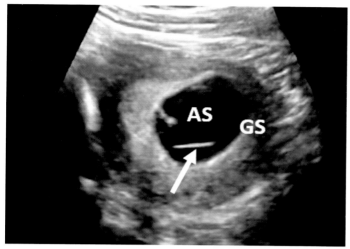

图 1-85　孕 9 周胎膜（AS 为羊膜囊，GS 为妊娠囊）

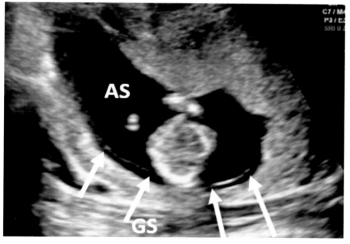

图 1-86　孕 11 周羊膜与绒毛膜未融合（AS 为羊膜囊，GS 为妊娠囊）

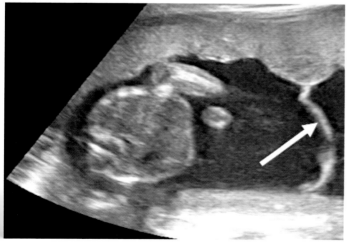

图 1-87　孕 22 周羊膜与绒毛膜融合

四、羊水

　　羊水量是胎儿肾功能是否正常的评估手段，羊水量的异常可能提示胎儿畸形以及宫内安危。羊水量随孕周增加，临产前可达800mL。超声评估羊水量采用两种方法。羊水指数（amniotic fluid index，AFI），以母体脐部为中心，分为右上、右下、左上、左下4个象限，测量4个象限内羊水池的最大深度，声束平面垂直于水平面，4个测值之和为羊水指数。羊水最大深度：扫查宫腔内羊水最大无回声区，避开肢体或脐带，声束垂直于水平面，最大深度≥8.0cm为羊水过多，≤2.0cm为羊水过少。当可疑羊水量异常时，采用羊水指数评估。

参考文献

[1] 中国医师协会超声医师分会.产前超声检查指南（2012）.中华医学超声杂志，2012，（9）7：574-580.

[2] ISUOG Practice Guidelines：performance of first-trimesterfetal ultrasound scan. Ultrasound ObstetGynecol，2013，41：102-113.

[3] 罗红主译.超声诊断学：妇科及产科.北京：人民卫生出版社，2018.

第二章 异常妊娠的超声诊断

第一节 流产

一、病因学

妊娠小于28周、胎儿体重小于1000g而终止妊娠者，称为流产。孕12周前的流产称为早期流产，孕12周及之后者称为晚期流产。本节重点介绍早期流产。流产病因包括胚胎因素、母体因素、免疫因素、父亲因素和环境因素。

1.胚胎因素

染色体异常是早期流产的最常见原因。50%以上的早期流产与胚胎染色体异常有关。

2.母体因素

（1）全身性疾病　母体患有严重感染、高热疾病、严重贫血或心力衰竭、血栓性疾病、慢性消耗性疾病、慢性肝肾疾病或者高血压等。

（2）子宫异常　子宫先天性畸形、黏膜下肌瘤、子宫腺肌瘤和宫腔粘连等可引起胚胎着床障碍而发生流产。

（3）内分泌异常　黄体功能不足、高催乳素血症、多囊卵巢综合征、甲状腺功能减退、重度糖尿病血糖未能控制等内分泌异常均可发生流产。

（4）强烈应激和不良习惯　身体或者心理的严重不良刺激也可发生流产。孕妇过量吸烟、酗酒、吸食毒品等均有可能发生流产。

3.免疫因素

包括自身免疫功能异常和同种免疫功能异常。前者主要发生在抗磷脂抗体、狼疮抗凝血因子阳性的孕妇，可表现为自然流产，甚至复发性流产，也可发生在有风湿免疫性疾病（如系统性红斑狼疮等）。后者是基于妊娠属于同种异体移植的理论。如果母体在妊娠期间对胎儿免疫耐受降低，则可发生流产。

4.父亲因素

有研究显示精子染色体异常者可发生自然流产。

5.环境因素

在周围环境中过多接受放射线和有害化学物质可发生流产。

二、病理解剖和病理生理

孕8周前的流产，胚胎多数已先死亡，然后底蜕膜与绒毛分离，导致出血。因胚胎发育早期胎盘绒毛发育不成熟，与子宫蜕膜易分离，因而出血通常不多。如果流产发生在孕8～12周时，胎盘绒毛与蜕膜不易分离，胚胎组织不易完整排出。胚胎组织残留在宫腔内影响子宫收缩，出血量较多。稽留流产因妊娠组织长时间未排出可发生绒毛水肿、水泡样变性。

三、临床特征

临床主要表现为停经后阴道流血和腹痛。早期流产为先阴道流血，后再出现阵发性下腹部疼痛。胚胎及其附属物完全排出后，子宫收缩使血窦闭合，阴道流血停止。

早期妊娠流产在临床上可分为先兆流产、难免流产、不全流产和完全流产四个阶段。胚胎停止发育、死胎时间较长未排出为过期流产，又称稽留流产。

四、典型病例超声图像特征及诊断要点

（1）先兆流产　子宫大小与停经天数相符，宫颈闭合，大部分孕囊位置、形态可正常，卵黄囊、胚芽、原始心管搏动可见，孕囊周边可见透声较差的液性暗区（图2-1）。

（2）难免流产　子宫大小与停经天数相符，宫颈口常扩张，孕囊位置下移，孕囊变形，有时呈"水滴状"，胚胎可见、原始心管搏动未见（图2-2），孕囊周边有时可见透声较差的液性暗区。彩色多普勒血流未显示滋养层血流频谱。

（3）不全流产　子宫大小小于停经天数，宫颈口常扩张，宫腔内可探及不均匀高回声胚胎组织残留声像图改变（图2-3），也可探及积血的不规则液性暗区。

（4）完全流产　子宫稍大或大小正常，宫颈闭合，宫腔内无孕囊或已无不均匀高回声胚胎组织残留声像图改变。

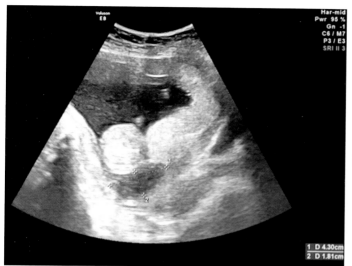

图2-1 先兆流产：孕13周1天，阴道出血，超声显示胎膜后不规则液性暗区，透声差（考虑胎膜后积血），胎心、胎动可见，宫颈口闭合

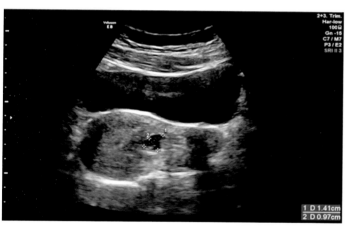

图2-2 难免流产：阴道出血，超声显示孕囊形态变形，位于宫腔下段，下缘近宫颈内口，胎芽可见，胎心未见

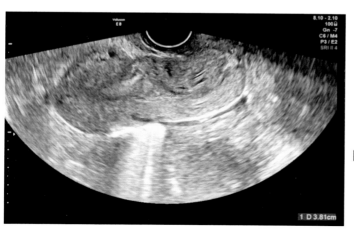

图2-3 不全流产：超声显示宫腔下段至前壁切口处可见混合性偏高回声，形态不规则

（5）稽留流产　子宫小于停经天数，宫腔内可探及不均匀高回声，形态不规则（图2-4），部分可见多发小囊性回声。头臀长度至少为7mm，无心跳；平均孕囊直径至少25mm，无胚胎；超声检查没有卵黄囊的孕囊，2周后，仍然没有发现有心脏搏动的胚胎；超声检查有卵黄囊的孕囊至少11天后，没有发现有心脏搏动的胚胎。彩色多普勒血流于胎囊周边可显示滋养层血流频谱（图2-5）。

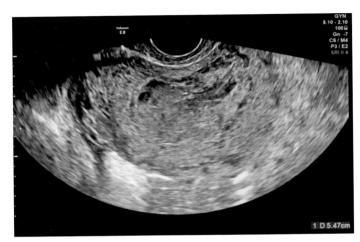

图2-4　稽留流产：超声显示宫内结构紊乱

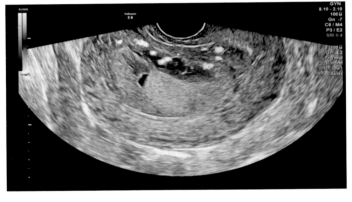

图2-5　稽留流产：与图2-4为同一病例，彩超显示滋养层血流信号

五、超声图像鉴别诊断

（1）不全流产　不全流产胚胎组织残留与完全流产后宫腔积血块鉴别：完全流产时内膜清晰，积血块无血流信号。不全流产胚胎组织残留，局部可探及较丰富类滋养层血流信号。

（2）难免流产　难免流产孕囊下移至宫颈管内时需要与宫颈妊娠鉴别：宫颈妊娠时宫颈内口常闭合，可探及血流信号；而难免流产宫颈内口扩张，不能探及血流信号。

（3）稽留流产　稽留流产伴有多发囊性回声需与葡萄胎鉴别：葡萄胎孕妇血HCG值异常增高，子宫增大，约50%大于停经天数。

六、临床价值

① 二维超声结合彩色多普勒超声检查为临床诊断流产的重要首选方法。同时结合血或尿妊娠试验则更有助于诊断。

② 确诊流产不同阶段后，临床医生可以根据流产的不同类型进行相应的处理，建议临床动态观察和复查：先兆流产者如果超声显示胚胎存活，可继续妊娠；如果发展为难免流产或完全流产，应终止妊娠。

③ 不全流产应结合临床病史、妊娠试验等综合做出诊断，一旦确诊，应尽快清除宫腔内残留组织。

④ 完全流产如果没有感染征象，临床则不需要特殊处理。稽留流产临床处理较难。稽留时间较长时可能发生凝血功能障碍，应进行血常规、血小板和凝血功能检查，必要时做好输血准备。

第二节　异位妊娠

一、病因学

受精卵在子宫体腔以外着床，称为异位妊娠，又称宫外孕。依据受精卵在子宫体腔外种植部位不同，异位妊娠分为输卵管妊娠、卵巢妊娠、腹腔妊娠、阔韧带妊娠、宫颈妊娠、宫角妊娠和剖宫产瘢痕妊娠等。输卵管妊娠占异位妊娠95%左右，其中输卵管壶腹部妊娠最多见。输卵管妊娠的病因主要有输卵管炎症、输卵管妊娠史或手术史、输卵管发育不良或功能异常、辅助生殖技术、避孕失败等，其中输卵管炎症是输卵管妊娠的主要病因。

二、病理解剖和病理生理

（1）输卵管管腔狭小、管壁薄且缺乏黏膜下组织，其肌层远不如子宫肌壁厚与坚韧，妊娠时不能形成完好的蜕膜，可发生以下不同结局。

① 输卵管妊娠流产多见于孕8 ～ 12周输卵管壶腹部妊娠。

② 输卵管妊娠破裂多见于妊娠6周左右输卵管峡部妊娠。

③ 陈旧性宫外孕：输卵管妊娠流产或破裂，若长期反复内出血形成的血肿不消散，血肿机化变硬并与周围组织粘连，临床上称为陈旧性宫外孕。

④ 继发性腹腔妊娠：胚胎从输卵管排入腹腔内或阔韧带内，若存活胚胎的绒毛组织附着于原位或排至腹腔后重新种植而获得营养，可继续生长发育，形成继发性腹腔妊娠。

（2）子宫内膜和肌壁的变化　子宫细胞受内分泌影响增生而肥大，子宫增大变软，子宫内膜出现蜕膜反应。胚胎死后子宫蜕膜常破碎成片状随血流出，或呈子宫管型整个脱落。

三、临床特征

典型症状为停经后腹痛与阴道流血。

（1）停经　多有6 ～ 8周停经史，但输卵管间质部妊娠停经时间较长，少数有似月经的少量出血现象。

（2）腹痛　是异位妊娠患者的主要症状，占95%。输卵管妊娠常在闭经后6周出现腹痛。间质部妊娠因肌壁较厚，常在闭经后3 ～ 4个月发生腹痛。残角妊娠在孕4个多月腹痛。下腹痛常限于一侧，当血液聚集在直肠子宫陷窝时，可出现肛门坠胀感。

（3）阴道流血　胚胎死亡后常有不规则阴道流血。

（4）晕厥与休克　由于腹腔内出血及剧烈腹痛，轻者出现昏厥，严重者出现失血性休克。

（5）腹部包块　输卵管妊娠流产或破裂时所形成的血肿时间较久者，由于血液凝固并与周围组织或器官发生粘连形成包块，包块较大或位置较高者，腹部可扪及。

四、典型病例超声图像特征及诊断要点

① 子宫内膜增厚，可包绕宫腔形成无回声，边缘模糊，即假孕囊征。但其内无卵黄囊、胚芽或原始心管搏动。

② 在宫腔外（输卵管、卵巢、腹腔、间质部等）可探及孕囊回声，有时可探及孕囊内胚胎和原始心管搏动（图2-6 ～ 图2-9）。

③ 子宫直肠陷窝可探及透声差的液性暗区。如果出血量较多，可在中上腹、肝肾间隙、脾肾间隙探及大量液性暗区。

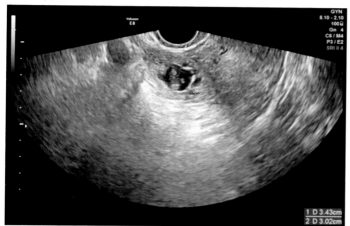

图2-6　输卵管妊娠：超声显示附件区混合性回声，中央可见厚壁囊性无回声，其内可见胚芽样回声

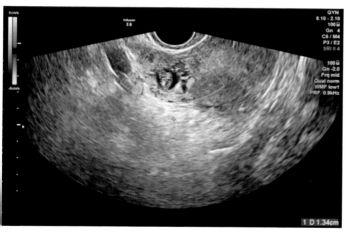

图2-7　输卵管妊娠：超声显示附件区混合性回声，中央可见厚壁囊性无回声，其内可见胚芽样回声，彩超显示滋养层血流信号，胎心可见血流

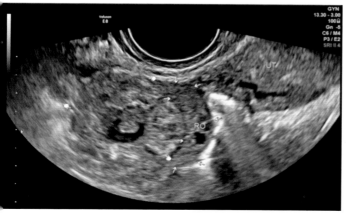

图2-8　卵巢妊娠：超声显示附件区厚壁囊性包块，包块周边可见疏松似卵巢组织回声包绕（箭头）

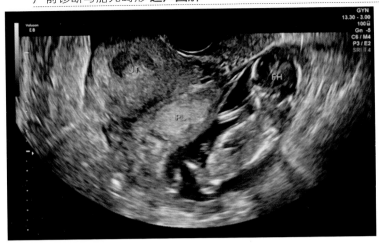

图2-9 腹腔妊娠：超声显示子宫增大，宫腔内仅可见少量液性暗区，腹腔可探见胎体、胎盘回声（UT为子宫，PL为胎盘，FH为胎头）

④ 异位妊娠流产或者破裂后，于盆腔内可探及不均匀囊实性包块，边界不清，其内无卵黄囊和胚芽。

五、超声图像鉴别诊断

（1）与宫内妊娠鉴别　异位妊娠宫内假孕囊多位于宫腔中央，呈薄壁无回声，无高回声包绕。宫内早孕妊娠囊壁较厚，呈"双环征"。

（2）与黄体破裂鉴别　黄体血肿彩色多普勒显示在黄体周围可见环形或半环形血流信号，阻力较低。黄体破裂超声特点是积液以盆腔为主，附件区包块较少，而异位妊娠以附件区不均匀的杂乱的混合性回声包块伴有盆腔积液为主，结合临床血或尿妊娠试验相鉴别。

（3）与卵巢囊肿扭转鉴别　卵巢囊肿扭转有腹痛和下腹部包块，无闭经及早孕反应，囊性包块周边及内部无明显血流信号和妊娠试验阴性有助于鉴别。

（4）与急性阑尾炎鉴别　急性阑尾炎脓肿形成可与附件粘连形成包块，需与异位妊娠包块鉴别。急性阑尾炎腹痛常先上腹部或者脐周疼痛，然后转移至右下腹部持续疼痛，常有恶心、呕吐等消化道症状。体温升高，白细胞增高。无闭经史，血或尿妊娠试验阴性有助于鉴别。

（5）与盆腔包块鉴别　有异位妊娠保守治疗病史者，应结合临床血或尿妊娠试验与盆腔炎性包块鉴别。

（6）子宫瘢痕妊娠需要注意与流产、宫颈妊娠、非瘢痕处子宫峡部妊娠鉴别，前者有剖宫产史且瘢痕处可显示滋养层样血流频谱。

（7）残角子宫妊娠与双子宫合并一侧子宫腔内妊娠鉴别，后者妊娠侧宫腔与宫颈相连。

六、临床价值

典型异位妊娠超声可探及胚芽和原始心管搏动，不典型异位妊娠诊断困难，应结合临床妊娠试验等做定期复查。一旦确诊异位妊娠或者临床病情严重时，临床医生应积极进行相应处理。异位妊娠的治疗包括药物治疗和手术治疗。药物治疗主要适用于早期输卵管妊娠和要求保存生育能力的年轻患者。手术治疗包括保守治疗和根治手术：保守手术为保留患侧输卵管，根治手术为切除患侧输卵管。腹腔镜手术也是治疗异位妊娠的主要方法。输卵管间质部妊娠应尽早在破裂前手术，避免可能威胁孕妇生命的大出血。

第三节　巨大胎儿

一、病因学

巨大胎儿指胎儿体重达到或超过4000g。主要病因是营养过剩。孕妇营养过剩、糖尿病、肥胖等可产生巨大胎儿。另外身材高大的父母、经产妇、过期妊娠、羊水过多等也可能产生巨大胎儿。

二、临床特征

孕妇妊娠期体重增加迅速，常在孕晚期出现呼吸困难、腹部沉重下垂、两肋部胀痛等不适。腹部明显膨隆，宫高大于35cm，先露部多高浮。

三、典型病例超声图像特征及诊断要点

超声测量胎儿双顶径、头围、腹围和股骨估测胎儿体重，估测体重大于4000g可以考虑巨大胎儿的可能。巨大胎儿的双顶径通常大于100mm。但是胎儿超声估测体重与胎儿出生后的体重存在不同程度的差异（图2-10）。

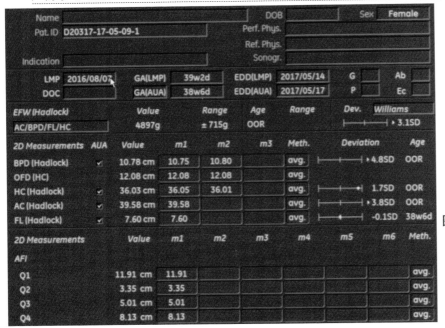

图 2-10 巨大儿测量指标胎儿双顶径大于100mm，估测体重大于4000g

四、临床价值

有巨大胎儿分娩史、超声或者临床考虑巨大胎儿时应定期监测血糖，排除妊娠期糖尿病。如果确诊妊娠期糖尿病则应该积极控制血糖。分娩期，巨大胎儿且合并妊娠期糖尿病时，建议剖宫产终止妊娠；如果不合并糖尿病时，可阴道试产，但需要放宽剖宫产指征。巨大胎儿产后新生儿期需要预防低血糖。

第四节　胎儿宫内生长受限

一、病因学

病因复杂，主要包括有孕妇、胎儿、胎盘和脐带四个危险因素。

（1）孕妇因素　是最常见的因素。

① 营养不良：孕妇严重偏食、妊娠剧吐致摄入蛋白质、维生素和微量元素不足。

② 妊娠并发症和合并症：妊娠期高血压疾病、多胎妊娠、前置胎盘、胎盘早剥、妊娠期肝内胆汁淤积症等并发症；合并症包括心脏病、慢性高血压、肾病、严重贫血、抗磷脂抗体综合征等，因可产生胎盘血流灌注减少而导致胎儿宫内生长受限。

③ 其他母体因素：孕妇年龄、体重、身高、子宫发育先天异常、吸烟酗酒、吸食毒品、宫内感染、母体接触有毒物质等。

（2）胎儿因素　胎儿基因、染色体异常或者先天性发育异常常伴有胎儿宫内生长受限。

（3）胎盘因素　胎盘发育异常或者胎盘病变可导致胎儿血流灌注减少，从而产生胎儿宫内生长受限。

（4）脐带因素　脐带过细（尤其是脐带根部过细）、脐带扭转、脐带打结等影响脐带血流供应，而产生胎儿宫内生长受限。

二、临床特征

胎儿宫内生长受限根据其发生时间、胎儿体重以及病因分为三类。

（1）内因性均称型胎儿宫内生长受限　属于原发性胎儿生长受限，一般发生在孕17周之前，因胎儿在体重、头围和身长三个方面均受限，头围和腹围均小，因而称为均称型。体重、头围和身长三个方面均称性小于相应孕龄，各器官细胞数量减少，脑重量轻，神经元功能不全和髓鞘发育不良。胎儿出生缺陷发生率高，围生儿死亡率高，预后不良。

（2）外因性不均称型胎儿宫内生长受限　属于继发性胎儿生长受限，一般发生在孕晚期，发育不均称，身长、头围与孕龄相符，而腹围小于孕龄，体重偏低。胎儿常有慢性宫内缺氧及代谢障碍，肝脏体积明显缩小。出生后躯体发育正常，易发生低血糖。

（3）外因性均称型胎儿宫内生长受限　为上述两型的混合型，在整个孕期均产生影响。新生儿身长、体重、头围均小于孕龄，有营养不良表现。胎儿存在代谢不良，少有宫内缺氧，胎盘小，外观正常。新生儿的生长与智力发育常常受到影响。

三、典型病例超声图像特征及诊断要点

产前超声根据超声表现特点分为两型：不均称型宫内生长受限；均称型宫内生长受限。

超声测量胎儿生长发育指标时首先核对孕周，如早孕期头臀长、中孕早期双顶径、头围、腹围和股骨长、24周前小脑横径确定孕周，间隔3～4周复查绘制胎儿生长曲线，评估胎儿生长速度是否正常。

（1）均称型宫内生长受限　胎儿生长测量的各径线如双顶径、头围、腹围、股骨长均低于同孕龄正常值的第10百分位数，且各生长参数均相称（图2-11）。胎盘小。

正常孕妇双顶径孕早期每周平均增长3.6～4.0mm，孕中期2.4～2.8mm，孕晚期2.0mm。如果每周连续动态测量胎儿双顶径，每周增长小于1.7mm，则考虑宫内生长受限可能。

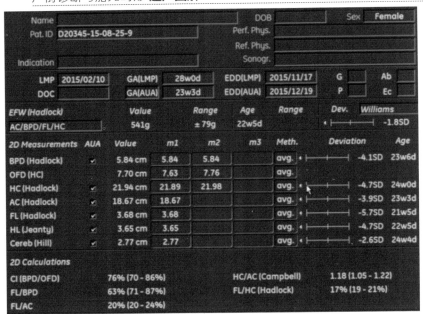

图2-11 均称型宫内生长受限双顶径、头围、腹围、股骨长均低于同孕龄正常值的第10百分位数

（2）不均称型宫内生长受限　临床更常见，超声主要特点是胎儿腹围相对于其他生长测量的径线更小，腹围和股骨长低于同孕龄正常值的第10百分位数，胎儿腹围和头围的比值（AC/HC）小于正常同孕周平均值的第10百分位数，则有助于诊断不均称型宫内生长受限。胎盘体积可在正常范围，功能常下降。

（3）常合并羊水过少。

（4）彩色多普勒超声检查

① 脐动脉舒张末期血流消失或者逆向（图2-12），对于诊断宫内生长受限价值大。

② 孕晚期脐动脉收缩期峰值流速（S）/舒张期峰值流速（D）值通常小于或等于3，如果脐动脉S/D值异常增高，则考虑宫内生长受限可能。

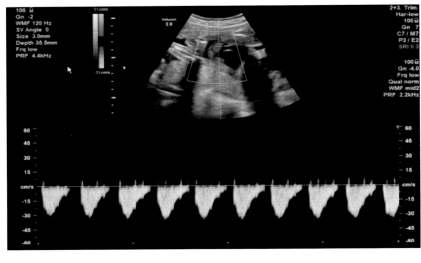

图2-12 均称型宫内生长受限，脐动脉舒张末期血流消失

③ 有部分学者提出子宫动脉搏动指数 PI 值增高和舒张早期切迹诊断价值较大。

四、超声图像鉴别诊断

均称型和非均称型鉴别：一般孕 32 周前，头围（HC）大于腹围（AC），孕 36 周后腹围大于头围。均称型 HC/AC 比值在正常范围；HC/AC 比值增高，超过正常值的 95% 以上，考虑非均称型宫内生长受限。

股骨长（FL）与腹围（AC）比值（FL/AC×100）：正常值为 22±2，如果比值大于 24，则考虑非均称型宫内生长受限。

五、临床价值

考虑宫内生长受限可能者，应该尽早找到可能的致病因素，如监测血压排除妊娠期高血压疾病，超声检查排除胎儿先天性发育异常，进行 TORCH 感染检查、抗磷脂抗体测定，必要时可进行介入性产前诊断排除胎儿染色体异常。

宫内生长受限的治疗原则是积极寻找病因、补充营养、改善胎盘循环、加强胎儿定期监测、适时终止妊娠。终止妊娠的指征：积极治疗后宫内生长受限无改善，胎儿停止生长 3 周以上；胎盘老化，伴有羊水过少；胎儿生物物理评分、NST 及胎儿血流测定等提示胎儿宫内缺氧；宫内生长受限合并症或并发症病情加重，如果继续妊娠将危害母婴健康甚至生命者，一般在妊娠 34 周考虑终止妊娠，34 周以下者应促胎肺成熟后再终止妊娠。

第五节　死胎

一、病因学

孕 20 周后胎儿在子宫内死亡，称为胎死宫内，又称为死胎。胎儿在分娩过程中死亡，称为死产，也是死胎的一种。死胎的病因主要有胎盘和脐带因素、胎儿因素及孕妇因素。

（1）胎盘和脐带因素　各种胎盘和脐带异常（如胎盘早剥、帆状胎盘、前置胎盘、血管前置、急性绒毛膜羊膜炎、脐带打结、脐带脱垂、脐带绕颈、脐带过短、脐带根部过细等）发生胎盘大量出血或者脐带血供中断可产生胎死宫内。

（2）胎儿因素　胎儿严重发育异常、胎儿严重宫内感染、严重遗传性疾病、母儿血型不合等可产生胎死宫内。

（3）孕妇因素　严重的妊娠并发症或合并症，如重度子痫前期、抗磷脂抗体综合征、慢性肾炎、严重心血管疾病、全身和腹腔严重感染、各种原因产生的休克。子宫破裂、子宫张力过大或收缩力过强等局部原因可产生胎死宫内。

二、病理解剖和病理生理

如果胎儿死亡后3周仍未排出，胎盘组织退行性变，释放凝血活酶进入母体血液循环，激活血管内凝血因子，引起弥散性血管内凝血（DIC）。胎死宫内4周以上，DIC发生机会增高，可产生分娩时严重出血。

三、临床特征

孕妇自觉胎动停止，腹部（子宫）停止增大，子宫大小可小于孕周。检查时听不到胎心。有时会有少量出血或者腹部下坠感。

四、典型病例超声图像特征及诊断要点

超声检查胎心和胎动消失。胎儿死亡时间短者胎儿身体结构无明显异常改变，羊水透声较好。胎儿死亡时间长者超声测量双顶径、头围、腹围、股骨长均小于相应孕周，超声可探及胎儿颅内、胸腔或腹腔内结构模糊不清，皮下水肿，呈"双边影"，头颅变形，颅骨重叠（图2-13），脊柱及肋骨变形，羊水量少、浑浊。彩色多普勒超声显示胎儿无血流信号（图2-14、图2-15）。

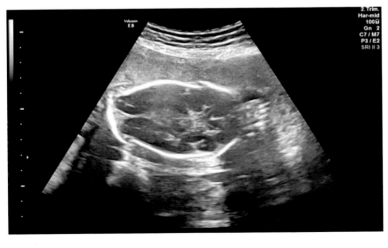

图2-13　死胎，超声显示胎儿头颅变形，颅骨重叠，颅内结构模糊不清

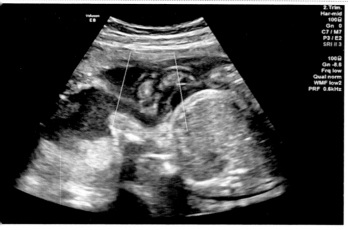

图2-14 死胎，超声显示脐血管
无血流信号

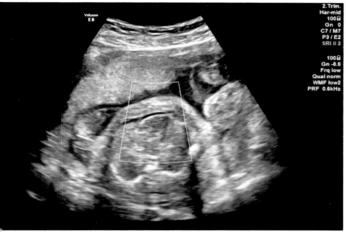

图2-15 死胎，超声显示心脏结构
模糊，其内无血流信号

五、超声图像鉴别诊断

无心畸胎序列征又称为双胎反向动脉灌注序列征。无心畸胎序列征是一种严重畸形，表现为一胎发育正常为泵血儿，另一胎无心或仅有心脏痕迹或有心脏但无功能为受血儿。受血儿与双胎之一死胎需要鉴别：受血儿腹围、股骨测量值会随孕周而增加，可探及体内有彩色血流；而双胎之一死胎各径线测值不会增加，且体内探查不到彩色血流。

六、临床价值

超声是诊断死胎的首选确诊方法。死胎一旦确诊后，应尽早进行引产，减少并发症。考虑胎儿死亡4周以上者应进行凝血功能检查。建议尸体解剖、胎盘、脐带、胎膜病理检查及染色体检查，尽力寻找死胎的原因，做好产后咨询。

参考文献

[1]　Datta M R，Raut A. Efficacy of first-trimester ultrasound parameters for prediction of early spontaneous abortion. Int J Gynaecol Obstet，2017，138：325-330.

[2]　Z Zare，M Shadman Zijerdi. Can Ultrasound Predict the Presence of Retained Products of Conception FollowingFirst-trimester SpontaneousAbortion？ Iranian Red Crescent Medical Journal，2010，12（2）：187-189.

[3]　Doubilet P M，Benson C B，Bourne T，et al. Diagnostic Criteria for Nonviable Pregnancy Early in the First Trimester". New England Journal of Medicine，2013，369（15）：1443-1451.

[4]　Chelli D，Achour A，Maatoug R，et al. Accuracy of ultrasound for the diagnosis and the monitoring of ectopic pregnancy with atypical localisation. Ultrasound in Obstetrics & Gynecology，2017，50 Suppl 1：373.

[5]　Nadim B，Infante F，Lu C，et al. Morphological ultrasound types known as "blob" and "bagel" signs should be reclassified from suggesting probable to indicating definite tubal ectopic pregnancy. Ultrasound Obstet Gynecol. 2018，51（4）：543-549.

[6]　Richardson A，Gallos I，Dobson S，et al. Accuracy of first-trimester ultrasound in diagnosis of tubal ectopic pregnancy in the absence of an obvious extrauterine embryo：systematic review and meta-analysis. Ultrasound Obstet Gynecol. 2016，47（1）：28-37.

[7]　李胜利，罗国阳. 胎儿畸形产前超声诊断学. 第2版. 北京：科学出版社，2017.

[8]　Tameeka L. Law，Jeffrey　E. Korte，Lakshmi D. Katikaneni，et al. Ultrasound assessment of intrauterine growth restriction：relationship to neonatal body composition. American Journal of Obstetrics and Gynecology，2011，205（3）：255.

[9]　Giampaolo Mandruzzato. Intrauterine Growth Restriction：Guidelines for the use of Obstetrical Ultrasound-Guideline. Donald School Journal of Ultrasound in Obstetrics and Gynecology，2016，10（3）：350-351.

[10]　Senem Arda Duz. Intrauterine Growth Restriction and Doppler Ultrasound. Medicine Science /International Medical Journal，2015，5（2）：596-605.

第一节　眼畸形

一、病因学

　　眼的各部分就是由视杯、视柄、晶状体泡及它们周围的间充质进一步分化发育形成。孕8周时，眼的基本结构形成。眼畸形病因非常复杂，包括染色体因素，单基因因素、妊娠后子宫内感染（风疹病毒、巨细胞病毒）、母体维生素A缺乏、超过40岁的高龄产妇、接受X线辐射等外界因素等有关，部分原因不明。

二、病理解剖和生理学

　　眼距增宽是指眶间距离过大，可单独出现，也可能是综合征的一部分，轻度增宽也可能是正常变异。眼距过近合并其他畸形风险增加，前脑无裂畸形的面部异常几乎都有眼距过近。无眼畸形定义是眶内的眼组织缺失，完全没有眼球、晶状体、结膜、睫毛和泪器。小眼畸形定义为眼眶内的小眼睛畸形，包括眼球形态、体积和结构的畸形，部分眼附属器和眼睑可表现为正常。

三、临床特征

　　眼睛是面部具有审美特征的主要器官，明显受到眼眶结构大小的影响。眼畸形可单侧受累也可双侧受累。眼距过近是指眼内距及眼外距均低于正常同孕周胎儿的第5百分位，通常是前脑无裂畸形的面部异常表现。眼距过远常因颅内肿瘤等异常导致或者某些综合征的一部分。小眼畸形很罕见，部分为散发病例，部分与染色体畸形、基因综合征及颅内畸形有关，少数为常染色体隐性遗传病。CHARGE综合征常表现为小眼畸形、心脏畸形、智力发育迟缓、生殖器异常、耳异常或耳聋等多发异常，诊断时至少具备两项异常。无眼畸形也与一些少见的基因综合征有关。白内障可以是多发畸形或综合征的一部分，或与先天性感染有关。

四、典型病例超声图像特征及诊断要点

1.眼距过近和眼距过远

① 眼内距及眼外距均低于正常孕周的第5百分位可诊断眼距过近。

② 检出眼距过近时，应仔细检查胎儿颜面部其他结构有无异常，同时应仔细检查颅内结构有无畸形。眼距减小，常为前脑无裂畸形的面部表现，所以常合并其他颅内结构和颜面部畸形（图3-1）。

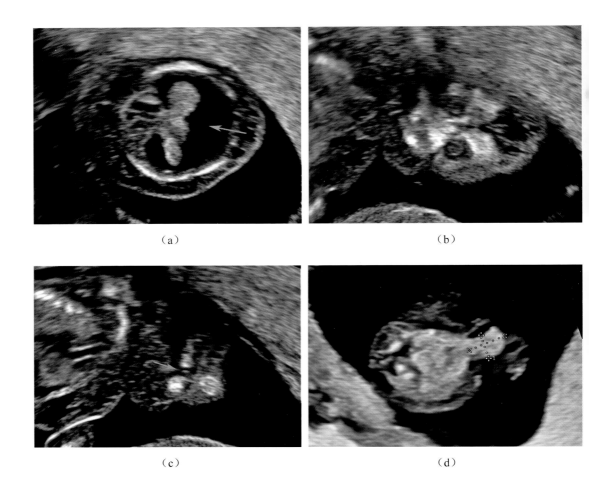

（a）　　　　　　　　　　　　　　　（b）

（c）　　　　　　　　　　　　　　　（d）

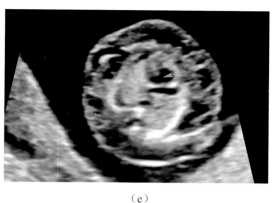

（e）

图3-1　眼距过近：胎儿13孕周，前脑无裂畸形、心脏异常、脐膨出、全身皮肤水肿，染色体核型分析18-三体。（a）无叶型前脑无裂畸形颅脑横切面显示单一脑室（箭头所示）；（b）颜面冠状切面显示眼距过近（箭头所示）；（c）显示中央性唇腭裂（箭头所示）；（d）显示脐膨出（测量游标所示）；（e）显示心脏异常，左心室小并室间隔缺损（箭头所示）

③ 眼距增宽是指眼眶间距过大，可以单独发生或是其他综合征的一部分，轻度眼距增宽可以是正常的变异（图3-2）。

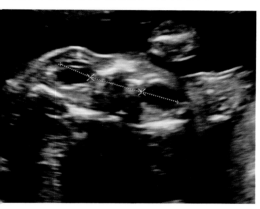

（a）

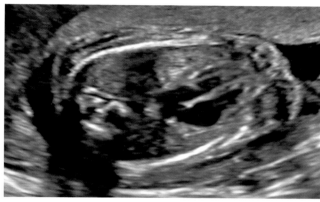

（b）

图3-2　眼距轻度增宽：胎儿24孕周，染色体核型分析为22-三体。（a）显示眼距稍宽；（b）显示左侧膈疝（疝内容物为肠管）

2.先天性小眼畸形

① 先天性小眼畸形的定义是眼球体积减小的一种先天性畸形；轻者仅表现为眼球前后轴轻度缩短。

② 病变侧眼眶内眼球小，眼眶随眼球减小而减小（图3-3）。

③ 小眼球内可显示晶状体。

④ 病变侧稍凹陷，但可能不明显。

⑤ 小眼畸形准确诊断需要测量眼距，但眼球轻度减小难以发现。

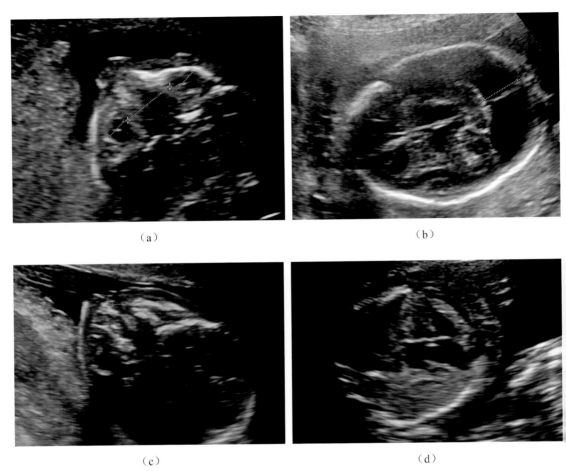

（a） （b）

（c） （d）

图 3-3 双侧小眼畸形：孕妇 19 周，染色体核型分析 18- 三体。（a）显示双侧小眼畸形，小眼球内可见晶状体；（b）显示后颅窝池增宽 1.2cm；（c）显示唇腭裂（测量所示）；（d）显示完全性房室间隔缺损

3.无眼畸形

① 病变侧眼眶变小。

② 病变侧眼眶内眼球和晶状体均不能显示（图 3-4）。

③ 单侧发生时，双侧眼部不对称，病变侧凹陷。

④ 双侧发生时则可显示双眼区凹陷，三维超声有助于显示此特征（图 3-5）。

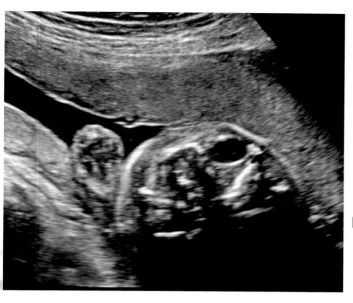

图3-4 单侧无眼畸形：胎儿23周5天，单发左侧无眼畸形。图像显示左侧眼眶小，并其内无眼球和晶状体

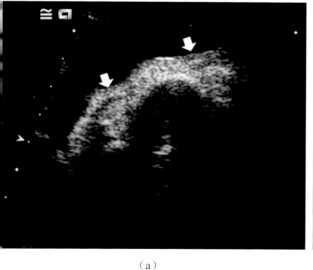

(a)

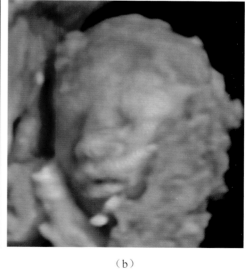

(b)

图3-5 双侧无眼畸形。(a) 图像显示双侧眼眶内没有眼球;(b) 颜面部三维成像显示双眼凹陷

4.先天性白内障

① 晶状体可完全呈强回声（图3-6）。

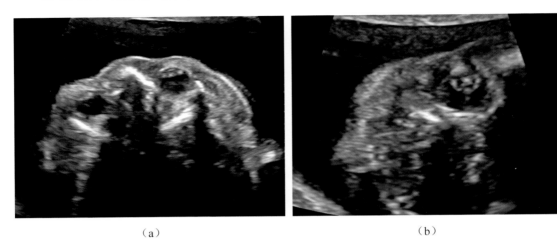

（a） （b）

图3-6 胎儿双眼白内障。（a）双眼横切面显示双侧晶状体内呈强回声；（b）双眼冠状切面 显示晶状体呈强回声

② 晶状体也可表现为双环征，外侧强回声环为晶状体边界回声，内侧强回声环为白内障边界回声。

③ 晶状体也仅可中央出现强回声环。产前诊断白内障需谨慎，需多切面扫查确诊。

五、超声图像鉴别诊断

无眼畸形和小眼畸形主要鉴别要点是眼眶内是否有眼球和晶状体；极度小眼畸形和无眼畸形从超声和外观有时都难以鉴别，需病理才能确切诊断，小眼畸形需要与鼻泪管囊肿相鉴别，鼻泪管囊肿在产前超声图像上表现为眼睛内侧或偏下方的无回声区。胎儿白内障需仔细显示晶状体，并且晶状体显示回声增强，产前检查有一定的困难。

六、临床价值

产前超声是诊断无眼畸形和小眼畸形公认的影像学方法。如果发现无眼畸形或小眼畸形，应仔细检查胎儿全身结构，排除其他畸形，并建议排除染色体异常。如果患者有无眼畸形家族史，即使早孕期检查正常，晚孕期也要进行详细的检查。但是无眼畸形的诊断最终还是需要病理学明确诊断。无眼或小眼畸形会导致视力损害，程度轻重不一，或者视力完全丧失。先天性白内障可以通过摘除晶状体来治疗，预后主要取决于其合并异常。

第二节　鼻异常

一、病因学

胚胎发育第5周，在额鼻突出现一对隆起，其内、外侧分别形成左、右内侧鼻突和左、右外侧鼻突，第6周两侧内侧鼻突向中线移行，第7周时融合形成鼻中央部分，两侧外侧鼻突形成双侧鼻孔。同时，鼻中隔形成，将鼻腔分成左、右两部分。鼻异常原因各不相同，大部分是单发散发，也可是染色体异常或综合征的一部分，染色体异常或前脑无裂畸形时，常合并颜面部异常，也包括鼻畸形。预后主要依赖染色体结果或其合并的其他异常。

二、病理解剖和生理学

前脑无裂畸形大部分合并特殊的颜面部异常，鼻可缺如，代之以喙鼻或单鼻孔。鼻骨异常包括鼻骨缺失及鼻骨发育不良，鼻骨发育不良者为鼻骨长度值低于同孕周正常值第5百分位数，鼻骨异常可以是单侧鼻骨或双侧鼻骨异常，染色体异常风险增加，尤其是21-三体综合征。

三、临床特征

鼻异常常合并其他异常，鼻骨发育不良者的染色体异常风险增加，喙鼻和单鼻孔则常是前脑无裂畸形的颜面部异常表现。

四、典型病例超声图像特征及诊断要点

① 鼻骨发育不良时颜面正中矢状切面和横切面鼻骨未显示或鼻骨小于正常值（图3-7）。

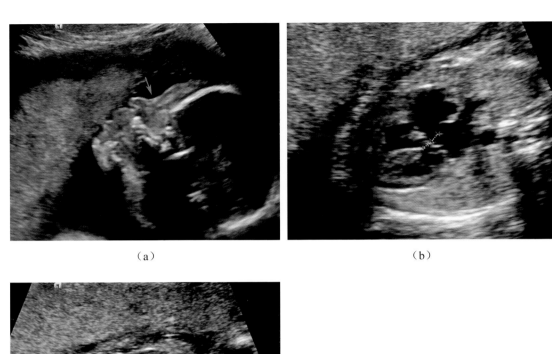

（a）

（b）

（c）

图3-7　鼻骨缺如，21-三体。（a）颜面正中矢状切面鼻骨未显示（箭头所示）；（b）心脏四腔心切面显示房室间隔缺损（"＋＋"之间所示）；（c）心脏四腔心切面心脏舒张期显示单一房室瓣（箭头所示）

　　② 喙鼻和单鼻孔常是前脑无裂畸形的一部分，颅脑显示为前脑无裂畸形，单一脑室，喙鼻时在眼上方显示一长鼻结构（图3-8、图3-9）。

　　③ 单鼻孔时鼻横切面显示鼻的中央仅有一小的单鼻孔（图3-10）。

　　④ 胎儿染色体异常风险增加，可合并其他系统异常。

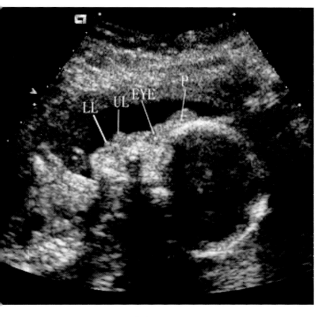

（a）

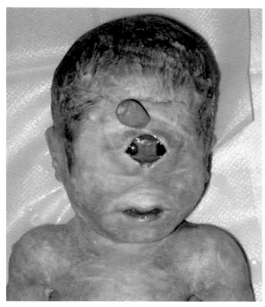

（b）

图3-8　胎儿前脑无裂畸形，喙鼻。（a）颜面正中矢状切面显示鼻位于眼眶之上；（b）显示喙鼻标本图像

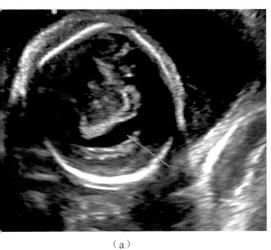

（a）

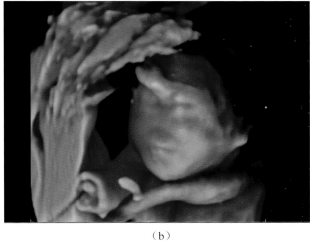

（b）

图3-9　胎儿前脑无裂畸形，喙鼻。（a）颜面正中矢状切面鼻位于眼眶之上；图与描述不符；（b）三维超声显示喙鼻

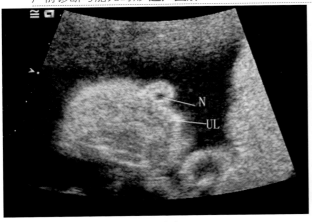
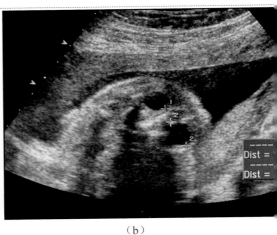

（a）　　　　　　　　　　　　　　　　（b）

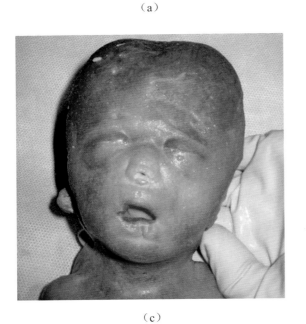

（c）

图3-10　单鼻孔，胎儿前脑无裂畸形。（a）颜面鼻唇冠状切面显示鼻中央仅有单一鼻孔（N为鼻；UL为上唇）；（b）双眼横切面显示眼距近；（c）产后标本示单一鼻孔、眼距近

五、超声图像鉴别诊断

鼻异常常是其他面部异常的一部分，尤其是前脑无裂畸形，所以在发现前脑无裂畸形颅内异常时，需进一步详细检查颜面部。

六、临床价值

鼻畸形常合并其他面部严重畸形、脑部畸形及其他器官系统的严重畸形，产前胎儿超声检查时，很少做出单纯外鼻畸形的诊断。检出鼻异常者要详细检查胎儿其他系统，并建议胎儿染色体检查。

第三节　唇裂与腭裂

一、病因学

人类面部是在妊娠4～10周时由面部的5个突起融合而形成。这5个突起包括了额鼻突，双侧上颌突，双侧下颌突。唇腭裂是由于中鼻突与上颌突融合失败所致。绝大多数唇腭裂都是先天性的。部分药物，如苯妥英、卡马西平、类固醇、地西泮等也会引起唇腭裂；另外，染色体异常及某些复杂的畸形综合征也与唇腭裂有关。

二、病理解剖和生理学

唇腭裂是最常见的颜面部先天异常，典型的唇裂/腭裂可能是不同的骨性结构和覆盖的软组织融合不全，胚胎期凹槽持续存在所致。唇裂可以单发，也可能合并腭裂。可以是单侧，也可以是双侧或中央型，单侧唇腭裂多于双侧唇腭裂，左侧是右侧的两倍。

三、临床特征

唇裂患者无论伴有或不伴有腭裂，大多数病例（80%左右）不合并其他畸形，但有20%的患者出现在100多种基因综合征中；单纯腭裂则不同，约50%常合并其他畸形，常并发于200多种基因综合征。

四、典型病例超声图像特征及诊断要点

1.唇裂

① 单纯唇裂在颜面鼻唇冠状切面或横切面显示一侧或双侧上唇连续性中断，中断处显示为无回声裂隙（图3-11）。

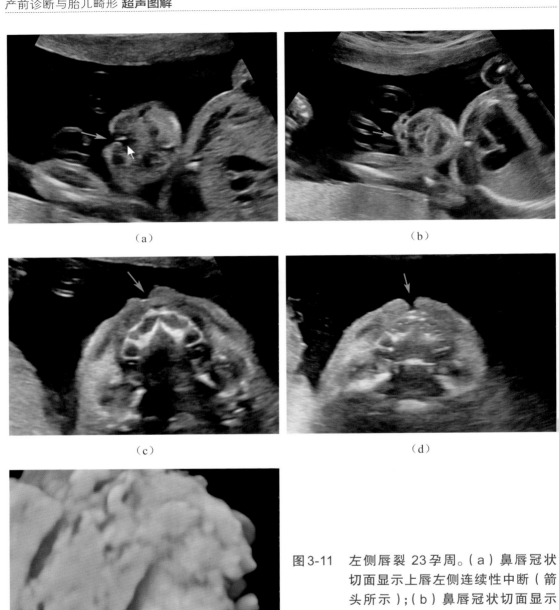

（a）

（b）

（c）

（d）

（e）

图3-11　左侧唇裂 23孕周。（a）鼻唇冠状切面显示上唇左侧连续性中断（箭头所示）；（b）鼻唇冠状切面显示左侧鼻翼轻微塌陷（箭头所示）；（c）颜面横切面显示上唇连续性中断（箭头所示），牙槽突连续；（d）颜面横切面显示张口时上唇连续性中断更加明显（箭头所示）；（e）颜面三维显示上唇左侧连续性中断

② 唇横切面断端回声增强，当显示垂直于上唇皮肤线的强回声线时尤其是呈等号状强回声线时应高度怀疑裂口小的唇裂或Ⅰ度唇裂。

③ 无回声裂隙可延伸达鼻孔，引起受累侧鼻孔扁平。

④ 经过裂口处矢状切面正常曲线形态失常，在上唇裂口处上唇回声消失。

⑤ 不规则唇裂多与羊膜带综合征有关，常表现为面部及唇严重变形，此外，常可检出胎儿其他部位，包括头部、躯干、肢体等部位的结构异常，如不规则脑或脑膜膨出、肢体缩窄环等。

2.唇腭裂

① 上颌骨牙槽突回声的正常弧形消失，连续性中断，裂口小时无明显错位（图3-12）；裂口大时在横切面上显示"错位"征象（图3-13）。

② 双侧上唇、牙槽突连续性中断，在鼻的下方可显示颌骨前突，颌骨前突在正中矢状切面最明显（图3-14）。

③ 正中唇腭裂显示上唇及上腭中部连续性中断，常发生在全前脑，伴发其他结构的明显异常（图3-15）。

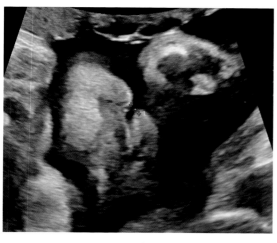
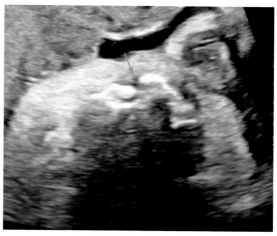

（a） （b）

图3-12 左侧唇腭裂 32孕周。(a)鼻唇冠状切面显示上唇左侧连续性中断（"＋＋"之间所示）；(b)颜面横切面显示同侧牙槽突连续性中断（箭头所示），裂口小，无明显错位声像

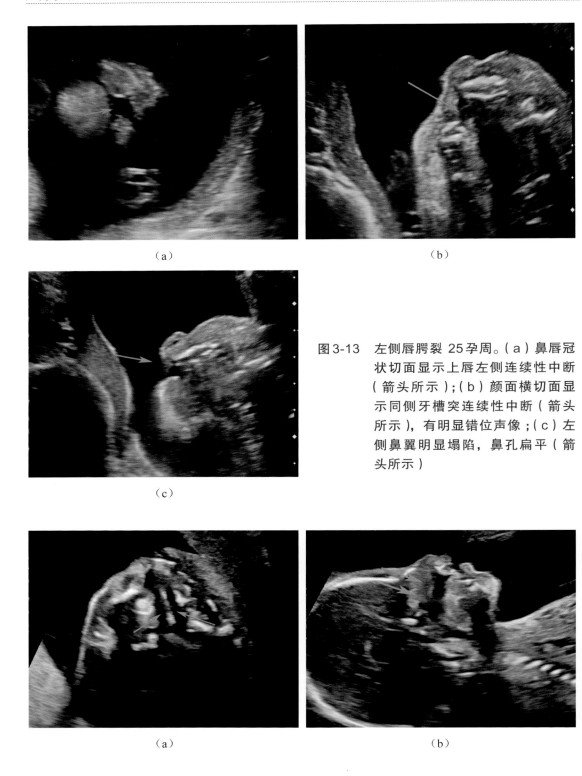

（a）

（b）

（c）

图3-13　左侧唇腭裂 25孕周。（a）鼻唇冠状切面显示上唇左侧连续性中断（箭头所示）；（b）颜面横切面显示同侧牙槽突连续性中断（箭头所示），有明显错位声像；（c）左侧鼻翼明显塌陷，鼻孔扁平（箭头所示）

（a）

（b）

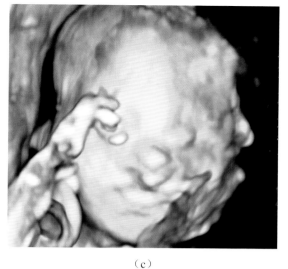

图3-14　双侧唇腭裂 32孕周。（a）颜面横切面显示双侧牙槽突及腭连续性中断（箭头所示）；（b）颜面矢状切面通过双侧腭裂处不能显示腭骨回声；（c）三维超声显示颜面部双侧唇裂

（c）

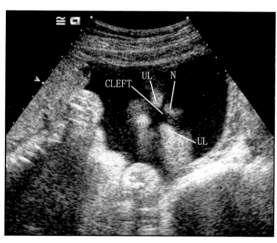

（a）

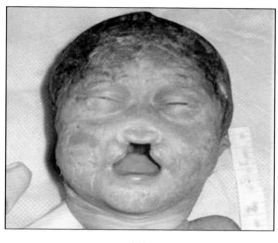

（b）

图3-15　胎儿全前脑合并中央唇腭裂。（a）颜面冠状切面显示唇腭中央连续性中断（N为鼻；CLEFT为唇裂；UL为上唇）；（b）大体解剖显示中央唇腭裂

五、超声图像鉴别诊断

单侧唇裂/腭裂在裂隙较小时产前超前诊断有难度，另外羊水少，孕妇皮下脂肪较厚时也增加难度。双侧唇腭裂和中央唇腭裂产前超声横切面图像有相似的特征，但是中央唇腭裂常为前脑无裂畸形中颜面部异常。

六、临床价值

不伴其他结构畸形的单纯唇腭裂预后较好，可通过手术修补治愈。但中央唇腭裂及不规则唇裂常预后不良。唇腭裂伴有其他结构畸形或染色体异常者，其预后取决于伴发畸形的严重程度。

第四节　耳畸形

一、病因学

耳是平衡和听觉器官，由内耳、中耳和外耳构成。胚胎第3周时体表外胚层出现一增厚区，称为听板，听板逐渐发育形成内耳。外耳和中耳分别由第一、二鳃弓发育而来。内耳和中耳的发育在胚胎8周时完成。第6周时由围绕第一腮沟的6个耳结节融合发育而成，孕10周时形成耳郭。胚胎发育时期，受某种因素影响导致耳畸形发生，如染色体异常（21-三体、18-三体、13-三体），或受风疹病毒感染等。

二、病理解剖和生理学

小耳畸形、无耳畸形和耳低位部分与染色体异常有关，有再发风险。部分耳郭畸形也常是某些畸形综合征的一部分，如Treacher-Collins综合征、眼-耳-脊椎综合征、耳-腭-指综合征、DiGeorg综合征等。

三、临床特征

正常胎儿耳郭声像图呈中等回声，耳郭边缘呈高回声，双侧耳郭左右基本对称，长度基本一致。胎儿耳郭长度随孕周及双顶径的增加呈线性增长。耳畸形报道较少，可能与耳的产前检查较难并且耳不是产前常规检查内容有关。孕周增大，羊水减少，宫内空间有限，胎儿体位固定等都影响产前超声耳郭显示。外耳道闭锁常由于外耳道栓没有出现管道引起，导致传导性耳聋。

四、典型病例超声图像特征及诊断要点

1.小耳畸形

① 耳郭大小、形态发生变化，小于同孕周胎儿耳郭长度平均值的2倍标准差（图3-16）。

② 部分小耳畸形不能显示正常外耳郭形态，代之以团状、点状或形态异常的软组织回声。

③ 当外耳郭缺失时，外耳郭区光滑，未见任何结构。

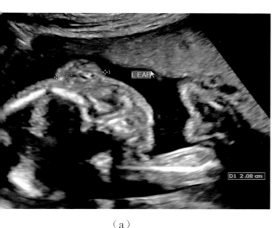
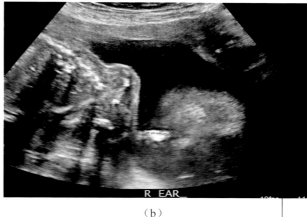

（a）　　　　　　　　　　　　　　　　　　（b）

图3-16　右侧小耳畸形。（a）显示左侧耳郭正常，长2.08cm；（b）显示右侧耳郭小，长1.35cm

2.耳低位

① 正常耳郭上缘在胎儿双侧眼眶水平以上。

② 耳低位超声显示耳郭位置低于双侧眼角外缘至枕骨的连线（图3-17）。

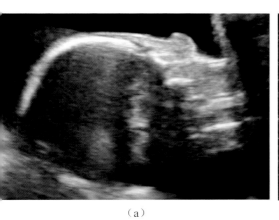
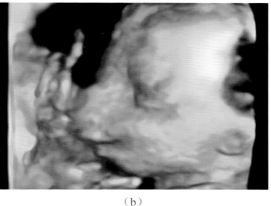

（a）　　　　　　　　　　　　　　　　　　（b）

图3-17　耳低位。（a）二维超声图像显示耳郭小并位置低；（b）三维超声显示耳郭小并位置低

五、临床价值

小耳畸形听力永久损伤的概率增大。由于部分胎儿耳郭发育异常与染色体异常有关，产前超声发现胎儿耳郭发育异常，建议胎儿染色体检查。耳畸形的预后取决于合并畸形的严重程度，有外耳道闭锁者有先天性耳聋。产前超声目前只能诊断部分外耳郭异常，但是外耳郭不是产前超声常规筛查内容，而且受羊水、胎位等因素影响，目前产前超声难以诊断。

第五节　小下颌

一、病因学

下颌骨是由第一鳃弓发育而成。某些损害会造成鳃弓发育异常而引起上颌骨、下颌骨及耳的畸形。

二、病理解剖和生理学

轻度小下颌畸形外观可无明显异常，也可能为正常变异，严重者下颌骨极小，外观上几乎看不出明显的下巴或仅为一小下巴，且下颌明显后缩，下唇明显后移。

三、临床特征

小下颌是因为下颌骨发育不良导致。最轻微的病例在宫内不容易识别。可为散发单发病例（约40%），也可是其他综合征或序列征的颜面表现如Treacher-Collins综合征、Robin综合征和Robert综合征、18-三体和三倍体等。

四、典型病例超声图像特征及诊断要点

① 颜面正中矢状切面是诊断胎儿小下颌畸形的最佳切面，显示下唇及下颌形成的曲线失常，下颌明显后缩，下唇后移（图3-18）。

② 颜面部冠状切面显示下颌后缩，但没有正中矢状切面明显。

③ 小下颌畸形可能是染色体异常和一些畸形综合征的一部分，所以检查小下颌要进一步详细检查其他结构（图3-18）。

④ 常伴有羊水过多。

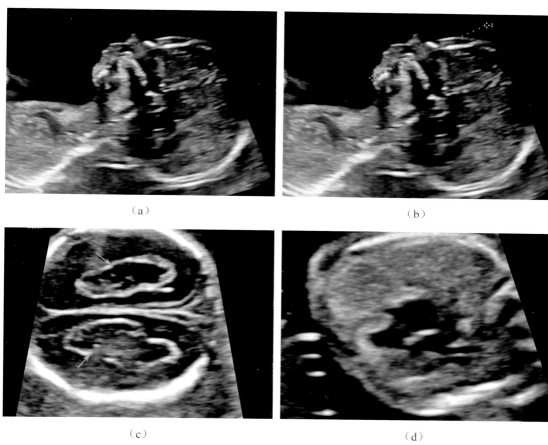

（a）

（b）

（c）

（d）

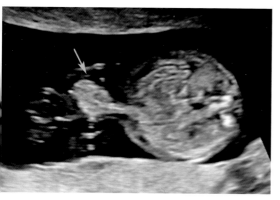

（e）

图3-18 胎儿17周，染色体核型分析18-三体。(a)面部正中矢状切面，显示下颌小，下唇及下颌后缩；(b)面部正中矢状切面面轮廓线呈负；(c)颅脑横切面显示双侧脉络丛囊肿（箭头所示）；(d)心脏四腔心切面显示室间隔缺损；(e)小脐膨出（膨出物为小肠）

五、临床价值

小下颌畸形本身可导致新生儿呼吸困难而死亡。严重的伴发畸形亦是婴儿死亡的原因之一。另外，小下颌畸形常是其他综合征的一部分，其预后各不相同。产前本病最常见于18-三体综合征，预后极差。预后取决于合并其他畸形和染色体核型。

第六节　颜面部肿瘤

一、病因学

面部畸胎瘤罕见，但它是胎儿面部最常见的肿瘤类型。发生在面部及颈部的畸胎瘤约占所有胎儿畸胎瘤的5%左右。面部畸胎瘤常见的发生部位有眼眶周围、鼻部、腭、咽部及口腔其他部位等。

二、病理解剖和生理学

在胎儿期及新生儿期面部肿瘤多为血管瘤和畸胎瘤，畸胎瘤可以从颅内长出或从颈部延伸而至，肿瘤基底部较宽，当颈部肿瘤较大时常引起颈部过度仰伸并压迫气管导致呼吸道阻塞。

三、典型病例超声图像特征及诊断要点

1.畸胎瘤
① 主要表现面部混合性或实质性肿块回声（图3-19）。
② 肿块内可有钙化性强回声团伴后方声影。
③ 咽部受压者可引起羊水过多、胃泡小或胃不显示。

2.血管瘤
① 主要表现面部不均匀混合性肿块回声（图3-20）。
② 彩色多普勒超声显示血流信号丰富。

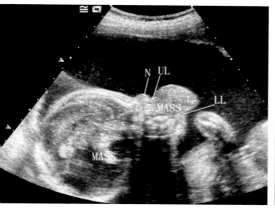

（a）

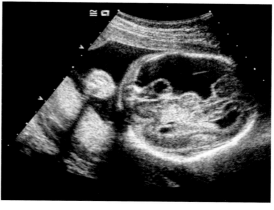

（b）

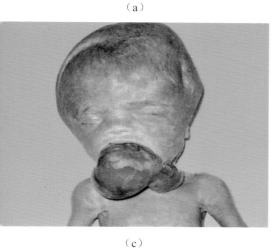

（c）

图3-19　畸胎瘤。（a）颜面矢状切面显示口内占位性病变；（b）颅脑切面显示颅内混合性回声，颅内正常结构破坏；（c）标本显示口内占位向口外突出

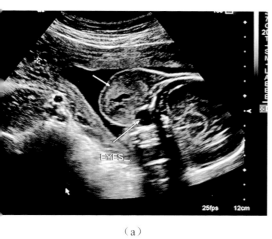

（a）

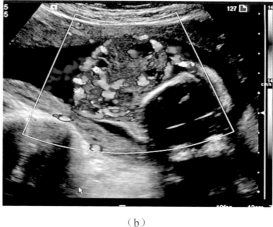

（b）

图3-20　血管瘤引产后病理证实。（a）颜面眼前方可见混合性包块（箭头所示）；（b）彩色多普勒显示包块内血流信号丰富

四、超声图像鉴别诊断

注意面部畸胎瘤与血管瘤的鉴别。

五、临床价值

面部肿瘤多为良性肿瘤，但其预后取决于肿瘤的大小、所在部位以及是否伴有其他畸形。如肿瘤较大者，肿块压迫呼吸道者预后不良。

第七节　颈部皮肤增厚、颈部淋巴水囊瘤

一、病因学

胎儿颈部透明层（nuchal translucency，NT）指胎儿颈部皮下的无回声带，位于皮肤高回声带与深部软组织高回声带之间。它是在早孕期利用超声观察胎儿颈后的皮下积水，染色体及其他病变与NT增厚有关。增厚的NT可以逐渐发展成为大的水囊瘤，可伴有或不伴有胎儿水肿，但绝大多数胎儿NT增厚，没有明显的胎儿水肿。导致NT增厚的常见病因：染色体异常（21-三体、三倍体、13-三体、18-三体）、先天性心脏结构畸形、骨骼系统畸形（软骨发育不全等）、某些综合征（Noonan综合征等）等。

二、病理解剖和生理学

NT增厚的病理生理基础尚不完全清楚，主要学说有，一种是颈部淋巴管与颈部静脉窦相通延迟，导致颈部淋巴回流障碍，淋巴液过多地积聚在颈部导致NT增厚，甚至到孕中期发展成为淋巴水囊瘤；另外如胎儿有先天性心脏畸形也常出现NT增厚，其机制可能为心功能减低静脉回流障碍，淋巴液过多积聚于颈部导致NT增厚。

三、临床特征

胎儿NT增厚，是染色体异常（尤其是21-三体）、多种胎儿畸形及遗传综合征的常见表现。水囊瘤常合并染色体畸形、心血管畸形及胎儿水肿。最常见的染色体畸形为

Turner综合征（45，XO）（占75%），其次为18-三体（占5%）及21-三体（占5%），其余15%的水囊瘤胎儿染色体则正常。

四、典型病例超声图像特征及诊断要点

1.NT增厚

① 胎儿自然姿势（无过曲或过伸），获取胎儿正中矢状切面，此切面亦是测量头臀长的标准切面。

② 正中矢状切面放大胎儿头部及上胸，测量NT光标的轻微移动只会改变测量结果0.1mm时测量NT。

③ 注意在扫描时，应测量三次，并记录测量所得的最大数值。

④ 胎儿NT厚度＞3mm为增厚（图3-21）。

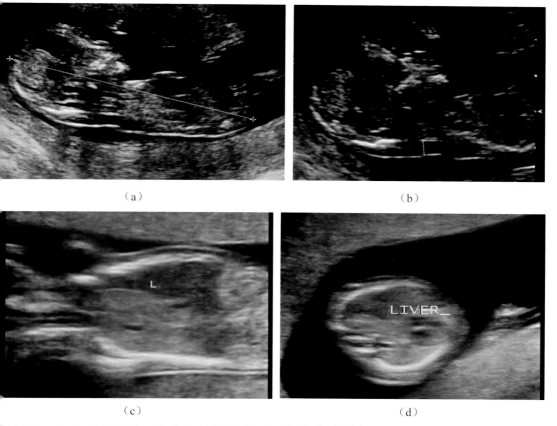

（a）　　　　　　　　　　　　　　　　　　（b）

（c）　　　　　　　　　　　　　　　　　　（d）

图3-21　胎儿13周5天，染色体核型正常。（a）胎儿头臀长77mm；（b）显示胎儿NT增厚，NT测值3.8mm；（c）显示胎儿右侧膈疝，疝内容物是肝脏（L为肝脏）；（d）胎儿胸部横切面显示右侧膈疝，疝内容物是肝脏（LIVER所示）

2.颈部淋巴水囊瘤

超声可根据囊内有无分隔，可将水囊瘤分为有分隔和无分隔水囊瘤两种类型。

（1）无分隔水囊瘤　主要表现为单房囊性包块，多位于颈前部两侧，体积多较小，易漏诊。

（2）有分隔水囊瘤　典型超声表现为多房囊性肿块，内有明显的分隔带（图3-22）。

（3）囊肿一般较大时，除了颈背部外，也可位于颈前部、腋窝及纵隔内。

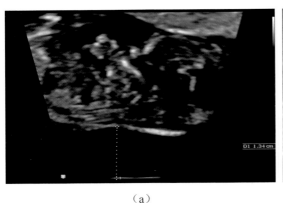

（a）

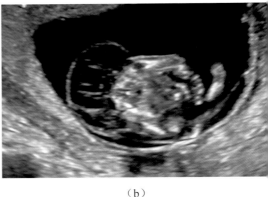

（b）

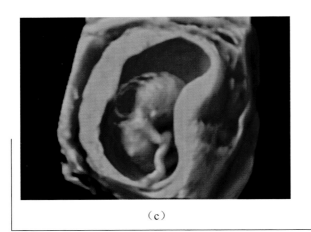

（c）

图3-22　胎儿13周，染色体核型45XO
（a）胎儿颈后透明层1.3cm；
（b）横切面显示其内可见分隔；
（c）三维超声显示颈后透明层增厚且延伸到头部和躯干

五、临床价值

NT增厚需排除胎儿染色体异常，如染色体正常也需排除胎儿结构异常，胎儿随NT增厚而风险增加；伴有胎儿水肿者，预后差；单纯水囊瘤不伴其他异常且染色体核型正常者，预后较好，可在新生儿期手术切除而治愈。

参考文献

[1] Peter W. CAllen. 妇产科超声学. 第5版. 北京：人民卫生出版社，2010.

[2] Achiron R，Keiser D，Achiron A. Axial growth of the fetal eyeand evaluation of the hyaloid artery：in utero ultrasonographicstudy. Prenat Diagn，2000，20：894-899.

[3] Mashiach R，Vardimon D，Kaplan B，Shalev J，Meizner I. Earlysonographic detection of recurrent fetal eye anomalies. Ultrasound Obstet Gynecol，2004，24：640-643.

[4] Stucker F J，Lian T，Karen M. Management of the keel nose and associated valve collapses. Arch Otolaryngol Head Neck Surg，2002，128：842-846.

[5] Rotten D，Levaillant J M，Martinez H，Ducoule Pointe H，Vicaut E. The fetal mandible：a 2D and 3D sonographic approach to the diagnosis of retrognathia and micrognathia. Ultrasound Obstet Gynecol，2002，19：122-130.

[6] Philip N，Quarello E，Gorincour G，Sigaudy S. Approche de la dysmorphologiefoetale in utero. Fetal dysmorphology：A practical approach in utero. Gynecol Obstet Fertil，2010，38：677-685.

[7] Richtsmeier J T，Baxter L L，Reeves R H. Parallels of craniofacial maldevelopment in Down syndrome and Ts65Dn mice. Dev Dyn，2000，217：137-145.

[8] Goldstein I，Tamir A，Weiner Z，Jakobi P. Dimensions of the fetal facial profile in normal pregnancy. Ultrasound Obstet Gynecol，2010，35：191-194.

第四章　胎儿中枢神经系统发育异常

第一节　露脑畸形与无脑儿

一、病因学

无脑畸形（anencephaly）在活产和死产儿中，发生率是0.3‰，女：男为（3～4）：1。无脑畸形的发生与孕妇体温低，缺乏叶酸、铜、锌等物质有关。

在接受筛查的孕妇中，露脑畸形（exencephaly）的发病率是0.03%，而同样的人群中，无脑畸形发病率是0.14%，致病因素同上。

二、病理解剖和生理学

早孕期间神经管闭合受阻引起无脑或露脑畸形，通常发生在胚胎18～29天，是内胚层和中胚层的畸形，主要累及颅骨和椎骨。

无脑畸形是指大脑、颅骨、头皮的先天性缺失，是产前可检查出的最常见的神经管缺陷。虽然无脑畸形的大脑半球可以发育，但大脑的暴露部分会逐步毁坏，导致出血，并发生神经元和神经胶质的纤维化。受累的大脑皮质无功能，但脑干和小脑可能正常。露脑畸形胎儿颅骨顶部及皮肤缺失，脑组织外露，但面部结构和颅骨基底部存在。事实上，露脑畸形是无脑畸形的"前身"，它与无脑畸形的最大区别是前者有泡在羊水中的残余的脑组织。

三、典型病例超声图像特征及诊断要点

① 最早可在孕12周诊断，胎儿颅骨圆形环状回声缺失。

② 无脑儿眼眶以上脑组织回声显示不清（图4-1），露脑畸形可见脑组织自颅顶漂浮

在羊水中（图4-2）。

③胎儿眼眶位置较高，似"蛙头"状（图4-3），面部可显示口唇和鼻部回声。

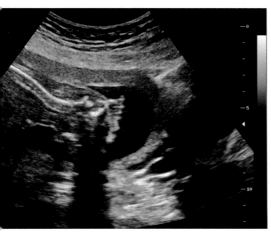

图4-1　无脑儿，无颅骨强回声环，
　　　无脑组织

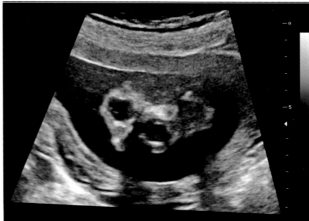

图4-3　无脑儿"蛙头"征

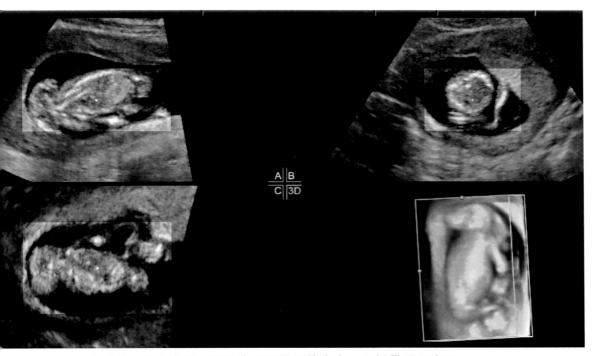

图4-2　露脑畸形，可见脑组织漂于羊水中，无颅骨强回声环

④ 羊水过多。

⑤ 常合并其他严重畸形，包括先天性心脏病、肺发育不良、膈疝、肠旋转不良、肾脏畸形（多囊肾和肾发育不良）、肾上腺发育不良、脐膨出、脊柱裂、足内翻等，也常合并一些其他情况，诸如单脐动脉等。

四、超声图像鉴别诊断

需鉴别的有巨大脑脊膜膨出、羊膜带综合征、羊膜破裂、胶体-体壁综合征、骨骼发育不良等疾病。

（1）巨大脑脊膜膨出　巨大脑脊膜膨出的颅顶往往缺失，剩余部分大脑在颅内。注意，与露脑畸形相比，巨大脑脊膜膨出的大脑组织看起来比较正常。

（2）羊膜带综合征　羊膜破裂导致纤维化的中胚层带缠绕胎儿，脑部的破坏是非对称性的，同时合并脊柱、腹壁、肢体的破坏。

（3）胶体-体壁综合征　胶体-体壁综合征的胎儿，出现露脑畸形和脑膨出与面裂、肢体缺失以及脊柱侧弯相伴。所以胶体-体壁综合征的诊断是体壁的破坏加上多发严重畸形。

（4）骨骼发育不良　主要是颅骨钙化不全，发生在磷酸酶过少症和第Ⅱ型成骨发育不良。骨骼发育不良的胎儿颅内解剖是正常的。典型的骨骼发育不良主要是长骨的畸形，表现为短和弯曲。

五、临床价值

无脑儿、露脑畸形一概不能存活，超声可以明确诊断，一旦明确诊断，即应终止妊娠。

第二节　脑膨出

一、病因学

脑膨出（cephalocele）占活产儿的0.015%，其中34.4%为孤立性脑膨出，65.6%脑膨出至少合并一种严重畸形。脑膨出病因有多种，有遗传性和非遗传性。75%脑膨出合并中枢神经系统畸形，其中44%合并染色体核型异常。最常见的染色体异常有13-三体、18-三体、20-三体嵌合等。非染色体综合征常见于Meckel-Gruber综合征、Walker-Warburg综合征、Knobloch综合征及Apert综合征等。可能与孕妇风疹、糖尿病、遗传性综合征、羊膜带综合征等有关。动物实验时，可通过X线辐照、锥虫蓝和维生素过多症诱发出脑膨出。

二、病理解剖和生理学

脑膨出是指脑组织通过颅骨缺损处疝出。75%的脑膨出位于枕部，其余位于前额部及顶部。前额部膨出是脑组织和（或）脑膜经额鼻的颅骨缺损部位膨出。顶部的膨出物位于人字缝和前囟间的中线上，膨出物中可含顶叶皮质。如脑膨出疝囊中仅含脑脊液称为脑脊膜膨出（meningocele），如脑膨出疝囊中含脑组织和脑脊液称为脑膜脑膨出（encephalocele meningocele），如脑膨出疝囊中仅有实性脑组织称为脑膨出（encephalocele）。预后均很差。

三、典型病例超声图像特征及诊断要点

脑膨出的超声表现呈现多样化。脑膨出可以显示囊性肿块、实质性肿块或者囊实性肿块。颅骨缺失通常可以显示出来，75%在枕部，15%在前额部，5%在顶部。

超声诊断脑膨出的标准如下。

① 肿块应该与胎头相连，或肿块随胎头运动而运动。

② 发现颅骨连续性中断（图4-4）。

③ 颅内解剖异常，例如出现脑积水、胼胝体缺失、Dandy-Walker畸形、前脑无裂畸形等。

④ 脊柱应认真检查，以排除脊柱裂。

⑤ 应认真检查胎儿肾脏，脑膨出往往合并肾囊性病变，其肾脏比正常肾脏大10～20倍，呈高回声，其内可见多个囊性回声。

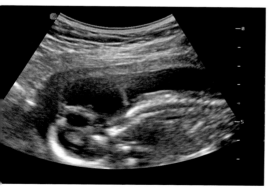

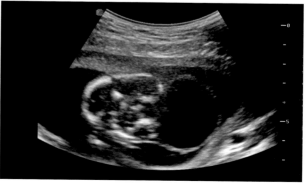

（a）　　　　　　　　　　　　　　　（b）

图4-4　脑脊膜膨出，颅骨连续性中断，局部脑膜膨出，膨出物仅含脑脊液

四、超声图像鉴别诊断

应观察颅外脑组织的位置是否对称（中线上还是在一侧？）、肿块的性质（囊性还是实质性？）以及肿块与颅骨缺损的关系。脑膨出一般位于中线上，由颅骨缺损处膨出，往往伴有脑积水。

（1）与淋巴水囊瘤鉴别　枕部脑脊膜突出，内含脑脊液，易与淋巴水囊瘤混淆。淋巴水囊瘤往往有分隔，其边缘直接连于皮肤，且很少合并中枢神经系统畸形。淋巴水囊瘤有时合并胸腔积液和腹水。

（2）与畸胎瘤鉴别　后者是实性或混合性的，但肿块内无脑组织，而且患颈部畸胎瘤的胎儿，颅骨往往完整。

（3）血管瘤表现为不均匀的强回声，无颅骨缺损。血管瘤与相邻颅骨形成钝角，而脑膨出与相邻颅骨形成锐角。血管瘤预后很好。

（4）与头皮水肿鉴别　前者膨出物有脑膜包裹，有占位效应，后者水肿为弥漫性病变，探头转90°，多切面不难鉴别。

五、临床价值

存活率低，为21%左右，且存活儿伴有严重发育迟缓。

孤立性的脑膨出往往无家族性，这与其他神经管缺陷不同，非孤立性的脑膨出往往是多因素遗传的。另一方面，许多脑膨出是特殊综合征的表现之一，属常染色体隐性遗传。所以诊断脑膨出时，极其重要的是要看有无合并其他畸形。产前或产后检查染色体非常重要。与脑膨出有关的染色体畸形包括13-三体、18-三体、镶嵌型20-三体以及不平衡易位。尽管孤立性的脑膨出的再发风险很低，孕妇在下次妊娠前仍应接受超声检查。有报道脑膨出最早可在孕12周用阴道超声检查诊断出来。

第三节　脊柱裂与脊膜膨出

一、病因学

出生儿脊柱裂（spina bifida）发病率为0.1% ～ 0.2%。其病因类似于其他神经管畸形。胎儿期间药物（叶酸拮抗剂）的使用，尤其是孕5 ～ 10周正是器官形成期，影响更大。这些药物有丙戊酸钠、氨甲蝶呤等。

二、病理解剖和生理学

脊柱是由体节腹内侧的生骨节分化而成。在胚胎第4周，生骨节细胞向中轴3个方向迁移，向内侧包绕脊索形成软骨，最后骨化成椎体；向背侧迁移的生骨节细胞，包绕神经管形成椎骨的左右椎弓；向外侧迁移的细胞形成肋突。第8～9孕周时，椎体及双侧椎弓的3个骨化中心形成。在此过程中，如果椎体一侧骨化中心未形成或双侧骨化中心未融合、椎弓骨化中心缺失或未融合均可以导致半椎体、蝴蝶椎、脊柱裂等畸形的发生。

脊柱裂大约发生在孕4周是后神经管闭合不全所致。特征是两个椎弓未能融合，导致椎管敞开，脊膜和（或）脊髓向外暴露。当脊膜和（或）脊髓通过未闭合的脊柱向外疝出时称为脊髓脊膜膨出。常见于腰骶部。根据病变部位是否有完整皮肤覆盖，把脊柱裂分为开放性脊柱裂和闭合性脊柱裂两类，开放性脊柱裂是指病变部位皮肤连续性中断，椎管内成分部分或全部经过脊柱缺损处向后膨出，脑脊液通过缺损处漏出。开放性脊柱裂主要为脊膜膨出和脊髓脊膜膨出，后者的膨出物内除了脊膜和脑脊液外，还含有神经纤维及脊髓，前者表现为脊膜及脑脊液外露，两者均伴局部皮肤的缺损。闭合性脊柱裂是指病变部位皮肤连续性完整，椎管内成分部分或全部经过脊柱缺损处向后膨出或不膨出，脑脊液不能通过缺损处漏出。闭合性脊柱裂表现为背侧中线病变部位有完整皮肤，无脑脊液外渗，主要类型有脊膜膨出、脂肪脊髓脊膜膨出、脊髓纵裂、终丝脂肪瘤、终丝紧张、皮毛窦等。所以，开放性脊柱裂也可以无膨出，闭合性脊柱裂也可以有膨出，关键是看局部皮肤是否完整。大部分脊柱裂为开放性，极少数为闭合性脊柱裂（图4-5）。

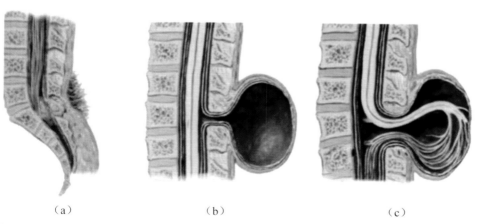

（a）　　　　　　　　　（b）　　　　　　　　　（c）

图4-5 （a）闭合性脊柱裂；（b）闭合性脊柱裂，脊膜膨出，膨出物为脊膜和脑脊液，膨出物表面皮肤完整；（c）开放性脊柱裂，脊髓脊膜膨出，膨出物除了脊膜和脑脊液，还有神经纤维，膨出物表面皮肤缺损

影响脊柱裂预后的因素一方面是受累脊髓神经的损伤，导致双下肢运动异常和尿失禁等；另一方面是Amold-Chiari Ⅱ畸形导致颅压增高征、共济失调（表现为小脑性或脊髓性共济失调）、锥体束征、后组脑神经和上颈髓脊神经麻痹等。所以产前超声评估脊神经是否受损和（或）是否存在Amold-Chiari Ⅱ畸形至关重要。

三、典型病例超声图像特征及诊断要点

① 脊柱裂的二维超声检查常规从三个切面诊断，即旁矢状面、冠状面、横断面。在旁矢状面上正常脊柱显示一侧椎弓根骨化中心和椎体骨化中心，椎体骨化中心与椎弓根骨化中心的距离越向骶尾部越窄，在旁矢状切面同时可显示脊柱的生理曲度，脊柱裂时可显示强回声的骨化中心的连续中断（图4-6）。横断面时两侧椎弓根骨化中心呈内"八"字形，脊柱裂时呈"V"或"U"字形（图4-7）。冠状切面时脊柱裂两排椎弓骨化中心间距增宽，排列紊乱（图4-8）。

② 开放性脊柱裂造成椎管压力低于颅内压力，导致小脑蚓部疝入枕骨大孔，开放

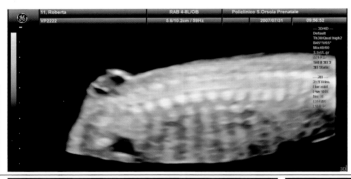

图4-6　旁矢状面胎儿骶尾部脊柱裂脊髓脊膜膨出，脊柱骶尾部连续中断

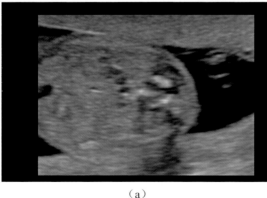

（a）

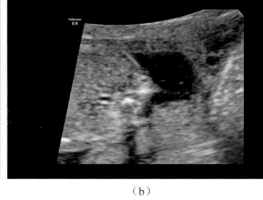

（b）

图4-7　脊柱横切面（a）正常脊柱椎弓呈内"八"字形；（b）开放脊柱裂脊柱椎弓呈"V"字形或"U"字形

性脊柱裂几乎都合并小脑延髓池变窄（Arnold Chiari Ⅱ型畸形），显示小脑延髓池变窄（<2mm）呈"香蕉征"、脑室扩大、柠檬头、头围正常或稍小（图4-8）。孕24周后，小脑延髓池显示不清（<2mm），70%～80%胎儿出现脑室扩大，但由于颅骨骨化，"柠檬头"逐步消失。开放性脊柱裂大多数发生在胎儿脊柱的骶尾部，于缺损处可见囊性包块突出。最终产生颅后窝池消失、小脑呈"香蕉征"、梗阻性脑积水和柠檬征等特征性颅脑异常声像，故"有无开放脊柱裂，请看小脑延髓池"，且开放性脊柱裂受累段脊柱声像改变常较为明显，因此，开放性脊柱裂在中孕期产前超声较易被发现。

③ 闭合性脊柱裂的裂口处表面皮肤连续完整形成一个密封腔室（图4-9），没有脑积

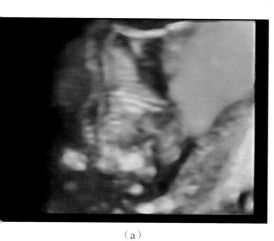

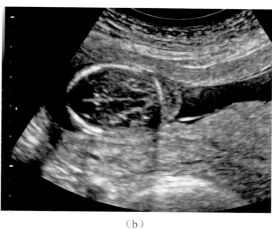

（a）　　　　　　　　　　　　　　　（b）

图4-8　开放性脊柱裂。（a）脊柱冠状面脊柱椎弓间距增宽，排列紊乱；（b）小脑延髓池消失，小脑变形"香蕉"征

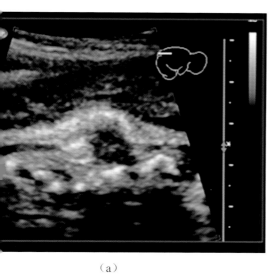

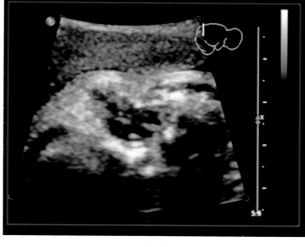

（a）　　　　　　　　　　　　　　　（b）

图4-9　闭合性脊柱裂。（a）脊柱矢状面；（b）脊柱横断面均显示骶尾部囊性包块，皮肤连续性完好

液外渗到羊膜腔内，椎管压力无明显降低，不出现典型颅脑超声特征，受累段脊柱由于病变不明显，产前超声图像常无明显表现而难以发现，少部分病例受累段脊柱皮下出现较大脂肪瘤或囊状包块时有可能被产前超声检出。

④ 对于孕 $11 \sim 13^{+6}$ 周胎儿，超声测量胎儿颅内透明层内径（即第四脑室前后径）可以作为筛查开放性脊柱裂的观察指标，在该时期，颅内透明层平均厚度为（1.562 ± 0.243）mm，中位数为1.50。颅内透明层测值随孕周增加而增加，其数值从头臀径45mm时颅内透明层为1.3mm增加到头臀径84mm时颅内透明层为2.0mm（$P<0.01$）。在早孕期颅内透明层的变小或消失是开放性脊柱裂有价值的观察指标。

四、超声图像鉴别诊断

并非所有脊柱表面的软组织隆起均是脊柱裂，所以，发现软组织隆起后，要仔细观察脊柱后面两个骨化中心是否正常，脊柱裂鉴别思路如图4-10。

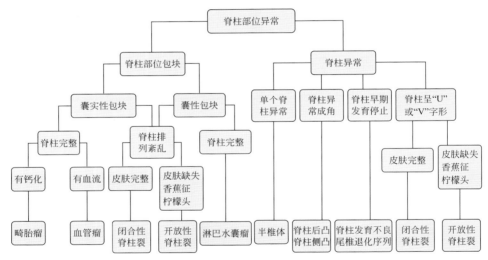

图4-10　脊柱裂鉴别诊断思路

① 脊柱表面的软组织隆起需要与骶尾部畸胎瘤、血管瘤等相鉴别。关键是看小脑延髓池及脊柱三个骨化中心形态，如小脑延髓池正常，脊柱后面两个骨化中心又是闭合的，则膨出物为骶尾部畸胎瘤或血管瘤；如小脑延髓池正常，脊柱后面两个骨化中心是开放的（呈"V"字形），皮肤连续性完整，则膨出物为闭合性脊柱裂；如小脑延髓池显示不清，则考虑开放性脊柱裂。

② 开放性脊柱裂也要注意与正常脐带、闭合性脊柱裂、脑膨出、淋巴水囊瘤等鉴别，尤其是脊柱裂合并脊膜膨出或脊髓脊膜膨出，观察重点同样为小脑延髓池及脊柱三

个骨化中心形态。

五、临床价值

超声检查作为诊断胎儿脊柱裂的首选方法，是产前发现脊柱裂的主要手段，具有非常重要的临床价值，根据超声图像判断是否伴有胎儿颅脑的改变（柠檬头征、香蕉小脑征和后颅窝池消失等）是鉴别诊断开放性和闭合性脊柱裂的重要方法，同时通过正中矢状面判断脊髓圆锥的位置判断有无脊髓拴系，为产前咨询提供了丰富的信息。

第四节　脑积水与脑室扩张

一、病因学

胎儿侧脑室扩张除与脑脊液的产生与吸收平衡失调关系密切外，还与一些先天性异常相关。按照发生时间先后可分为先天性和后天获得性。先天性梗阻性疾病包括中枢神经系统疾病，如Dandy-Walker畸形和Arnold Chiari Ⅱ型畸形；神经元增殖障碍（巨脑回、小头畸形），移行障碍（脑裂畸形、无脑回），胼胝体发育不良，器官失调（全前脑）。后天获得非梗阻性疾病如脉络丛乳头状瘤，脑脊液生成过多；后天获得梗阻性疾病包括颅内感染性疾病，如弓形体病、巨细胞病毒；脑部肿瘤或孕妇凝血功能障碍导致胎儿颅内出血等。有学者认为胎儿神经系统发育延迟与侧脑室扩张呈正相关，产前侧脑室扩张是早期大脑皮质发生改变的结构性标志。另有学者认为血管损伤或颅内感染所产生的"碎屑"脱落至脑脊液循环系统引起阻塞。当侧脑室扩张合并结构畸形时，胎儿染色体异常的概率将大幅提高（＞15%），这可能与染色体异常时中脑胶质增生、中脑导水管狭窄和隔膜有关。相反，孤立性的侧脑室扩张则胎儿罹患染色体异常的概率相对较低。轻度侧脑室增宽合并染色体异常的比例为3%～10%，其中最常见的是21-三体综合征，其次为18-三体、13-三体，染色体部分缺失、非平衡易位等。

二、病理解剖和生理学

脑脊液产生于脑室系统，50%来源于脉络丛，50%来源于大脑的毛细血管，起营养和保护脑及脊髓、调节颅内压力的作用。其循环通道为：侧脑室脉络丛毛细血管、室间孔、第三脑室、中脑导水管、第四脑室外侧孔和正中孔、小脑延髓池、蛛网膜下腔、硬脑膜窦。所以，脑脊液循环是从动脉流向静脉的过程。脑脊液大部分由脑膜和蛛网膜颗粒吸收，正常情况下维持一种动态平衡，脑脊液循环通路上任何环节出现问题，均可导致脑积水。中脑导水管狭窄是脑积水最常见的原因，约1/3的脑积水是由于中脑导水管狭窄引起；其次是小脑扁桃体下疝畸形、第四脑室正中孔和外侧孔闭锁。脑积水是指脑实质内和脑实质外的脑脊液容量的病理性增加，这可能是由于脑脊液的产生超出了吸收的能力或者是原发性的脑实质萎缩引起，大多数病例是脑脊液通路的机械梗阻所引起。在脑室系统内的梗阻称为非交通性梗阻，在脑室系统外的梗阻称为交通性梗阻。

脑积水是一个广义的名词，而不是一种疾病的诊断。凡是各种原因引起脑脊液循环受阻，积聚于脑室内，导致脑室明显扩张，都可称为脑积水。但是脑室扩大不一定是脑积水引起，脑室扩大可以是脑脊液通路梗阻引起。

三、典型病例超声图像特征及诊断要点

（1）测量　侧脑室测量（图4-11）。测量原则：① 测量侧脑室三角区，该区域孕16～40周恒定；脑室压力增高时该位置最敏感。②"量远不量近，量内不量外"，测量远场，避免近场伪像。

（2）标准　正常胎儿25孕周前侧脑室三角区宽度不超过8mm，25孕周后小于10mm。脑室扩大时，在增大的侧脑室内可以见到脉络丛"漂移""悬挂"现象（Dangling）（图4-12）。通用的诊断标准是：正常＜10mm；轻度扩张10～12mm；中度扩张12～15mm；重度扩张＞15mm。

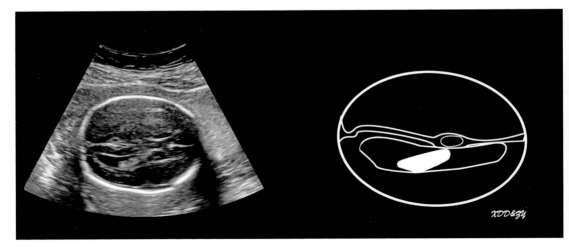

图4-11　正常测量侧脑室三角区，"量远不量近"

（3）在脑室扩大基础上出现下列情况之一可以诊断为脑积水：① 第三和（或）第四脑室扩张；② 脑中线结构破坏；③ 小脑延髓池扩张；④ 头围增大。脑积水的胎儿，常伴脊柱裂和足内翻，检查时应高度注意。中脑导水管狭窄（图4-13）显示第三脑室扩张（正常≤2mm）和侧脑室扩张，但第四脑室正常。

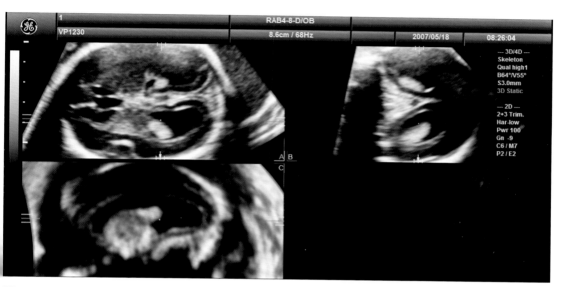

图4-12　侧脑室扩张的A、B、C三个面，可见脉络丛的"漂移"

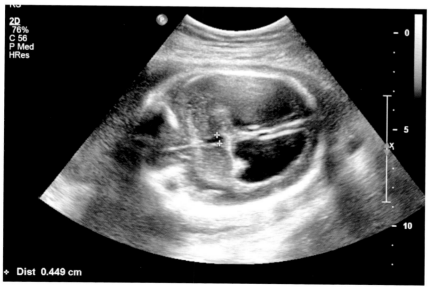

图4-13　双侧侧脑室扩张，第三脑室扩张，提示中脑导水管狭窄

四、超声图像鉴别诊断

① 积水性无脑畸形是由于颈内动脉梗死或感染所致。水脑畸形有典型的超声表现，颅腔内大范围的液性暗区，不能显示大脑皮质回声，可以有部分脑中线。而重度脑积水，在额部及颞部总能显示一些受压的大脑皮质和大脑镰。水脑畸形常合并羊水过多和其他胎儿中枢神经系统畸形。

② 与前脑无裂畸形鉴别要点见本章第五节，前脑无裂畸形常合并面部中线各种畸形。

五、临床价值

超声检查发现脑室扩张后，重要的是检查颅内有无其他结构异常，这些颅内结构异常就是决定预后的重要因素。单侧脑积水不常见，比双侧脑积水的预后要好。

国内外有学者将10～12mm脑室扩张与12～15mm脑室扩张区别出来，因两组间的宫内转归及临床预后有很大不同，已有研究发现其预后和侧脑室增宽的程度相关，侧脑室宽度<12mm组与≥12mm组相比，出现生后发育落后的比例明显降低（3.0%～3.8%和13.9%～23.0%）。Weichert等将双侧脑室不对称性增宽（宽度差值大于2mm）的胎儿进行分析，得出双侧脑室不对称性增宽的胎儿较对称性增宽的胎儿，出生后神经系统发育结局不理想。

轻中度侧脑室扩张（侧脑室宽度10～15mm）的预后归纳如下：① 如为孤立性的，10%异常，90%正常；② 可以是突发性的、21-三体、胼胝体发育不良、中脑导水管狭窄早期、Chiari Ⅱ畸形早期；③ 30%在宫内缓解；④ 男性多于女性；⑤ 3%～10%有非整倍体，所以建议羊水穿刺；⑥ 胎儿MRI可以多看出8%的畸形，最好在孕28周后进行；⑦ 超声有时很难判断是否真正孤立性侧脑室扩张？有报道，胎儿期间诊断的单纯性侧脑室扩张，至新生儿发现4%继发脑畸形，9%合并非中枢神经系统畸形。

总之，对侧脑室轻度增宽者，产前应动态观察随访，密切注意侧脑室宽度的变化，用超声仔细检查有无其他畸形，同时结合孕妇高危因素，适时进行TORCH筛查和染色体检查，必要时行MRI检查。对于宫内侧脑室宽度恢复正常或稳定在10～12mm的胎儿，排除其他异常后，可给予孕妇乐观的预后评价。

第五节　前脑无裂畸形

一、病因学

前脑无裂畸形（holoprosencephaly）又称全前脑，发病率约占出生人口的1/10000。大多数认为与染色体异常或基因突变有关，据统计合并的畸形越多，染色体异常机会就越高。约55%全前脑合并染色体异常，最常见是13-三体综合征，也发生于18-三体综合征、15-三体综合征及三倍体。目前已识别的人类全前脑基因，SHH在7q36，ZIX3位于2p21和TGIF位于18p11.3。动物实验的致畸因子有藜芦属碱、放射线等。目前大多数认为在孕4～8周三个胚层各自进行特殊分化，形成特定的组织和器官原基，最终形成人体各器官组织，故受精后前8周是胚胎发育的关键阶段。此期易受各种不良因素及多种致畸原的侵袭，影响胎儿器官的正常分化，导致各种异常或畸形。前脑无裂畸形是许多综合征的重要组成部，常见的如DiGeorge、Meckel、Kallman、躯干发育不良、HallPallister、Vascadi等综合征。

二、病理解剖和生理学

前脑无裂是一种严重并罕见的中枢神经系统畸形，病死率极高，由于前脑完全或部分未分裂引起的一系列异常，包括脑部结构异常和由此而形成的面部发育异常。1882年Kundrat称这种畸形为无嗅脑畸形，1959年Yakovlev提示将这种畸形称为全端脑无裂畸形，Denyer和Zeman修正其命名为前脑无裂畸形。

一般认为前脑无裂畸形是由于前脑分裂失败导致，前脑发育出两侧大脑半球和间脑结构（包块脑垂体、丘脑和第三脑室），其分化由脊索及前间充质诱导，在胚胎3周左右脊索前间充质受到干扰，则会导致前脑无裂畸形及面部的中线畸形。

根据前脑的发育程度将前脑无裂畸形分为三种（图4-14）：无叶型前脑无裂畸形、半叶型前脑无裂畸形及叶状型前脑无裂畸形，其中无叶型及半叶型前脑无裂畸形预后最差，无叶型前脑无裂畸形为前脑泡未分裂成为左、右侧脑室，形成原始的、单一的脑室腔，丘脑融合，无第三脑室、胼胝体、大脑镰、视束、嗅球，常合并严重面部中线畸形。半叶型前脑无裂畸形发育次之，前方为单一脑室的腔，但大脑半球后侧分离，大脑纵裂及大脑镰部分形成，侧脑室后脚分离，丘脑常融合或不完全融合，有第三脑室，透明隔缺如，常合并唇腭裂等中线面部畸形。叶状全前脑的大脑半球及脑室均完全分开，丘脑亦分为左右各一，但仍有一定程度的结构融合，如透明隔消失。

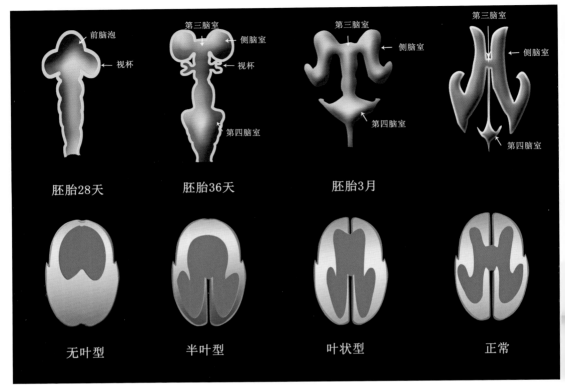

图4-14　前脑无裂畸形（全前脑）的分型

三、典型病例超声图像特征及诊断要点

① 无叶型前脑无裂畸形：前脑完全没有分化，超声表现为单一的脑室腔、小头、双侧丘脑融合、无第三脑室、无透明隔腔、无胼胝体及无大脑镰等中线结构，大脑层组织变薄，常合并如独眼、眼距过窄、无鼻、喙鼻、唇腭裂等严重的颜面部畸形，面部畸形的严重程度反映了脑部畸形的严重程度（图4-15）。

② 半叶全前脑：两大脑半球分裂不完全，间裂只存在于后方，超声表现为前脑组织融合，脑室相通，侧脑室后角及下角分开，无透明隔，双侧丘脑不完全融合，后部大脑镰可显示，常合并较轻的颜面部畸形（图4-16）。

③ 叶状全前脑：大脑半球几乎完全分开，但半脑间裂内的扣带回有联合，可有部分脑中线，一般没有明显颜面部异常，超声不易识别，如有透明隔消失时应考虑本病的可能，可伴有胼胝体发育不全（图4-17）。

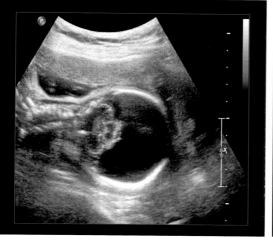

（a）

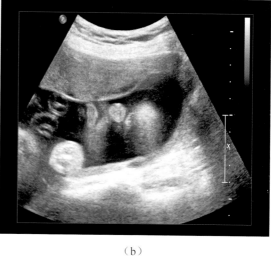

（b）

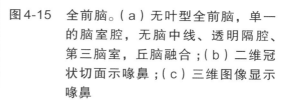

（c）

图4-15 全前脑。（a）无叶型全前脑，单一
的脑室腔，无脑中线、透明隔腔、
第三脑室，丘脑融合；（b）二维冠
状切面示喙鼻；（c）三维图像显示
喙鼻

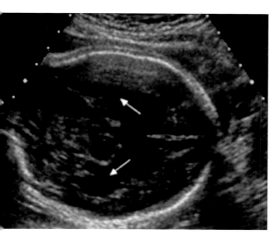

图4-16 单个脑室腔在颅前方，但后角可形
成（箭头），无第三脑室，无透明
隔腔，无胼胝体，有部分脑中线，
丘脑部分融合

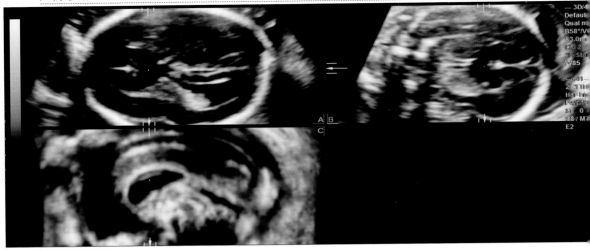

图4-17　叶状全前脑无透明隔腔，侧脑室前角融合，体部及后角扩张

四、超声图像鉴别诊断

鉴别诊断主要考虑与脑积水、脑中线上的缺损（视隔发育不良、水脑症、孔洞脑相鉴别。脑中线消失和丘脑融合应该考虑前脑无裂畸形（全前脑）。

① 因中脑导水管狭窄或 Arnold-Chiari 畸形引起的脑积水，超声显示大脑镰完整，脑室扩张，两侧丘脑分开，有压扁的大脑组织。

② 水脑畸形：大脑皮质几乎看不见。虽然水脑畸形和孔洞脑的脑中线可以缺失或移位，但两侧丘脑应该是分开的。

③ 视隔发育不良：前角轻度扩张、融合、扁平。目前产前超声和胎儿 MRI 的分辨率仍然看不清视神经和视神经交叉，确诊依赖于新生儿时期的临床和眼科专家的评价。

全前脑可以是孤立存在的畸形，也可以在单基因病时合并其他畸形，如 Smith-Lemli-Opitz 综合征。

无叶及半叶全前脑主要与水脑症、严重的脑积水进行鉴别。水脑症发生机理是双侧大脑半球缺失，仅存脑干和小脑，超声声像图特征为颅内充满无回声液性暗区，不能显示大脑皮质组织回声及脑中线结构，往往无颜面部的异常改变。严重的脑积水超声声像图也表现颅内见大量液性暗区，但可见脑中线漂浮，第三脑室扩张，丘脑因而被分开颜面部一般无特殊。而叶状全前脑则要与胼胝体缺失相鉴别，后者第三脑室会扩张上抬，侧脑室前角狭窄、后角扩张，在早期脑室无积水或检查不细致时，极易漏诊或误诊为脑积水。超声扫查丘脑水平横断面时，仔细检查脑中线、丘脑及透明隔腔，丘脑融合后移或透明隔腔不显示时，应考虑存在全前脑畸形的可能，透明隔腔消失可以是叶状全前脑的唯一表现。

五、临床价值

无叶全前脑及半叶全前脑预后极差，多为致死性，常造成流产、死产或死于新生儿期，少数仅能存活一年。而叶状全前脑可存活至成年，但多数有各种精神症状，智力低下。所以若产前超声检查出无叶全前脑和半叶全前脑的，应指导孕妇立刻终止妊娠，减少伤害。

第六节　Dandy-Walker畸形

一、病因学

Dandy-Walker畸形（DWM）是后颅窝最常见畸形，为小脑蚓部发育不全，囊性扩张的第四脑室与增大的后颅窝相交通，小脑幕上抬。Sutton于1887年首次报道该病。1914年，Dandy和Blackfau将此畸形描述为小脑孔的早期闭锁，导致第四脑室明显扩张及小脑蚓部后移。1942年，Taggart和Walker将本病命名为Dandy-Walker畸形。1989年，Barkovich及Pilu等将典型的Dandy-Walker畸形、Dandy-Walker变异型、单纯颅后窝池增宽等一系列中枢神经系统畸形命名为Dandy-Walker综合征。近年来将小脑蚓部畸形分为Dandy-Walker畸形、小脑下蚓部发育不良、Blake's囊肿等。

Dandy-Walker畸形的病因尚不明了，大多数学者认为本病属多因子遗传性疾病，即由环境和遗传因素共同作用所致，包括感染风疹病毒或巨细胞病毒、罹患弓形体病、长期应用华法林、饮酒及母体罹患糖尿病等。近20年来，有关Dandy-Walker综合征与染色体异常相关的报道较多，如性染色体X，常染色体异常中以第9号染色体数目异常的报道相对较多，提示第9号染色体的变异与Dandy-Walker综合征密切相关。Grinberg等定义了与Dandy-Walker综合征相关的关键区域——小脑基因的两个邻近锌指结构（zinc—finger protein，ZIC）——ZIC1和ZIC4。French总结了Dandy-Walker综合征病因的相关研究，认为有4种主要论点：① 胚胎期第四脑室出孔闭锁；② 胚胎期小脑蚓部融合不良；③ 胚胎期神经管闭合不全形成神经管裂；④ 脑脊液流体动力学变化。

二、病理解剖和生理学

小脑蚓部位于小脑中间部，外形狭窄、卷曲，分为上蚓和下蚓两部分。小脑蚓部在妊娠的第9周开始在小脑始基的中线处融合，从头侧向尾侧发育，到16孕周时小脑半球及蚓部才完全覆盖第四脑室，其腹侧与脑干平行，在18孕周时，第四脑室与后颅窝池之间的交通被完全阻断。因此18孕周后小脑蚓部未闭合才考虑异常。然而，在孕18周以后，甚至到孕25～26周，第四脑室与颅后窝仍可能相通，而小脑半球及其他颅内邻近结构无异常，此种情况称之为小脑蚓部的生理性关闭延迟。

Dandy-Walker畸形分孤立性和非孤立性，后者中枢神经系统异常占29%～48%，以胼胝体发育不良和侧脑室扩张最常见。30%可合并中枢神经系统以外的畸形，包括心血管系统、呼吸系统、泌尿系统及染色体异常等。另有约25%可合并骨骼系统畸形，例如多指（趾）、并指（趾）、颅裂等。

三、典型病例超声图像特征及诊断要点

Dandy-Walker畸形的超声表现为小脑蚓部完全或部分发育不全伴小脑延髓池扩大，小脑延髓池与扩张第四脑室相交通。小脑蚓部正中矢状切面上小脑蚓部面积明显缩小，结构异常，原裂及次裂不能显示，第四脑室扩张与增大的后颅窝池相通，BV角明显增大，小脑幕上抬，BT角明显增大（图4-18）。45% Dandy-Walker畸形合并其他脑部畸形，包括中脑导水管狭窄、脑回畸形、胼胝体发育不良等。66%合并颅外畸形，包括心脏、生殖泌尿道、胃肠道、骨骼畸形等。其中1/3染色体核型异常。

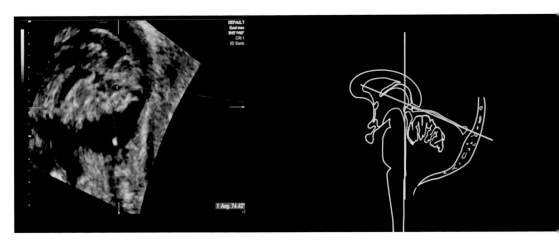

图4-18　小脑蚓部面积明显缩小，第四脑室扩张与增大的后颅窝池相通，BV角明显增大小脑幕上抬，BT角明显增大

四、超声图像鉴别诊断

Dandy-Walker畸形主要与后颅窝畸形相鉴别（图4-19、图4-20），如小脑下蚓部发育不良、Blake's囊肿、Joubert综合征等。

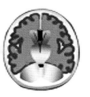

正常

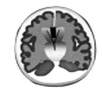

Dandy-Walker畸形

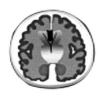

小脑下蚓部
发育不良（不全）

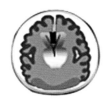

香蕉征
（脊柱裂）

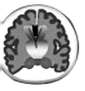

颅后窝增宽

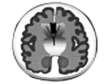

Blake's囊肿

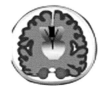

倾斜度不正确
（太向第四脑室倾斜）

图4-19　后颅窝及小脑各种情况横切面示意

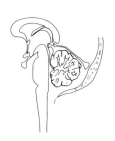

正常

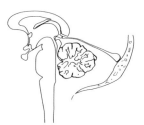

单纯后颅窝增宽

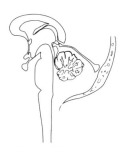

小脑下蚓部发育不良

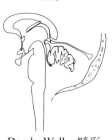

Dandy-Walker畸形

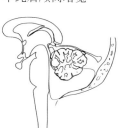

Blake's囊肿

图4-20　正中矢状面颅后窝畸形鉴别

（1）小脑下蚓部发育不全（不良）　是指小脑蚓部部分发育不全或发育不良，但后颅窝池正常，后颅窝池与扩张第四脑室相交通，其预后较好。小脑蚓部正中矢状切面上小脑蚓部形态不饱满，下蚓部变小变尖，原裂及次裂显示不清晰，蚓部面积测量值变小，低于第5百分位数。可伴有小脑蚓部上旋，第四脑室顶部变浅变平，与后颅窝池相通，BV角增大，BT角稍增大或正常。

（2）Blake's囊肿　是由于正中孔没有形成和第四脑室侧孔开孔异常（开孔延迟或开孔较小等）造成脑室压力异常，脑脊液聚集于Blake's陷窝，其囊性增大从小脑蚓部下方向后颅窝池突出形成，小脑蚓部被囊肿挤压而上旋，小脑蚓部发育正常（图4-21）。

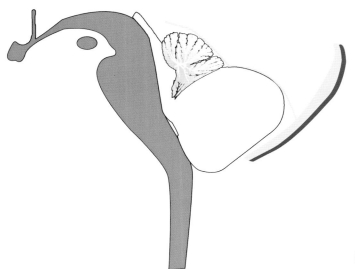

图4-21　Blake's囊肿示意

（3）Joubert综合征　病理表现为小脑蚓部发育不良或不发育，齿状核，脑桥基底核及延髓的神经核团发育不良（脑桥中脑连接部发育不良），锥体交叉几乎完全缺如，小脑上脚增粗、移位、变长。横断面上见增厚延长的小脑上脚，增深拉长的第四脑室、发育不良的小脑蚓部形成"臼齿征"，正中矢状位上小脑蚓部发育不良，第四脑室向上隆起，小脑上脚移位，几乎垂直于脑干。小脑蚓部完全或部分缺如，致两侧小脑半球在中线部位紧密相邻而不相连，脑脊液进入其中而形成"裂隙征"。

五、临床价值

50%以上的Dandy-Walker综合征患者表现为以精神和运动发育迟滞为特征的脑性瘫痪以及智力低下，这些异常表现往往在出生第1年就会出现。50%以上合并中枢神经系统的其他畸形，以胼胝体发育不良和侧脑室扩张最常见。因此产前诊断尤为重要。

第七节　小头畸形

一、病因学

　　小头畸形（microcephaly）指头小，头围小于平均值三个标准差以上或低于第5百分位数。多种病因可造成小头畸形，可以是颅面骨发育不良：颅缝早闭、无脑回畸形、小脑回畸形、Chirai Ⅱ型小脑扁桃体疝，可以是染色体异常、基因缺陷，也可能与胎儿宫内缺氧、先天感染、接触X线或致畸物有关。寨卡病毒（Zika virus，ZIKV）感染母体造成的胎儿小头畸形，可能是子宫内感染ZIKV引起胎儿发育中的大脑受损。

二、病理解剖和生理学

　　小头畸形表现为脑发育明显迟缓，最早于婴儿期第3～5个月时就停止发育，脑重量轻于正常，脑回小或无，头围小到不足42cm，囟门及骨缝早闭等。胎儿颅缝及囟门组织是颅骨间的缝隙，在胎儿时期较明显，在出生后逐渐闭合，其存在有利于胎儿颅脑的发育，其对于观察胎儿颅脑发育过程具有重要意义，颅缝早闭可限制胎儿脑的发育，两个以上颅缝早闭可使胎儿颅骨向上生长，呈尖顶样向上膨出。

三、典型病例超声图像特征及诊断要点

　　注意诊断小头畸形的两个构件要素：第一是要测量头围；第二是头围≤3个标准差。标准很严格。目前在世界范围内，诊断小头畸形的假阳性率过高。

　　小头畸形一般24周可被发现，随着胎龄的增长，相对检出率增加，特别严重的小头畸形可在15周被诊断，通常合并多发畸形（图4-22）。

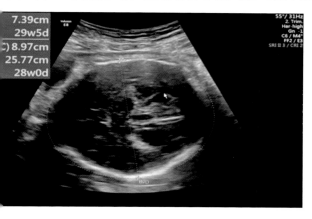

图4-22　小头畸形（孕38周，BPD 7.39cm，HC 25.77cm）

小头畸形常合并颅内结构异常，注意有无前脑无裂畸形、脑膨出，无脑回、少脑回，开放性脊柱裂等。

病毒感染时需要注意颅内有无钙化灶、侧脑室壁是否光整、侧脑室内有无出血，腹盆腔内有无肠管回声的增强，肝内有无钙化。

四、超声图像鉴别诊断

需与正常小头变异鉴别：家族性头围偏小，智力正常，预后良好，但需动态观察。

五、临床价值

病理性小头畸形常并发癫痫、智力障碍、脑瘫和眼部疾病等，多种病因可造成小头畸形，产前诊断对于指导妊娠具有重要临床意义。

第八节　胼胝体缺失

一、病因学

胼胝体发育不良分为胼胝体完全发育不良（complete agenesis of corpus callosum CACC）和胼胝体部分发育不全（part agenesis of corpus callosum，PACC）两类，完全性缺失是指整个胼胝体的缺失，部分性缺失主要指胼胝体体部、压部的缺失。发病率约为0.7%，国外文献报道在所有出生的婴儿中为0.1% ～ 0.3%，尸解病例中约为1：19000，在所有智力发育缓慢的儿童中为2% ～ 3%。

在胚胎发育过程中，胼胝体可能受到多种因素的影响而出现发育不全，其发生原因可能与单基因突变、染色体异常、环境因素、孕期母体感染（风疹病毒、流感病毒等）、丙戊酸盐、可卡因、酗酒、脑血管异常及损伤等有关。

二、病理解剖和生理学

胼胝体（corpus callosum）位于大脑半球纵裂的底部，是双侧大脑半球最大的联合，于胚胎第12周形成，18 ～ 20周发育完全。在两大脑半球之间起着神经信息传导整合的作用，是综合和汇集双侧大脑半球知觉和认识的联系通道，在传递双侧大脑半球已获得的鉴别能力、感觉经验和记忆力方面起着重要作用。在胚胎20周前，受到各种原因的损害，均可引起发育异常，包括胼胝体发育不良。胚胎期胼胝体发育自前向后完成，依次逐渐形成胼胝体膝部、体部、压部，最后形成胼胝体嘴部，并一直持续发育至青春期。胎儿胼胝体是标志脑发育与成熟的较敏感指标，研究表明，胼胝体长度、厚度及宽度与孕龄之间存在线性关系大。脑前动脉供血区缺氧、炎症或梗死都可导致胼胝体部分发育不全，70%在压部和体部。基因障碍使横过中线的胼胝体联合纤维移行受阻，引起完全不发育，常伴半球纵裂囊肿。胼胝体发育不良可以是孤立的，但更常见的是伴发其他畸形和遗传综合征。一旦超声发现胎儿胼胝体发育不良，应系统检查胎儿全身结构，发现其伴发畸形，并建议染色体核型分析。

胼胝体发育不良也是若干综合征的表现之一，如Aicardi综合征（点头癫痫-胼胝体发育不全-视网膜脉络膜色素缺失综合征）、Andermann综合征、Apert综合征、Shapiro综合征、口-面-指综合征等。胼胝体发育不良也与第8、13和18号染色体异常有关。

三、典型病例超声图像特征及诊断要点

完全型胼胝体发育不良，犹如失去了胼胝体支架作用，脑回下陷呈放射状改变，大脑半球间距增宽（大脑镰和大脑半球内侧缘形成三线征），三脑室扩张上移，冠状切侧脑室前角分开呈"公牛角"（steer horn）样改变，横切面上侧脑室呈"泪滴状"扩张（前窄后宽）（图4-23）。彩色多普勒或能量多普勒显示胎儿胼周动脉不同程度发育不良，胼周动脉因失去胼胝体的支持而下陷，失去正常弧形形态，血流可见明显异常。

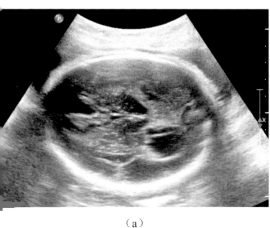
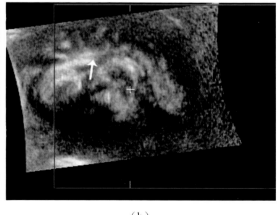

（a） （b）

图4-23 （a）侧脑室扩张、无透明隔腔；（b）三维C平面胼胝体缺失，脑回呈放射状改变（箭头）

部分性胼胝体缺失产前超声较难诊断，表现为侧脑室轻度扩张，透明隔腔仍存在或仅轻微变形，冠状切面和矢状切面仍可显示部分胼胝体，但缺失部分的胼胝体上的脑回可下陷呈放射状改变。

四、超声图像鉴别诊断

由于胼胝体发育不良有脑积水，因而，任何引起脑积水的病变均在鉴别诊断的考虑之中。胼胝体发育不良的侧脑室后角通常扩张明显，而且第三脑室扩张上移，这需要与其他脑中线的囊性结构相鉴别，如透明隔腔、Vergae腔、蛛网膜囊肿、孔洞脑等。从颅内各种囊性占位的部位和声像图特征不难鉴别。

五、临床价值

胼胝体发育不良的临床主要表现为精神分裂症、癫痫、痴呆、发育迟缓、视力下降等，且随着年龄的增长，智力发育迟缓表现越明显，可同时合并多种先天畸形，尤其伴有颅面部缺损。

胼胝体发育不良的再发风险取决于胼胝体发育不良是孤立的还是伴有其他先天性代谢紊乱或遗传性综合征，取决于潜在的病因。如果胼胝体发育不良合并非整倍体染色体畸形，再发风险为1%。

第九节 蛛网膜囊肿

一、病因学

蛛网膜囊肿（arachnoid cysts）大约占儿童颅内占位病变的1%。尸检中发现率是0.5%。男性发病率比女性高。蛛网膜囊肿分成原发性和继发性两类，原发性蛛网膜囊肿是蛛网膜发育不良引起的，继发性蛛网膜囊肿是出血、创伤和感染等引起的。

二、病理解剖和生理学

蛛网膜囊肿是1831年Bright首先报道，描述为"蛛网膜层之间并与蛛网膜相连的浆液性囊肿"，蛛网膜囊肿是脑脊液在脑外异常的积聚，往往是两层蛛网膜间的积聚，囊肿囊壁多由透明而富有弹性的薄膜组成，囊内充满脑脊液。胎儿小脑蚓部、大脑半球、脑干往往正常，除非蛛网膜囊肿压迫上述结构。原发性蛛网膜囊肿是由于蛛网膜发育不良引起，多属蛛网膜内囊肿，囊肿与蛛网膜下腔不交通；好发于侧裂池、鞍上池及枕大池等处，极少见于脑室内；继发性蛛网膜囊肿是出血、创伤和感染等引起的，其囊腔多与蛛网膜下腔之间有狭窄的通道相连，多见于鞍上池、枕大池、侧裂池和四叠体池等较大脑池。

蛛网膜囊肿通常为孤立性囊肿，但部分神经系统畸形可并发蛛网膜囊肿，如透明隔腔缺失、胼胝体缺失、动静脉畸形等。

三、典型病例超声图像特征及诊断要点

在胎儿颅内发现境界清晰的无回声区，壁薄。囊肿与侧脑室不交通，有可能合并脑积水。大多数蛛网膜囊肿在孕20周后发现。罕见发现颅外畸形。CDFI显示无回声，内无彩色血流（图4-24）。

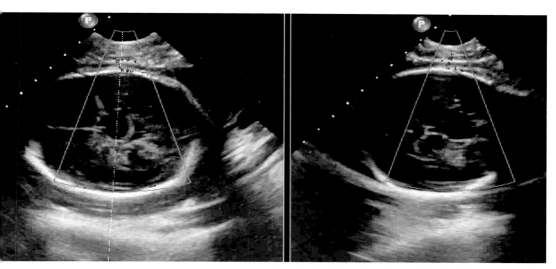

图4-24　蛛网膜囊肿，胎儿颅内发现境界清晰的无回声区，壁薄，CDFI显示无回声，内无彩色血流

四、超声图像鉴别诊断

① 与小脑延髓池增宽鉴别，后颅窝增宽无肿块效应，无脑积水。

② 与Dandy-Walker畸形鉴别，许多蛛网膜囊肿往往向前延伸到大脑半球，以此可

以排除 Dandy-Walker 畸形。第四脑室的部位和小脑蚓部的观察是做出明确诊断的重要前提。

③ 大脑半球间的蛛网膜囊肿可能会与无叶全前脑的背侧囊肿相混淆。但无叶前脑无裂畸形有其明显的特征表现：丘脑融合、面部中线畸形等。

④ 孔洞脑，孔洞脑在大脑内，与脑室系统相交通，无肿块效应。

⑤ 脑室膜囊肿，脑室膜囊肿罕见，倾向于占据前叶、颞顶叶中央白质。

⑥ 与 Galen 静脉瘤鉴别，Galen 静脉瘤由动静脉瘘引起。超声表现：30 周后在丘脑后上方有 >2.5cm 的无回声区，彩色多普勒超声显示其内彩色血流丰富。

五、临床价值

产后小囊肿可以观察，大囊肿可放引流管。蛛网膜囊肿预后好，90% 智力正常。出现严重脑积水，应考虑早期分娩。

第十节　颅内出血

一、病因学

胎儿颅内出血（fetal intracranial hemorrhage，FICH）导致胎儿颅内出血的病因尚不清楚，仅 44% 可明确相应发病因素，主要为母体、胎儿、胎盘、羊水等因素。其中产妇因素包括凝血障碍、创伤、感染、妊高征、羊膜穿刺术等；胎儿因素包括凝血因子 V 和 X 缺乏症、宫内发育迟缓、双胎输血综合征等。当合并脐带绕颈、前置胎盘、羊水异常则可导致严重的胎儿宫内窘迫。孕早期本病发病可能与胎儿宫内感染（主要是风疹病毒和巨细胞病毒感染）有关，孕晚期则常与孕妇受到创伤、妊娠糖尿病、妊娠期高血压、胎儿血管先天性发育畸形等并发症有关，此外还与胎盘异常以及母体受到外伤等因素有关，但其确切的致病因素目前尚未明确。

二、病理解剖和生理学

颅内出血包括硬膜下出血、原发性蛛网膜下腔出血、脑室内出血、脑实质内出血和小脑出血，早产儿中发生率较高，胎儿颅内出血的发生率较低，约 1/10000。

　　胎儿颅内出血大多发生在孕23周以后，多在中晚孕期发现，其发病机制可能与生发层的发育有关。在孕8～18周期间，生发层细胞的有丝分裂活跃，毛细血管的密度随之增加，但连接生发层和室管膜下静脉网之间的血管要在20周之后才能形成。基于以上胚胎发育特点，室管膜下区域对缺氧、低血糖、酸中毒、感染等因素极为敏感，导致该处血管容易发生破裂出血，胎儿颅内出血最常见的部位是脑室及脑室周围，侧脑室前角及其周边即室管膜下区域，为观察出血的重要部位。

　　将胎儿颅内出血分为4度：Ⅰ度为出血局限于室管膜下尾状核的生发基质层；Ⅱ度出血到达脑室；Ⅲ度出现继发脑室扩张；Ⅳ度为脑实质出血。

三、典型病例超声图像特征及诊断要点

　　胎儿脑实质内出血可发生在各个部位，既可单独存在，也可与脑室内出血合并出现。早期超声表现为弥漫性脑实质回声增强或局限性不规则强回声区；若血肿逐渐扩大，可引起侧脑室受压，中线结构偏移，甚至可影响到脑干或造成脑积水。脑实质不同部位出血团块吸收后形成大小不等的囊腔，或机化形成纤维分隔。

　　胎儿颅内出血在超声图像上随时间变化呈现出相对规律的动态过程，大致可分三个阶段。

　　（1）新鲜出血期　3～8天，出血区呈高回声，出血量较大时可累及脑室，其内出现絮状或块状高回声，使脑室内无回声区消失，随时间推移，脑室内的血凝块可能堵塞脑脊液循环通路，引起脑室扩张，甚至发生脑积水。

　　（2）液化期　1～2周之后，病灶部分液化吸收，血凝块形成，表现为混合回声，周边回声增强，内部呈低回声或无回声。出血少时，血凝块可逐渐溶解吸收，若脑实质内出血较多且合并脑室内出血时，可在2周之后形成与脑室相通的脑空洞畸形。

　　（3）完全溶解期　3个月后，血凝块消失，扩张脑室恢复，脑部结构亦可恢复正常。从血液溢出到形成囊腔或机化，所需时间随出血量的多少而长短不一，但至少需2～3周，甚至1～2个月。胎儿颅内出血最常见的部位是脑室及脑室周围。

　　胎儿颅内不同部位的出血其声像图表现各有特点，大致可以分为以下两种。

　　（1）幕上出血　胎儿颅内出血多发生在幕上区，主要指脑室内-脑室周围出血以及脑实质内出血（图4-25）。

　　（2）幕下出血　发生于幕下的颅内出血较少见。小脑半球的出血与其他脑实质出血的超声表现相同，需注意若发生在一侧小脑半球，对比观察与对侧小脑半球的回声差别有助于提示诊断（图4-26）。

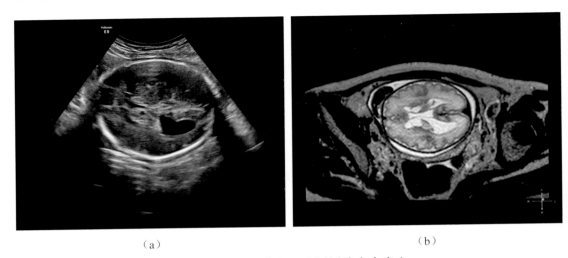

（a）   （b）

图4-25   二维超声及MR显示左侧侧脑室增宽，双侧侧脑室内出血

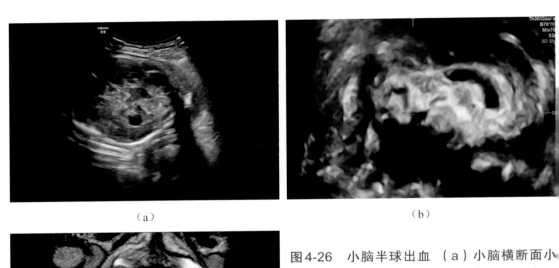

（a）   （b）

**图4-26   小脑半球出血 （a）小脑横断面小
脑结构显示不清；（b）第四脑室与
后颅窝池相通，小脑回声不均匀，
三维超声第三平面显示小脑蚓部偏
小，小脑蚓部上部离开脑干，与脑
干夹角呈反向改变，小脑蚓部上方
见增强回声；（c）MRI显示小脑半
球血管畸形伴小脑幕下出血，压迫
小脑蚓部使其移位，小脑蚓部发育
不良**

（c）

四、超声图像鉴别诊断

（1）蛛网膜囊肿 蛛网膜囊肿通常形态较规则，无回声区的内部透声较好，与血肿较容易鉴别。

（2）颅内肿瘤 颅内肿瘤占位效应较明显，动态观察无颅内出血，出现不同时间的多变声像图，颅内出血无彩色血流信号。

（3）窦汇血栓 窦汇部血栓超声表现为低回声环绕的高回声区，形状接近三角形，在纵切面以及顶骨水平偏下的横切面比较容易显示，彩色血流显示静脉窦血流中断或大脑半球间隙及前矢状窦扩张时，更加支持窦汇部血栓的诊断。

五、临床价值

颅内出血的发生率虽低，但危害性较大，可导致患儿出生后智力低下、癫痫、脑性瘫痪等。产前超声能准确地发现并诊断胎儿颅内出血，对评估预后、指导早期干预具有重要的临床意义。

第十一节　颅内肿瘤

一、病因学

胎儿颅内肿瘤（fetal intracranial tumor）病因尚不明确，可能与母体暴露于有害因素相关，如电离辐射、病毒感染、致畸药物、外周环境的污染等。胎儿颅内肿瘤与染色体及分子遗传学具有一定相关性，如髓母细胞瘤常表现为17号染色体部分或完全缺失，有报道称1号染色体缺失与儿童星形细胞瘤相关。

二、病理解剖和生理学

胎儿颅内肿瘤（fetal intracranial tumor）非常罕见，约占胎儿肿瘤的10%，它可起源于生殖细胞、神经上皮组织、脑神经、脑膜及淋巴和血管组织。最常见的胎儿颅内肿瘤为畸胎瘤（约占58.8%）和神经上皮性肿瘤（约占19.1%）如恶性神经胶质瘤、星形细胞瘤等。

三、典型病例超声图像特征及诊断要点

胎儿颅内肿瘤通常在孕中晚期才被发现，常位于颅内一侧，67%位于幕上，有占位效应（图4-27），肿瘤内部回声根据肿瘤部位、大小、形态、内部结构等表现不同，例如考虑畸胎瘤表现为脂液面征、面团征、杂乱结构征等；脉络丛乳头状瘤表现为侧脑室内的占位效应，脑脊液迅速增加。

在胎儿颅内肿瘤中由于肿瘤挤压常出现脑脊液循环障碍，出现脑积水、胎儿脑组织及脑中线受压移位等间接征象，我们要有逆向思维。

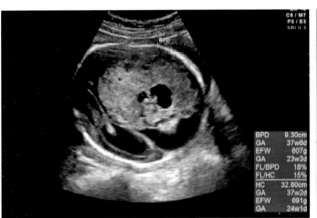 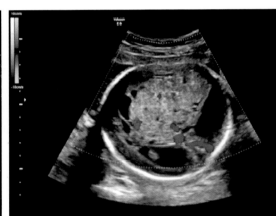

图4-27　胎儿颅内肿瘤：混合性团块，团块内有较丰富血流

四、超声图像鉴别诊断

（1）胎儿颅内出血　胎儿颅内出血多为动态变化，由最初的高回声变为低回声、无回声及钙化等，且CDFI无彩色血流信号，而胎儿颅内肿瘤相对稳定，CDFI可有彩色血流。

（2）Galen动静脉瘤　为动静脉短路，无回声的囊性结构内充满彩色血流信号。

（3）灰质异位　超声鉴别较困难，需借助MRI检查。

五、临床价值

颅内肿瘤胎儿出生后常出现癫痫、喷射样呕吐、头颅增大等临床表现，预后较差，尽管部分肿瘤可手术，但手术风险高、结局不定，故产前诊断意义可见一斑。

参考文献

[1] 邓学东.产前超声诊断与鉴别诊断.北京：人民军医出版社，2013.

[2] 常清贤，余艳红，彭奕，等.173例轻度和中度胎儿侧脑室扩张的妊娠结局和神经系统发育随访.中华围产医学杂志，2018，21（1）：11-17.

[3] Stoler-Poria S，Lev D，Schweiger A，et al. Developmental outcome of isolated fetal microcephaly. Ultrasound Obstet Gynecol，2010，36（2）：154-158.

[4] Weichert J，Hartge D，Krapp M，et al. Prevalence，characteris-tics and perinatal outcome of fetal ventriculomegaly in 29，000 pregnancies followed at a single institution. Fetal Diagn Ther，2010，27（3）：142-148.

[5] Kyriakopoulou V，Vatansever D，Elkommos S，et al. Cortical overgrowth in fetuses with isolated ventriculomegaly. CerebCortex，2014，24（8）：2141-2150. DOI：10. 1093/cercor/bht062.

[6] 李周洲，符芳，雷婷缨，等.染色体微阵列技术在分析胎儿侧脑室扩张病因方面的应用.中华医学遗传学杂志，2017，34（4）：576-582.

[7] Lockwood，E G，Kyriakopoulou V，Makropoulos A，et al. Altered hite matter and cortical structure in neonates with antenatally diagnosed isolated ventriculomegaly. Neuroimage Clin，2016，11：139-148.

[8] 黄苑铭，黄冬平，钟伟，等.超声诊断胎儿侧脑室扩张合并畸形及其与染色体异常的关系.中国医学影像学杂志，2017，8：617-622.

[9] 邓学东，梁青，常红梅，等.超声诊断胎儿中枢神经系统畸形.中国医学影像技术，2009，25（4）：671.

[10] 邓学东，李红，梁青，等.超声鉴别诊断技术在胎儿中枢神经系统畸形诊断中的应用.中华医学超声杂志（电子版），2011，8（4），711.

[11] 梁泓，邓学东，陆伟，等.三维超声在产前诊断Dandy-Walker综合症各亚型中的应用.中华医学超声杂志（电子版），2010，7（11）1883.

第五章　胎儿心脏发育异常

第一节　体循环静脉异常

一、永久性右脐静脉

（一）病因学

胚胎发育过程中，本该退化的右脐静脉保留，而不该退化的左脐静脉退化消失，文献报道国外发生率为0.19%～0.46%，国内发生率为0.19%～0.28%，发病原因尚不明确，可能与妊娠早期的微小血管栓塞、外部压迫或闭塞导致早期左脐静脉闭塞、某些药物作用或叶酸缺乏等有关。

（二）病理解剖和生理学

正常的左脐静脉退化消失，保留的右脐静脉入肝后与右门静脉连接，脐静脉血流从右门静脉经左门静脉进入静脉导管，最终进入下腔静脉回至右心房。

（三）临床特征

单纯永久性右脐静脉，不合并其他畸形，可视为良性病变，脐静脉血流通过右脐静脉依然回流入下腔静脉，最终回至右心房，无明显临床意义，不影响生长发育，不需要特殊处理，亦可合并其他畸形，严重程度取决于合并畸形的类型。

（四）典型病例超声图像特征及诊断要点

① 永久性右脐静脉与右门静脉相连，腹部横切显示脐静脉肝内段位于胆囊右侧，并呈弧形向胎儿左侧走行（图5-1）。

② 彩色多普勒显示脐静脉血流呈弧形弯向右侧，近心端朝向左侧，并位于胆囊和胃泡之间（图5-1）。

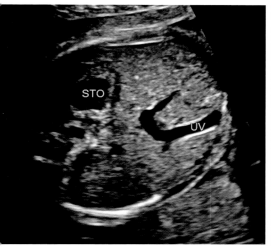 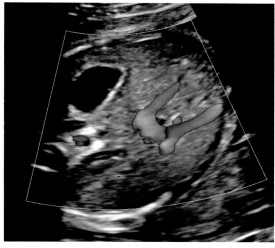

图5-1 永久性右脐静脉的二维超声及彩色多普勒血流（STO为胃泡；UV为脐静脉）

（五）超声图像鉴别诊断

需与门静脉发育异常或脐静脉异常连接相鉴别，应连续扫查并追踪走行异常脐静脉的连接部位，注意下腔静脉、门静脉、肝静脉和静脉导管的连接关系及走行。

（六）临床价值

少数永久性右脐静脉可合并其他畸形，如脑积水、单脐动脉、心血管畸形、食管闭锁等，产前超声检出永久性右脐静脉后需对胎儿进行全面检查，排除其他畸形。预后取决于合并畸形的种类和严重程度，单纯永久性右脐静脉预后良好。

二、脐静脉腹内段扩张

（一）病因学

病因尚不明确，可能与脐静脉管壁薄弱，平滑肌缺失，循环压力增加时导致静脉增宽，常发生于脐静脉的腹内段。

（二）病理解剖和生理学

脐静脉腹内段内径扩张，管壁变薄，大部分胎儿脐静脉的血流并不受影响，当脐静脉内径明显扩张时，管腔内血流可失去正常的层流状态，严重的血流动力学异常可导致胎儿的血液循环障碍，扩张的脐静脉内可形成血栓。

（三）临床特征

大多数脐静脉腹内段扩张的胎儿无明显的异常表现，少部分病例可能会出现宫内死亡、胎儿水肿等严重并发症，且有遗传学异常的风险。

（四）典型病例超声图像特征及诊断要点

① 正常胎儿脐静脉腹内段随孕周的增加逐渐增宽，中孕期脐静脉内径大于9mm或为正常的两倍时，可诊断为脐静脉内径明显扩张（图5-2）。

② 彩色多普勒超声显示扩张的脐静脉管腔内可出现涡流（图5-2）。

③ 如合并其他畸形则出现相应改变。

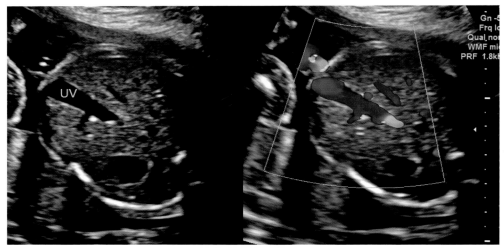

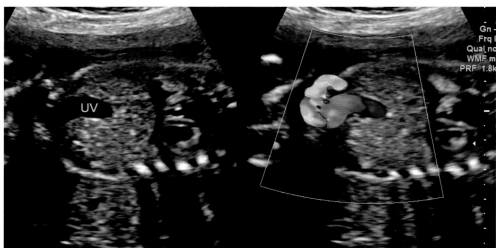

图5-2　脐静脉腹内段迂曲扩张的二维超声及彩色多普勒血流（UV为脐静脉）

五）超声图像鉴别诊断

需与先天性门体静脉分流、静脉导管缺如导致的脐静脉扩张相鉴别，应连续性扫查，仔细观察脐静脉的走行与连接关系，从而准确判断是否为单纯的脐静脉内径增宽，同时需注意脐静脉管腔内的血流状态及有无血栓形成。

六）临床价值

当检出胎儿脐静脉腹内段扩张时，应注意全面扫查，排除合并畸形，注意观察脐静脉内的血流状态，定期随访，密切监测，大部分胎儿并无异常表现；当脐静脉内出现血栓时，会严重影响胎儿的血液循环，此时预后较差，胎儿宫内死亡率较高。

三、永存左位上腔静脉

一）病因学

永存左位上腔静脉为体静脉的正常变异，胚胎发育过程中左、右前主静脉间的吻合发育障碍，导致左前主静脉未能退化，从而形成左侧上腔静脉，在人群中的发生率约为0.3%，多数通过冠状静脉窦间接或直接引流至右心房，对血流动力学无明显影响，约10%可直接或间接引流至左心房，导致体静脉血流回流入左心房，此种类型需手术矫治。

二）病理解剖和生理学

永存左位上腔静脉根据回流位置的不同可分为三种类型。Ⅰ型：永存左位上腔静脉开口于冠状静脉窦，此型最常见，约占90%。Ⅱ型：永存左位上腔静脉开口于右心房。Ⅲ型：永存左位上腔静脉开口于左心房。冠状静脉窦窦壁完整的Ⅰ型及Ⅱ型永存左位上腔静脉均不会引起血流动力学的改变，永存左位上腔静脉收集了左侧头颈部及上肢的静脉血，通过冠状静脉窦间接或直接引流至右心房，可与右侧上腔静脉通过无名静脉相交通（少见，绝大多数无交通）。如冠状静脉窦窦壁不完整，即无顶冠状静脉窦，导致左、右心房血流相交通，出生后则会引起血流动力学改变，左侧上腔静脉的血流可通过缺损口进入右心房。永存左位上腔静脉开口于冠状静脉窦导致冠状静脉窦明显扩大。Ⅲ型永存左位上腔静脉血液回流入左心房（极少数病例可开口于左肺静脉），属于体静脉异常引流，出生后可导致左心系统血液含氧量下降，严重者出现发绀或生长发育较差的表现。

三）临床特征

永存左位上腔静脉（Ⅰ型和Ⅱ型）胎儿期及出生后均不会引起血流动力学改变，由于Ⅲ型永存左位上腔静脉的血液引流至左心房，出生后发生体静脉低氧血进入左心房与高氧血混合，在临床上表现不同程度的发绀，应择期手术矫治，手术疗效良好。

（四）典型病例超声图像特征及诊断要点

① 四腔心切面显示二尖瓣前瓣瓣环上方可见一圆形无回声，紧贴于左心房侧壁，将扇面向胎儿腹侧轻微偏斜（即向心脏后方扫查）可显示明显增宽的冠状静脉窦，开口于右心房，冠状静脉窦窦壁连续完整 ［图5-3（a）、（b）］。

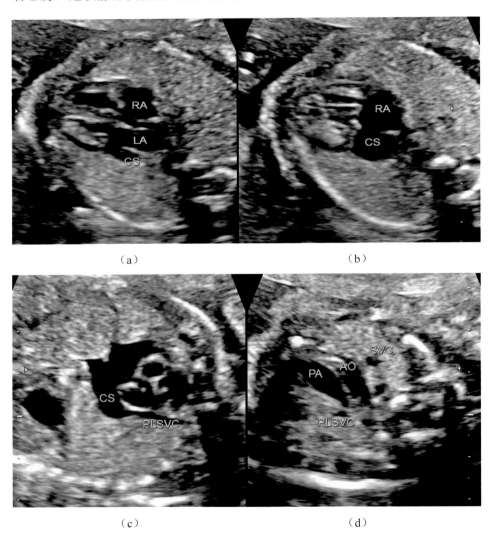

（a）　　　　　　　　　　　　　　（b）

（c）　　　　　　　　　　　　　　（d）

图5-3　永存左位上腔静脉的二维超声
（a）、（b）增宽的冠状静脉窦；（c）、（d）永存左位上腔静脉（RA为右心房；LA为左心房；CS为冠状静脉窦；PLSVC为永存左位上腔静脉；PA为肺动脉；AO为主动脉；SVC为上腔静脉）

②三血管-气管切面显示肺动脉左侧可见一圆形无回声，为左上腔静脉的横断面，此时将探头向胎儿头侧平移，绝大多数病例无法显示横行于三血管上方的无名静脉（连接与两侧上腔静脉之间）。左上腔静脉长轴切面可显示其与增宽冠状静脉窦的连接关系。

③Ⅱ型永存左位上腔静脉［图5-3（c）、（d）］，三血管-气管切面显示位于肺动脉左侧的左上腔静脉横断面，但左上腔静脉长轴切面显示其开口于右心房，而冠状静脉窦则内径正常。

④Ⅲ型永存左位上腔静脉，三血管-气管切面显示位于肺动脉左侧的左上腔静脉横断面，左上腔静脉长轴切面显示其开口于左心房，而冠状静脉窦则内径正常，部分病例无法显示冠状静脉窦，极少数病例可见左侧上腔静脉开口于左侧肺静脉。

⑤冠状静脉窦右心房入口处彩色血流束增宽、加速，左上腔静脉长轴切面可见其管控内血流因回流位置的不同而引流至冠状静脉窦、右心房或左心房。

五）超声图像鉴别诊断

冠状静脉窦扩张，应明确导致其扩张的原因，除永存左上腔静脉外还应排除心内型肺静脉异位引流（引流至冠状静脉窦）、静脉导管引流入冠状静脉窦，以及偏心的三尖瓣反流冲击冠状静脉窦口致其增宽等。

六）临床价值

冠状静脉窦窦壁完整的Ⅰ型及Ⅱ型永存左位上腔静脉因出生后无明显血流动力学改变，故不影响生长发育，预后良好；而冠状静脉窦窦壁有缺损的病例出生后需进行手术矫治，阻断左、右心房之间的异常分流。Ⅲ型永存左位上腔静脉因发生体静脉低氧血进入左心房与高氧血混合，需择期手术矫治，产前超声诊断能够在出生前明确诊断，并提供临床相关信息，为出生后选择治疗方案。

四、静脉导管缺如

一）病因学

病因尚不明确，部分病例可能因某种原因在胚胎发育过程中出现静脉导管的闭锁，脐静脉血流经其他途径回流入右心房。

二）病理解剖和生理学

静脉导管缺如，胎儿的脐静脉通过肝内分流和肝外分流的方式直接与体静脉相连。①肝内分流，脐静脉直接与门静脉相连，与下腔静脉之间无管道相通；②肝外分流，脐静脉在肝上方或肝下方直接与下腔静脉相连，通过脐周静脉引流，直接连于髂静脉或直接开口于右心房。因缺乏静脉导管对脐静脉血流的调控，大量脐静脉血流直接入右心房可导致右心系统容量负荷的加重，出现右心系统扩大，严重者右心衰竭、胎儿水肿。

（三）临床特征

静脉导管缺如使胎儿脐静脉血流直接进入右心房，易导致胎儿右心系统容量负荷增加，严重者右心衰竭、胎儿水肿，甚至胎死宫内。文献报道显示静脉导管缺如以肝外分流为主，且易导致右心衰竭和胎儿水肿。

（四）典型病例超声图像特征及诊断要点

① 腹部横切及斜矢状切连续扫查均无法显示正常的静脉导管结构（图5-4），脐静脉血流进入胎儿腹腔后可经不同部位回流入右心房：a.脐静脉入肝后与门静脉相连，脐静脉血流全部进入门静脉；b.脐静脉进入腹腔后未进入肝脏与门静脉相连，而是直接与下腔静脉、髂静脉或右心房相连，相应引流静脉内径扩张；c.脐静脉与胎儿腹壁静脉相连，腹壁静脉迂曲扩张。

② 肝外分流胎儿全心扩大，以右心房、右心室为著，可合并门静脉系统的发育异常，如门体静脉分流等。

③ 可合并其他畸形，如房室间隔缺损、室间隔缺损、肾缺如、半椎体等。

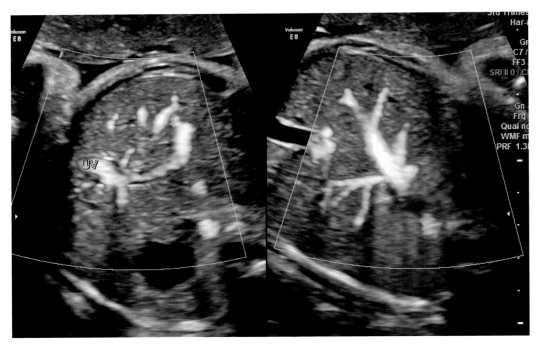

图5-4　静脉导管缺如的彩色多普勒血流（肝内分流）

五）超声图像鉴别诊断

应排除由于图像质量差及切面受限所导致的静脉导管显示不清，可以多切面连续扫查，运用彩色多普勒超声进行观察，与肝内分流型静脉导管缺如相鉴别。

六）临床价值

产前超声可较早检出静脉导管缺如，该畸形的肝内分流者因脐静脉血流全部灌注肝注，造成肝脏高灌注，易导致肝细胞损伤；肝外分流者因脐静脉血流直接灌注至右心号，易导致右心衰及胎儿水肿。且易合并其他畸形及遗传学异常，如21-三体综合征、8-三体综合征、特纳综合征等。故产前超声准确诊断能够指导临床进行全面咨询，并进行相关检查及随访，必要时理性选择。

五、门静脉畸形（先天性门体静脉分流）

一）病因学

门静脉畸形种类繁多，在先天性肝血管畸形中比较少见，主要包括门静脉-体静脉分流、门静脉-肝静脉分流、门静脉-肝动脉分流、肝动脉-肝静脉分流、门静脉缺如、门静脉狭窄或闭塞等，门静脉系统的发育源于卵黄静脉和脐静脉，体静脉系统的发育源于前主静脉和后主静脉，下腔静脉的胚胎发育较为复杂，与卵黄静脉密切相关，故在胚胎发育的过程中易与门静脉形成异常交通，具体发病原因尚不明确，但随着产前超声检查技术的不断提高，对于门静脉畸形的检出也逐渐增多。

二）病理解剖和生理学

根据门静脉与体静脉分流的位置不同，先天性门体静脉分流可分为肝外型和肝内型，肝外型门体静脉分流由英国外科医生Abernethy于1793年首次提出，故又称Abernethy畸形，Morgan等在1994年根据肝内灌注情况又将肝外型门体静脉分流分为两型：Ⅰ型，肝内门静脉完全缺如，门静脉血流全部汇入下腔静脉，其中Ⅰa型是指肠系膜上静脉与脾静脉无汇合，Ⅰb型是指肠系膜上静脉与脾静脉汇合；Ⅱ型，肝内尚存在部分门静脉血流，即门静脉向下腔静脉部分分流。肝内型门体静脉分流是指肝内的门静脉分支与体静脉直接交通，Park等在1990年又将其分为四型：Ⅰ型，门静脉右支通过单一血管与下腔静脉交通；Ⅱ型，局限于一个肝段的门静脉分支与肝静脉交通；Ⅲ型，通过瘤样扩张的门静脉分支与肝静脉交通；Ⅳ型，多个肝段的门静脉分支与肝静脉交通。

（三）临床特征

　　先天性门体静脉分流所引起的血液异常分流会导致多系统病变，肝脏病变表现因门静脉入肝的血流减少或消失导致肝脏发育的异常、肝功能受损和代谢异常，如高半乳糖血症、高胆红素血症、高胆汁酸血症、高血氨、高胰岛素血症或低甲状腺素血症等，以及异常的增生性病变，包括良性结节或恶性肿瘤；心脏病变表现为因体静脉回心血流量增加而导致的心力衰竭。胎儿期因血流动力学特殊，临床表现并不明显，部分病例于产前超声检查时可发现胎儿生长受限，心脏扩大，严重者出现胎儿水肿。临床症状主要表现在出生后，部分病例早期即出现，部分到老年才表现出来，或终生无症状。

（四）典型病例超声图像特征及诊断要点

　　① 肝内未见任何门静脉系统，或仅见部分门静脉，走行异常，脐静脉腹腔段扩张，连续追踪可见门静脉与下腔静脉相交通，异常连接方式多变且走行紊乱（图5-5）。

　　② 可伴有静脉导管异常连接，以及其他心内或心外畸形。

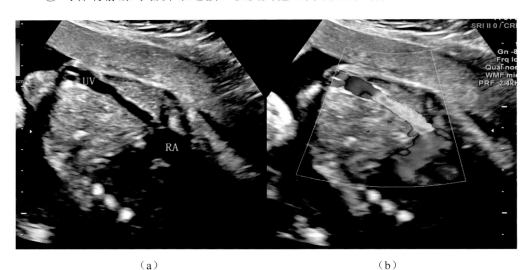

（a）　　　　　　　　　　　　　　　（b）

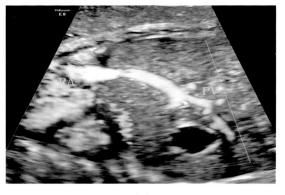

（c）

图5-5　先天性门体静脉分流的二维超声及彩色多普勒血流

（a）、（b）脐静脉直接开口于右心房；
（c）门静脉血流大部分进入下腔静脉后回流入右心房，可见细小分支进入肝脏（UV为脐静脉；RA为右心房；PV为门静脉）

（五）超声图像鉴别诊断

先天性门体静脉分流因血管走行多变，需连续性追踪，仔细观察异常连接的部位和数目，从而准确地进行各个分型之间的鉴别诊断，并排除个别血管走行变异但连接回流正常的病例。

（六）临床价值

先天性门体静脉分流患者的预后主要取决于分流量大小、门静脉系统发育情况以及其他合并畸形的严重程度。产前超声准确诊断后应定期随访，密切监测血流动力学改变，一旦出现心包积液、全身水肿、胸腹水及心脏扩大等心衰征象时，需及时处理并理性选择，出生后主要为外科的手术治疗。

六、下腔静脉缺如

（一）病因学

下腔静脉的胚胎发育是全身血管发生过程中最为复杂的一支，与后主静脉、下主静脉、上主静脉、卵黄静脉及脐静脉均密切相关。由于静脉形成过程中静脉的发育不良等引起下腔静脉的连接异常，使下腔静脉肾前段未能与肝段连接，而是与奇静脉通连，使下半身的血液由奇静脉经上腔静脉注入右心房。

（二）病理解剖和生理学

下腔静脉缺如可分为近心段缺如、远心段缺如、全段缺如和直接连接于左心房四种类型。

（1）近心段缺如　下腔静脉肝后段缺如，通过扩张的奇静脉引流至右侧上腔静脉，进而进入右心房，肝静脉直接开口于右心房。

（2）远心段缺如　下腔静脉肝下段中断，腹部和下肢静脉血流通过奇静脉或半奇静脉流入上腔静脉系统，也可经左位下腔静脉回流。

（3）全段缺如　右侧下腔静脉全段缺如，腹部和下肢血流通过左侧下腔静脉回流。

（4）下腔静脉直接连接于左心房　罕见，导致体静脉血流进入左心房。

（三）临床特征

下腔静脉缺如导致腹部和下肢静脉的血液通过旁路进入右心房，血流动力学无改变，引流静脉血管增宽，对于下腔静脉开口于左心房，胎儿期因存在左、右心系统血流的交通，并不会对其生长发育造成影响，而出生后异常引流的下腔静脉将低氧的体静脉血引流至左心房，导致血氧含量下降，可能引起不同程度的发绀，需手术矫治。

（四）典型病例超声图像特征及诊断要点

① 腹部横切面可见下腔静脉和腹主动脉与脊柱的对称关系消失，腹主动脉位于脊柱的正前方，正常的下腔静脉无法显示，位于腹主动脉右后方的奇静脉或位于腹主动脉左后方的半奇静脉内径明显增宽，接近腹主动脉内径。

② 上下腔静脉长轴切面无法显示正常下腔静脉及其与右心房的连接关系，可见肝静脉直接开口于右心房，上腔静脉内径增宽，开口于右心房，奇静脉内径明显增宽，可清晰显示其与上腔静脉近心段的连接关系（图5-6）。

③ 彩色多普勒显示肝静脉血流直接回流入右心房，奇静脉血流回流入上腔静脉，进而回流入右心房。

④ 下腔静脉入左心房，腹部横切面可见腹主动脉和下腔静脉与脊柱的对称关系消失，腹主动脉与下腔静脉位于脊柱的同一侧，下腔静脉位于腹主动脉的左前方，上下腔静脉长轴切面等连续性扫查可见左侧下腔静脉开口于左心房，上腔静脉和肝静脉开口于右心房。

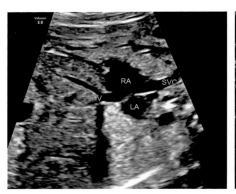

（a）

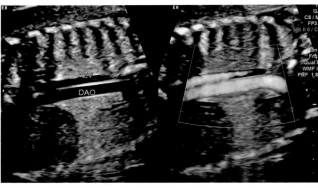

（b）

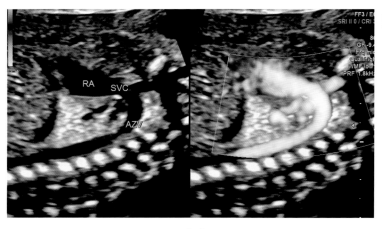

（c）

图5-6 下腔静脉缺如的二维超声及彩色多普勒血流（肝后段缺如）

（a）上下腔静脉长轴切面无法显示下腔静脉；（b）、（c）奇静脉增宽，开口于上腔静脉（SVC为上腔静脉；RA为右心房；LA为左心房；AZV为奇静脉；DAO为降主动脉）

五）超声图像鉴别诊断

左位下腔静脉需与双下腔静脉鉴别，前者下腔静脉肾下段位于腹主动脉左侧，于肾动脉水平跨越腹主动脉沿其右侧上行，汇入右心房，无右侧下腔静脉；而后者左侧下腔静脉与左肾静脉汇合后汇入右侧下腔静脉，存在右侧下腔静脉。

六）临床价值

产前超声检查可以较清晰地观察体静脉的走行与回流位置、肝静脉直接开口于右心房以及增宽的奇静脉、半奇静脉，能够准确地进行产前诊断，尤其是下腔静脉入左心房的胎儿，出生后需手术矫治，故产前诊断尤为重要。

第二节　间隔发育异常

一、单心房

一）病因学

由于胚胎发育过程中房间隔的发育异常，导致其完全未发育，左、右心房之间无法形成分隔而呈一共同心房腔，具体发病原因尚不明确，发病率占所有先天性心脏病的10%～15%，可单独存在，亦可作为其他心血管畸形的合并畸形。

二）病理解剖和生理学

左、右心房之间完全没有房间隔结构或仅残留短小的肌性残端，二尖瓣前瓣与三尖瓣隔瓣附着点等高，瓣膜结构与功能无明显异常，单心房可单独存在，亦可合并其他心血管畸形。右心房内大部分血液与左心房血液混合后进入左心室，即血流动力学无明显改变。

三）临床特征

因胎儿期存在卵圆孔，右心房大部分血液通过卵圆孔进入左心房，单心房胎儿孕期的血流动力学特征与正常胎儿无明显区别。出生后正常情况下卵圆孔随左、右心房压力的变化应在一定时间内关闭，而单心房因缺少房间隔的分隔，造成左、右心房血液混合，肺血增多，右心系统容量负荷增加，肺动脉增宽，早期可以无明显症状，随年龄增长可造成肺小动脉病变，导致肺动脉高压。

（四）典型病例超声图像特征及诊断要点

① 四腔心切面不能探及房间隔结构或仅在房顶处显示短小的肌性隆起（图5-7）。

② 需多角度探查，排除因角度原因导致的假性回声失落。

③ 肺静脉及腔静脉开口位置正常。

④ 彩色多普勒血流无法探及明显的心房水平右向左分流的血流信号，左、右心房血液因无房间隔分隔而相互混合。

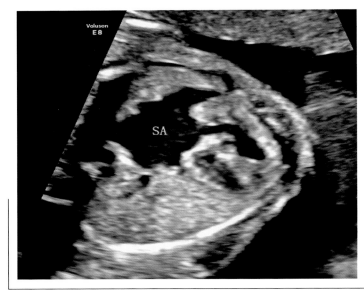

图5-7　单心房的二维超声（SA 为单心房）

（五）超声图像鉴别诊断

当房间隔菲薄，部分角度呈现假性回声失落，易误诊为单心房，需多切面、多角度连续扫查。卵圆孔基底部宽大，活瓣菲薄，常显示不清，此时易误诊为单心房，需注意鉴别，出生后可仅为房间隔继发孔缺损。

（六）临床价值

单心房胎儿能够正常发育，出生后血流动力学与大的房间隔缺损相似，产前超声检查是检出的唯一手段，随着超声技术的不断进步，产前超声对于房间隔的显示更加清晰，但对于腹壁较厚、图像质量较差的孕妇仍然存在一定的限制，需要检查医生具有丰富的经验才能避免误诊，同时需注意合并畸形，单纯的单心房出生后能够进行根治性手术，预后良好；与其他畸形并存时，其预后主要取决于合并畸形的种类和严重程度。

二、单心室

一）病因学

胚胎发育过程中因受到不良因素影响，或胎儿自身遗传学异常，从而导致室间隔形成及闭合过程发生障碍，同时可伴有房间隔、心内膜垫、房室瓣及大动脉等发育异常，在所有先天性心脏病中占1%～2%，占出生后一年内发绀型心脏病的10%。

二）病理解剖和生理学

单心室的病理解剖分型通常有以下三种方法。

1.根据心室结构的不同分型

（1）A型（左心室型）　主心腔为左心室结构，右心室为一残余漏斗腔，仅存在流出道，窦部或流入道缺如，残余漏斗腔与主腔之间通过球室孔相通。

（2）B型（右心室型）　主心腔为右心室结构，左心室窦部缺如，残余左心室称"盲端小梁腔"。

（3）C型（左右心室型）　室间隔未发育或仅残余短小室间隔结构，单心室腔由左、右心室共同构成，无残余心腔。

（4）D型（不定型）　无室间隔结构，左、右心室形态分辨不清且窦部均未发育，单心室壁为原始心球壁结构。

2.根据大动脉相互关系分类

（1）Ⅰ型　正常位，指主动脉与肺动脉关系正常。

（2）Ⅱ型　主动脉右转位，指主动脉位于肺动脉前方或右侧。

（3）Ⅲ型　主动脉左转位，指主动脉位于肺动脉左侧或左前。

主动脉与肺动脉可分别或均发自主心腔或残余漏斗腔，可伴或者不伴肺动脉狭窄。

3.根据房室瓣的数目分类

（1）双流入型　二、三尖瓣均存在，两心房通过两组房室瓣开口于单心室腔。

（2）共同流入型　二、三尖瓣未分化，两心房通过共同房室瓣开口于单心室腔。

（3）单流入型　二尖瓣或三尖瓣闭锁，瓣膜闭锁侧心房心室间无交通，一侧心房血液通过卵圆孔进入对侧心房，经开放的房室瓣进入单心室腔。

三）临床特征

正常胎儿因存在卵圆孔和动脉导管的分流，单心室胎儿的血流动力学改变并不会对胎儿的生长发育造成太大影响，可合并其他畸形或遗传学异常，包括染色体或基因的异常。出生后因仅存在一个有功能的心室腔，来自左、右心房的血液在心室腔内混合后进入主动脉和肺动脉，因主动脉含氧量下降，临床可出现发绀的症状，如不合并肺动脉狭窄，早期易发生心力衰竭。单心室作为原卫生部规定的六大致死性畸形之一，因出生后无法进行根治性手术治疗，且常合并其他心内和（或）心外畸形，产前超声检查明确诊断后需进行理性选择。

（四）典型病例超声图像特征及诊断要点

① 最佳观察切面为四腔心切面，需多角度进行观察，即横位四腔心和竖四腔心切面，同时需扫查心室短轴及心室流出道长轴切面。

② 多切面连续性扫查均未探及正常室间隔结构，根据分型的不同可显示不同结构特点的主腔，心内膜光滑，无明显肌小梁，为左心室结构，心内膜不光滑，可见调节束为右心室结构，主腔旁边可见残余漏斗腔回声。

③ 心室流出道长轴切面可显示主动脉与肺动脉的起源及相互位置关系，从而进行准确分型。

④ 合并畸形的检出，如心室流出道狭窄、永存动脉干、肺动脉闭锁等。

⑤ 彩色多普勒显示舒张期左、右心房血液通过一组、两组或共同房室瓣进入单心室主腔；存在残余漏斗腔，则其与主腔之间的交通口可见双向分流，收缩期单心室主腔或漏斗腔的血液进入主动脉及肺动脉（图5-8）。

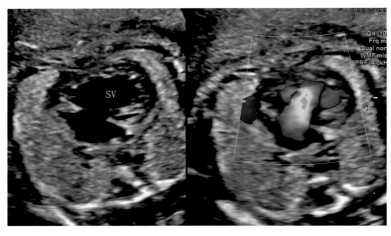

图5-8　单心室的二维超声及彩色多普勒血流（SV为单心室）

（五）超声图像鉴别诊断

单心室主心腔内常存在粗大的乳头肌或异常肌束，需与残余室间隔相鉴别，连续性扫查显示，若与瓣膜、腱索之间有明显的连续关系，并附着于室壁呈椭圆形结构则为乳头肌；若无连续关系，并随扫查平面的偏移而消失或偏向一侧，失去正常的室间隔结构和左、右心室形态则为异常肌束。心室短轴切面可辅助诊断，乳头肌和肌束在短轴切面为孤立的圆形中等回声，而室间隔则为与室壁相连的弧形条状回声。

（六）临床价值

单心室为严重的先天性心脏畸形，预后差，出生后仅能通过姑息的手术方法进行单心室的功能矫治，仅能改善生存质量，延缓生命周期。产前超声早期检出尤为重要，但必须准确诊断，避免漏诊误诊，对怀疑异常存在者应及时送至有资质的诊断中心会诊，以做出最终诊断。

三、房室间隔缺损

（一）病因学

房室间隔缺损是胚胎发育过程中因心内膜垫的发育异常而导致的原发孔和室间隔闭合不完全所致，同时伴有房室瓣的发育异常，如二尖瓣、三尖瓣瓣叶裂或共同房室瓣的形成，占先天性心脏病的4%～5%。发病原因目前尚不明确。

（二）病理解剖和生理学

可分为以下三种类型。

（1）部分型房室间隔缺损 包括单纯原发孔型房间隔缺损或伴有二尖瓣前叶裂或三尖瓣隔瓣发育不良、单心房、单纯二尖瓣前叶裂及左心室-右心房通道。

（2）过渡型房室间隔缺损 包括原发孔型房间隔缺损、房室瓣畸形及流入道的限制性室间隔缺损，此病变介于部分型和完全型之间的"中间状态"。

（3）完全型房室间隔缺损 心内的十字交叉结构消失，包括原发孔型房间隔缺损、非限制性的流入道室间隔缺损及共同房室瓣。Rastelli等学者根据房室瓣（前桥瓣）形态学及瓣叶与下方室间隔的关系分为三种亚型。

① A型：共同房室瓣前桥瓣有裂隙，可以区分二尖瓣与三尖瓣，其腱索附着在室间隔缺损下缘的嵴上，大部分的房室瓣环完全分开。

② B型：房室瓣结构与A型大致相似，前桥瓣有裂隙，发育出二尖瓣前瓣与三尖瓣隔瓣，但分化较A型差，其前桥瓣腱索通过高位室间隔缺损附着于右心室异常乳头肌上。

③ C型：房室瓣完全没有分化，呈共同房室瓣环及一个开口，前桥瓣无裂隙（分割）无腱索附着在室间隔嵴上，完全漂浮在室间隔上方，其下方为大型的室间隔缺损。

（三）临床特征

房室间隔缺损胎儿，如房室瓣功能正常且不合并其他严重畸形，孕期生长发育并不会受到明显影响，出生后早期可无明显临床症状；对于完全型房室间隔缺损，出生后多在一岁之内出现相应临床症状，包括喂养困难、上呼吸道感染、肺炎、生长缓慢，严重者出现心力衰竭。

（四）典型病例超声图像特征及诊断要点

① 完全型房室间隔缺损四腔心切面显示十字交叉结构消失，即室间隔上部和房间隔下部连续性中断，房室瓣为共同房室瓣；A 型和 B 型可见前桥瓣仍可分为二尖瓣及三尖瓣两个部分，瓣下有腱索相连，A 型瓣下腱索连于室间隔缺损缘上，B 型瓣下腱索连于室间隔右心室面；C 型前桥瓣无裂隙，瓣下无腱索附着。

② 过渡型房室间隔缺损：显示房间隔下部的缺损（原发孔缺损），室间隔上部的小缺损（二维超声常难以显示）。

③ 彩色多普勒显示缺损口的双向分流，完全型房室间隔缺损舒张期左、右心房血流通过共同房室瓣进入左、右心室，房室瓣关闭不全时收缩期可见瓣上反流（图 5-9）。

④ 合并其他心血管畸形时可出现相应的超声特征改变。

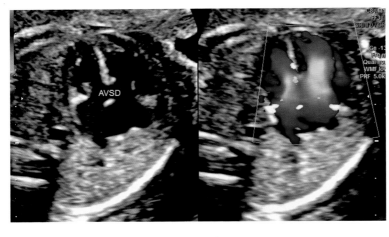

图 5-9　完全型房室间隔缺损的二
　　　　维超声及彩色多普勒血流
　　　　（AVSD 为房室间隔缺损

（五）超声图像鉴别诊断

完全型房室间隔缺损需与单心室相鉴别，单心室腔内异常粗大的肌束易与室间隔相混淆，故应多切面连续扫查，明确室间隔结构，从而鉴别诊断。

（六）临床价值

完全型房室间隔缺损的预后与其分型、房室瓣的结构功能、心室大小功能以及有无合并其他严重畸形有关，如完全型房室间隔缺损 C 型合并圆锥动脉干畸形，或伴有严重的瓣膜反流者预后较差，故产前明确诊断及定期随访能够更好地进行预后评估和理性选择。

四、室间隔缺损

一）病因学

由于室间隔发育异常或各部位间隔融合不良导致左、右心室之间存在异常交通，可单独存在，即单纯性（孤立性）室间隔缺损，亦可作为其他心血管畸形的合并畸形，如法洛四联症、右心室双出口、永存动脉干等。单纯性室间隔缺损的发病率约占先天性心脏病的25%。因胚胎发育过程中室间孔的关闭参与结构较多，如左、右球嵴及心内膜垫关闭过程易受不良因素影响，任何一个部分出现发育不全或融合不良即可导致室间隔缺损的发生。

二）病理解剖和生理学

根据室间隔缺损发生的部位及缺损口边缘特征分为以下三种类型。

（1）膜周部室间隔缺损　单纯膜部室间隔缺损较少见，常累及膜部周边的肌部室间隔，该类型最常见，根据缺损部位可分为四种亚型。

① 单纯膜部型：缺损口较小，胎儿期不易诊断，仅局限于室间隔的膜部，周边为纤维结缔组织，可与三尖瓣腱索粘连形成假性间隔瘤，自然愈合率较高。

② 嵴下型：缺损口通常较大，位于室上嵴下方的室间隔窦部与圆锥部之间，可累及膜部，但通常残留部分膜部间隔。

③ 隔瓣下型：位于三尖瓣隔瓣下方及圆锥乳头肌后方，三尖瓣隔瓣可覆盖大部分缺损口，常累及膜部及部分窦部间隔。

④ 左心室-右心房通道：该型又称房室通道型室间隔缺损，较少见。由于三尖瓣瓣环位置低于二尖瓣瓣环，膜部间隔被分为心室部与房室部，房室部间隔位于二尖瓣瓣环与三尖瓣瓣环之间，发生缺损时，造成流入道的间隔部分或完全缺损，缺损上缘可达膜部间隔，后缘直接由三尖瓣环构成，使左心室血液直接进入右心房内，形成左心室与右心房之间通道。

（2）肌部室间隔缺损　缺损口位于室间隔窦部及小梁部，不累及膜部，周边完全由肌性组织构成，可单发亦可多发。

（3）漏斗部室间隔缺损　缺损口位于室间隔漏斗部，为圆锥间隔发育融合不良导致，根据其发生部位分两种亚型。

① 嵴内型：缺损口位于室上嵴内，周边为肌肉缘，漏斗部室间隔的肌肉组织将缺损与肺动脉瓣环隔开。由于胎儿期室上嵴位置难以准确判定，与嵴下型室间隔缺损不易鉴别。

② 干下型：缺损口通常较大，位于肺动脉瓣后下方，邻近主动脉右冠瓣下方或左、右冠瓣交界的下方，常合并主动脉右冠瓣脱垂或肺动脉瓣脱垂。

上述各类型室间隔缺损可单发亦可多发，两种类型以上同时存在或融合成较大室间隔缺损时称为混合型室间隔缺损。胎儿期因血流动力学的特殊性，右心系统压力较高，故室间隔缺损口的分流为双向分流。

（三）临床特征

室间隔缺损是最常见的一种先天性心脏病，占先天性心脏病的12% ~ 20%，其中单纯性室间隔缺损约占25%，常合并主动脉缩窄、肺动脉狭窄等心血管畸形，或为复杂心脏畸形组成的一部分，如法洛四联症、永存动脉干、右心室双出口等。室间隔缺损胎儿如不合并其他严重畸形且不伴遗传学异常，孕期可正常生长发育，血流动力学并无明显改变。

（四）典型病例超声图像特征及诊断要点

四腔心切面、心室流出道长轴切面、大动脉根部短轴切面及心室短轴面均可作为不同部位室间隔缺损检出的重要切面（图5-10）。

① 胎儿期二维超声可清晰显示较大室间隔缺损（缺损口大于3mm），缺损口2 ~ 3mm的室间隔缺损的二维显示率约60%，二维超声对于缺损口小于2mm的室间隔缺损不敏感，需要彩色多普勒超声的检测以提高检出率。

② 彩色多普勒可显示缺损口处为双向血流信号，缺损口较小的室间隔缺损，或图像质量欠佳时，只能通过彩色多普勒血流检出过隔分流，以确定室间隔缺损的诊断。

③ 漏斗部室间隔缺损（干下型）的缺损口常较大，易伴有主动脉瓣或肺动脉瓣的脱垂，造成缺损口的遮挡，二维超声及彩色多普勒均难以检出，其漏诊率较高。

④ 部分室间隔前部的肌部室间隔缺损因位置较偏常难以显示，漏诊率较高。

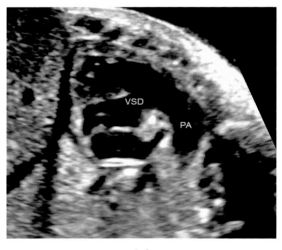
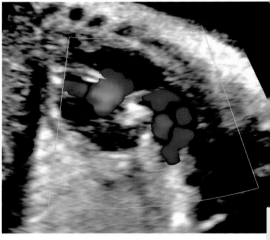

（a）　　　　　　　　　　　　　　　（b）

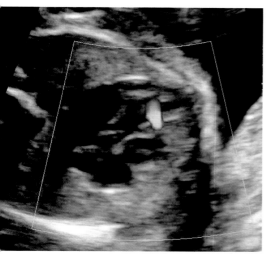
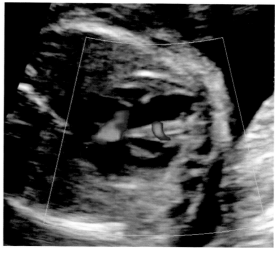

（c）　　　　　　　　　　　　　　　（d）

图5-10　室间隔缺损的二维超声及彩色血流（VSD 为室间隔缺损；PA 为肺动脉）

（a）、（b）室间隔缺损（干下型）；（c）、（d）室间隔缺损（肌部）

（五）超声图像鉴别诊断

因切面及角度的影响，部分胎儿可能出现室间隔的假性回声失落，尤其是竖四腔心切面时，室间隔上部的假性回声失落比较常见，此时需调整声束角度（横位四腔心最佳），运用彩色多普勒超声观察有无过隔分流，以明确诊断。

（六）临床价值

产前超声可以检出大部分的室间隔缺损，由于胎儿期的心血管循环特点，二维超声及彩色多普勒成像难以显示所有室间隔连续回声中断及过隔分流，特别是小的室间隔缺损，漏诊是不可避免的。对于检出的室间隔缺损胎儿，需如实、详细、客观地告知孕妇及其家属，尽可能进行充分沟通，并建议进行遗传学的相关检测。该病预后良好，肌部、膜周部室间隔缺损均有一定的自愈率，尤其是肌部室间隔缺损出生后自愈率较高；手术治疗技术成熟，根治效果良好。

三、房间隔缺损

（一）病因学

胚胎发育过程中心房间隔发育异常并出现残留未闭，从而导致心房间的异常分流，发病率占先天性心脏病的10%～15%，可单独发生，也可伴发其他畸形，亦可作为复杂心脏畸形的合并畸形存在。

（二）病理解剖和生理学

根据胚胎发育形成特点及发生部位可将房间隔缺损分为6种类型，即原发孔型、继发孔型、静脉窦型、冠状静脉窦型、复合型、单心房；也可分为继发孔型和原发孔型房间隔缺损两种类型，继发孔型又分为中央型、下腔型、上腔型和混合型。

胎儿期右心系统压力较高，卵圆孔处于正常开放状态，右心房血流通过卵圆孔进入左心房，此为胎儿循环的重要环节，如房间隔上除卵圆孔之外的其他部位出现缺损，或卵圆孔活瓣缺失或短小，或活瓣上出现一个或多个缺损口时均为房间隔缺损，房间隔缺损口的分流仍为右向左分流。出生后随着呼吸的建立及肺循环压力的降低，右心系统的压力也随之降低，正常情况下卵圆孔会随之关闭，而房间隔缺损则仍然存在，缺损口的分流方向为左向右分流。

（三）临床特征

房间隔缺损中单心房和原发孔房间隔缺损在产前超声检查中较易检出，而继发孔缺损因影响因素较多很难明确，原则上产前对于继发孔型房间隔缺损不做诊断。房间隔缺损对于胎儿的血流动力学并无明显影响，应重点关注单心房和原发孔房间隔缺损的产前超声诊断，注意合并畸形以及房室瓣的结构和功能，从而较好地进行预后评估。

（四）典型病例超声图像特征及诊断要点

（1）四腔心切面是观察房间隔的最佳切面，可以清晰显示房间隔的连续性。

① 原发孔型房间隔缺损：房间隔下部连续中断，与十字交叉间无残余房间隔回声（图5-11）。

② 继发孔型房间隔缺损：缺损位于卵圆孔周围（房间隔中部），或卵圆瓣缺失或短小，或卵圆瓣上一个较大的或多个缺口，与十字交叉之间有部分房间隔回声残留。

③ 单心房：完全不能探及房间隔结构，或仅显示房顶处短小的肌性隆起。

（2）静脉窦型房间隔缺损位于上、下腔静脉开口处，与腔静脉之间无正常房间隔结构，或仅有少量膜样组织回声，上、下腔静脉长轴（双心房）切面可以观察缺损口的位置与腔静脉的关系。冠状静脉窦型房间隔缺损产前超声检查难以检出。

（3）彩色多普勒显示横位四腔心切面可以显示房间隔缺损口处的右向左分流，部分心动周期亦可见少量的左向右分流。

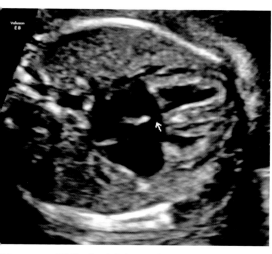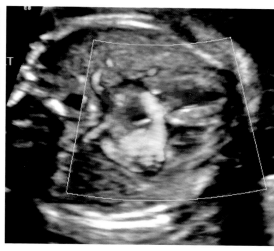

图 5-11 原发孔型房间隔缺损的二维超声及彩色多普勒血流（箭头所指处为原发孔型房间隔缺损）

（五）超声图像鉴别诊断

原发孔型房间隔缺损应与增宽的冠状静脉窦相鉴别，后者仍存在十字交叉结构，仅于四腔心的后方可见增宽的冠状静脉窦结构，需前后连续扫查，注意房间隔的连续完整性。

（六）临床价值

继发孔型、静脉窦型房间隔缺损预后良好；原发孔型房间隔缺损若房室瓣发育良好，预后亦较好，20年生存率可高达98%，若伴有严重的房室瓣畸形和瓣膜中量及以上反流，手术难度和风险增加，再次手术概率较高，20年生存率为65%，远期效果尚不满意。出生以后，较小的继发孔型房间隔缺损，部分可自然愈合，应定期观察；较大的房间隔缺损根据血流动力学的变化情况，择期选择手术治疗。

第三节 圆锥动脉干异常

一、法洛四联症

（一）病因学

法洛四联症（tetralogy of Fallot，TOF）是一组疾病，包括肺动脉狭窄、室间隔缺损、主动脉骑跨、右心室肥厚，胎儿时期右心室肥厚可以不明显，本病也可以包括几个严重类型，如伴有室间隔缺损的肺动脉闭锁或肺动脉瓣缺如综合征。TOF是最常见的发绀型先天性心脏病之一，活婴发病率为3 ～ 4/10000，占先天性心脏病的7%。

（二）病理解剖和生理学

在胚胎发育过程中，动脉干分隔时由于主动脉、肺动脉隔异常右移，导致肺动脉狭窄，主动脉根部增宽右移，主动脉前壁与室间隔连续中断，因此，主动脉骑跨于室间隔缺损之上，因肺动脉狭窄导致右心室壁肥厚，但是由于胎儿时期存在卵圆孔及动脉导管特殊结构，左、右心室之间的血流呈并联交通，因此，胎儿时期右心室壁肥厚不明显。

（三）临床特征

可合并心内畸形，如卵圆孔未闭、房间隔缺损、永存左上腔静脉、右位主动脉弓等，极少数胎儿法洛四联症可伴有动脉导管缺如。同时也常合并心外畸形，如膈疝、肺膨出等，合并染色体异常的发生率为30%，如21-三体综合征、18-三体综合征、13-三体综合征，因此，产前检出本病者，应进一步行染色体核型分析。

本病在出生前及新生儿期较少出现心衰，但如果伴有肺动脉瓣缺如时，较早出现右心衰。肺动脉闭锁者，随着动脉导管的闭合，病情可加重至新生儿死亡，伴有右心室流出道或肺动脉严重狭窄者，出生后可出现发绀。因本病常合并心内、心外畸形及染色体异常，因此，出生后预后更差，单纯法洛四联症手术生存率在90%以上。

（四）典型病例超声图像特征及诊断要点

① 四腔心切面：左、右心室对称，大小基本正常，右心室无明显肥厚，但可见心轴增大、左偏（图5-12、图5-13）。

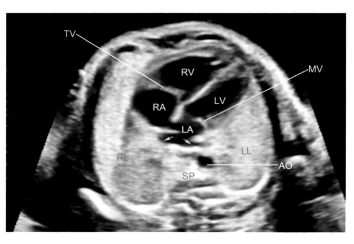

图5-12　法洛四联症胎儿四腔心切面显示四个房室存在，室间隔从心尖至"十字交叉"均未见连续中断，三尖瓣隔瓣与二尖瓣前叶根部附着点位置关系正常

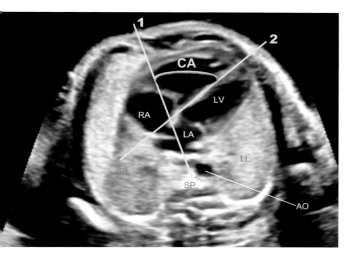

图5-13　与图5-12为同一胎儿，测定胎儿心轴（CA），显示心轴明显左偏、增大

② 左心长轴切面：室间隔上段较大的连续中断，主动脉增宽右移，骑跨于室间隔缺损之上（图5-14）。

③ 大动脉短轴切面、心室流出道及三血管气管切面：肺动脉、主动脉内径比值异常，肺动脉内径明显小于主动脉内径（图5-15）。

④ CDFI：左、右心室同时向主动脉射血（图5-16），肺动脉或右心室流出道内可探及高速血流（图5-17、图5-18）。

⑤ 如果合并肺动脉瓣闭锁时，动脉导管及肺动脉内探及逆灌血流；如果合并肺动脉瓣缺如，右心室、肺动脉主干及分支明显增宽，肺动脉内可见双向穿梭血流信号。

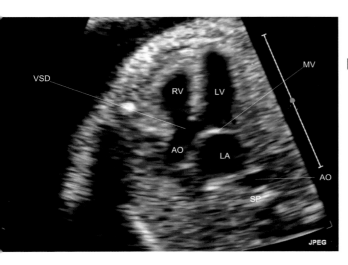

图5-14　法洛四联症胎儿左心室流出道切面显示增宽的主动脉（AO）骑跨在室间隔缺损（VSD）之上，主动脉前壁与室间隔之间连续性中断，且不在同一平面，室间隔断端回声增强，主动脉后壁与二尖瓣（MV）前叶仍然连续

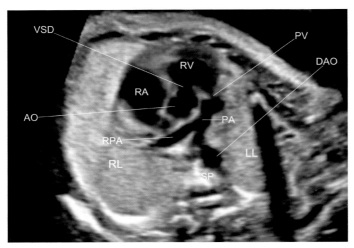

图 5-15　法洛四联症胎儿大动脉短轴切面显示增宽的主动脉及明显狭窄的肺动脉（PA），肺动脉仍然环抱主动脉，狭窄的肺动脉可见分支，肺动脉回声增强增厚，并可见较大的室间隔缺损（VSD）

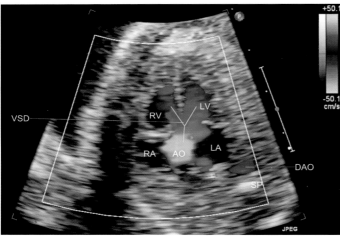

图 5-16　法洛四联症胎儿左心室流出道切面CDFI显示增宽的主动脉（AO）骑跨在室间隔缺损（VSD）之上，收缩期左、右心室同时向主动脉内射血呈典型的"Y"字特征

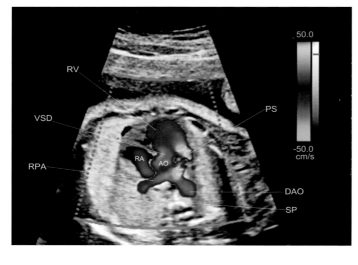

图 5-17　与图 5-15 为同一法洛四联症胎儿，大动脉短轴切面CDFI显示收缩期右心室血流通过较大的室间隔缺损（VSD）进入增宽的主动脉（AO）明显狭窄的肺动脉（PA）内收缩期可见高速五彩花色血流信号

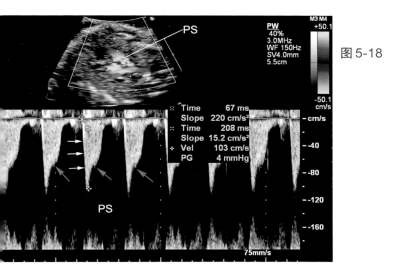

图5-18　频谱多普勒获得肺动脉瓣口血流频谱，呈典型的非对称"双峰"表现：由于肺动脉狭窄，收缩期右心室流出道梗阻产生快速上升的频谱，形成第一峰（白色箭头），然后由于右心室压力增加，流出道狭窄进一步加重产生第二峰（红色箭头），这是法洛四联症胎儿肺动脉狭窄较为特征性的频谱

（五）超声图像鉴别诊断

需要与肺动脉闭锁伴VSD、右心室双出口、共同动脉干等鉴别。主要通过观察肺动脉、主动脉的起源、内径的比值、血流信息鉴别诊断。

（六）临床价值

随着超声影像技术的发展，对于法洛四联症肺动脉狭窄的严重程度、室间隔缺损的大小等可以在产前做出明确诊断和评估，进一步观察心内、心外结构及染色体检查，对于优生优育具有重要的价值。

二、大动脉转位

（一）病因学

大动脉转位（transposition of the great arteries，TGA）是一种常见的复杂先天性心脏畸形，属于圆锥动脉干畸形的一大类，是在胚胎心脏发育易损期（第3～8周），由于遗传与环境等因素影响所致圆锥动脉干发育进程异常所致。

（二）病理解剖和生理学

分为完全型大动脉转位与先天矫正型大动脉转位两大类。

（1）完全型大动脉转位（complete transposition of the great arteries，cTGA）　是最常见发绀型先天性心脏病之一，占活婴的（2～3）/10000，先天性心脏病的5%～7%，

指房室连接一致而心室大动脉连接异常，两条大动脉平行走行。

血流动力学明显异常：肺静脉—左心房—二尖瓣—左心室—肺动脉，体静脉—右心房—三尖瓣—右心室—主动脉。

（2）先天矫正型大动脉转位（congenitally corrected transposition of the great arteries，ccTGA）　是一种罕见的心脏畸形，约占活婴的3/10万，CHD的1%，约占TGA患者的20%，房室连接和心室大动脉连接均不一致，静脉心房连接正常，房室连接异常，心室大动脉连接异常，两条大动脉平行排列，具体连接关系：腔静脉—右心房—二尖瓣—位于右侧的解剖左心室—肺动脉；肺静脉—左心房—三尖瓣—位于左侧的解剖右心室—主动脉；由于两次连接异常，从体循环回流的低氧血流最终通过右心房—左心室—肺动脉这样的连接关系进入肺循环，而从肺循环回流的高氧血流最终通过左心房—右心室—主动脉这样的连接关系进入体循环，因此血流动力学得以"先天性或生理性矫正"，与正常循环一样，如果不合并其他心内畸形，患儿出生后无明显异常血流动力学改变。

（三）临床特征

cTGA可单独存在，也可合并其他心脏畸形，其中室间隔缺损和肺动脉狭窄是其常见并发症。合并心外畸形较少见。cTGA胎儿在宫内耐受性较好。如果不合并其他畸形，出生后2周内行手术矫治预后较好，如合并其他严重畸形，则预后较差。属导管依赖性先天性心脏病，因此出生后、手术前维持动脉导管的持续开放极其重要，新生儿吸氧治疗会促使病情恶化。

单纯ccTGA较少见，约占10%。通常合并其他心内畸形，其中，室间隔缺损、三尖瓣异常、肺动脉狭窄、右位心、中位心和心律失常是其常见并发症。ccTGA合并心外畸形和染色体异常均少见。ccTGA在胎儿期通常可以正常发育，除非合并其他严重畸形，预后主要取决于合并的畸形，如若为单纯ccTGA患儿可正常生长发育，三尖瓣重度关闭不全、解剖右心室收缩功能衰竭及心律失常是其远期不良预后因素。

（四）典型病例超声图像特征及诊断要点

1.完全型大动脉转位

① 胎儿内脏位置及四腔心切面通常正常，即解剖左心房通过二尖瓣接解剖左心室，解剖右心房通过三尖瓣接解剖右心室（图5-19）。

② 流出道切面：两条大动脉平行排列，主动脉通常位于肺动脉右前方，肺动脉位于主动脉的左后方，心室与大动脉连接异常，两条大动脉平行走行，即主动脉起自解剖右心室，肺动脉起自解剖左心室（图5-20）；CDFI显示两个流出道血流信号平行走行（图5-21）。

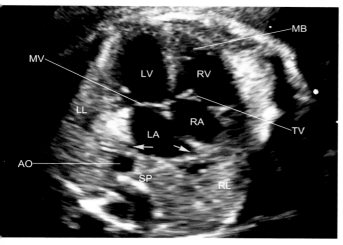

图 5-19　完全型大动脉转位胎儿四腔心切面未见明显异常

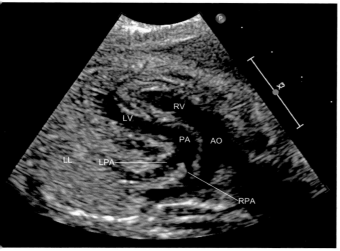

图 5-20　与图 5-19 为同一胎儿，流出道切面显示 TGA 特征性表现：肺动脉在主动脉的左后方起源于解剖左心室，主动脉在肺动脉的右前方起源于解剖右心室，两个大血管呈平行排列关系（正常环抱交叉关系消失）

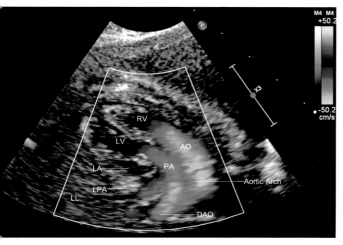

图 5-21　与图 5-20 为同一胎儿，流出道切面 CDFI 显示 TGA 特征性表现：左心室收缩期射血进入肺动脉（可见肺动脉发出左肺动脉进入左肺），右心室收缩期射血进入主动脉，主动脉起源于解剖右心室，两支大血管呈平行排列关系

③ 三血管 - 气管切面：往往只能显示 1 条动脉及其右侧的上腔静脉。

④ 大动脉短轴切面：正常环抱关系消失，显示 2 个环形动脉短轴结构。

⑤ 合并室间隔缺损的发生率为 40%～50%，通常为膜周部，肺动脉狭窄与室间隔缺损同时合并存在的发生率约 30%。

2.先天矫正型大动脉转位

① 胎儿内脏位置通常正常（图 5-22），静脉心房连接关系可以在上下腔静脉 - 右心房切面及四腔心切面确立（图 5-23、图 5-24）；四腔心切面房室大小及对称性往往不表现明显异常（图 5-24、图 5-25），但显示特征性的房室连接不一致，即解剖左心房通过三尖瓣接解剖右心室，解剖右心房通过二尖瓣接解剖左心室（图 5-25）。

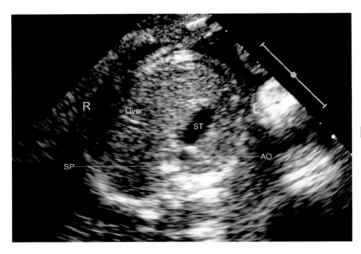

图 5-22　臀先露 ccTGA 胎儿胃泡水平腹部横切面，显示胎儿胃泡（ST）及腹主动脉（AO）均位于胎儿左侧，肝脏（Liver）位于胎儿右侧

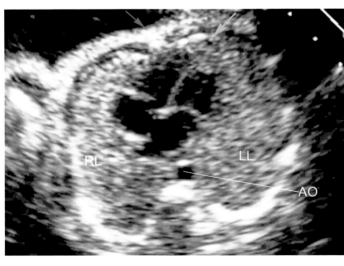

图 5-23　与图 5-22 为同一胎儿，四腔心切面显示胎儿心尖指向左侧（黄色箭头），红色箭头所指为胸骨

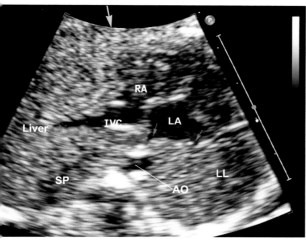

图 5-24　同一胎儿，胎儿胸腹联合切面显示胎儿下腔静脉（IVC）汇入位于胎儿右侧的心房，即确定此为右心房（RA）；同时位于左侧的心房内可见肺静脉汇入（红色箭头），黄色箭头所指为膈肌水平

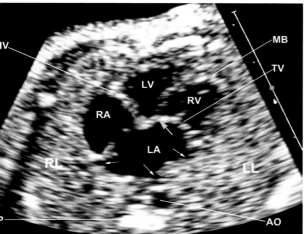

图 5-25　同一胎儿，四腔心切面显示 ccTGA 房室连接关系：右心房通过（位于胎儿右侧）的二尖瓣（MV）与解剖左心室（LV）连接；而左心房通过（位于胎儿左侧）的三尖瓣（TV）与解剖右心室（RV）连接；二尖瓣前叶根部附着点（红色箭头）与心尖距离大于三尖瓣隔瓣根部（黄色箭头）到心尖的距离；解剖右心室（RV）近心尖 1/3 处可见特征性的节制索（MB），左心房内可见肺静脉汇入（白色箭头）

　　② 流出道切面：两条大动脉平行排列，主动脉通常位于肺动脉左前方，心室与大动脉连接异常，即主动脉起自解剖右心室，肺动脉起自解剖左心室（图 5-26～图 5-29）。

　　③ 血流动力学得到矫正，最终，肺静脉—左心房—右心室—主动脉，体静脉—右心房—左心室—肺动脉。

　　④ 三血管 - 气管切面：往往只能显示 1 条动脉及其右侧的上腔静脉，此大动脉为主动脉。

　　⑤ 大动脉短轴切面：显示 2 个环形动脉短轴结构。

　　⑥ 合并室间隔缺损的发生率约 70%，其他常见畸形包括三尖瓣异常、肺动脉狭窄等，合并心外畸形少见，合并染色体异常极其少见。

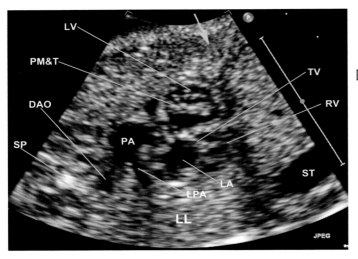

图 5-26　同一胎儿，胸腹联合非标准切面显示位于胎儿右侧的左心室（LV）发出一大血管，此大血管走行较短距离后即分出分支进入胎儿肺脏（LL），此大血管为肺动脉（PA），同时可见右心室内乳头肌及腱索回声（PM&T）

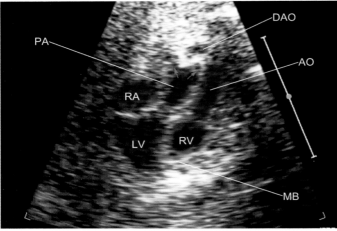

图 5-27　同一胎儿，心室流出道切面显示左心室（LV）发出肺动脉（PA），右心室（RV）发出主动脉，两个大血管呈平行排列关系

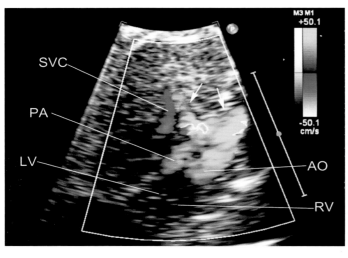

图 5-28　与图 5-27 同一位置，非标准心室流出道切面CDFI显示收缩期左心室（LV）射血进入肺动脉（PA）并分支（白色箭头）进入胎儿肺，右心室（RV）射血进入主动脉，三个血管的排列关系异常：两个大动脉呈平行排列关系，肺动脉位于主动脉的右侧、上腔静脉（SVC）的左侧

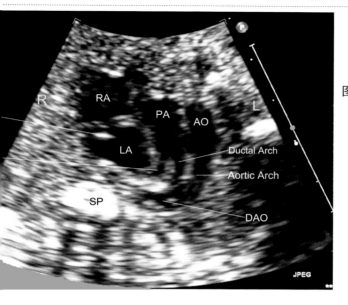

图5-29　同一胎儿，非标准主动脉弓长轴切面显示血管排列异常，主动脉弓在左外侧，肺动脉及动脉导管弓在主动脉弓的右侧、居中，两个大血管平行排列汇入降主动脉（DAO），同时可见左心房内强回声卵圆孔瓣（FO）结构

（五）超声图像鉴别诊断

cTGA需与先天矫正型大动脉转位及右心室双出口相鉴别，三者的共同点是大动脉 - 心室连接关系及大动脉排列关系异常。三者的不同点在于：先天矫正型大动脉转位房室连接不一致，通常合并其他心内畸形，右心室双出口为一条大动脉完全起自解剖右心室，另一条大动脉完全或大部分起自于解剖右心室，室间隔缺损往往成为解剖左心室的唯一出口。

（六）临床价值

cTGA的产前诊断难度较大，胎儿四腔心切面正常是其漏诊的重要因素，有文献报道单纯cTGA产前检出率仅为3%～27%。cTGA如能在产前确诊可以明显降低新生儿死亡率及围术期死亡率。

四腔心切面房室连接异常是产前诊断ccTGA的重要线索，产前超声对于合并心内畸形的诊断尤为重要，是决定胎儿预后的重要因素。

三、右心室双出口

（一）病因学

右心室双出口指心室与大动脉的连接关系异常，两条大动脉完全或大部分起源于解剖右心室，是一种较少见的发绀型复杂先天性心脏病，在存活儿中的发病率约2/10000，占先天性心脏病的 1% ～ 15%。尚未发现明确的与右心室双出口发生相关的基因异常。

（二）病理解剖和病理生理

右心室双出口是一类动脉心室连接异常，表现为两支大血管完全或大部分起源于右心室的一系列复杂性心脏畸形。右心室双出口通常总是伴有室间隔缺损，室间隔缺损是左心室血液的唯一出路。根据室间隔缺损的位置不同，分为不同亚型：① 右心室双出口伴主动脉瓣下型室间隔缺损；② 右心室双出口伴肺动脉瓣下型室间隔缺损；③ 右心室双出口伴双动脉瓣下室间隔缺损（双瓣下型）；④ 右心室双出口伴远离大动脉的室间隔缺损（无关型）。主动脉瓣下型为最常见的类型，约占 50%。

大部分右心室双出口胎儿的血流动力学改变通常可以较好地耐受。来自胎盘的富氧血液通过卵圆孔回到左心，如果是主动脉瓣下室间隔缺损，则血液经室间隔缺损至升主动脉，常伴有肺动脉狭窄，血流动力学改变与法洛四联症类似；如果是肺动脉瓣下室间隔缺损，则经室间隔缺损至肺动脉，其血流动力学改变类似大动脉转位。如果主动脉瓣下有明显的圆锥间隔移位，则流入主动脉的血流就会受到限制，而出现主动脉弓发育不良和主动脉缩窄。

（三）临床特征

常伴发其他心脏异常，包括所有类型心脏病，包括左、右心异构。其中，肺动脉狭窄是最常伴发的心脏畸形，其发生率约 70%。其他伴发畸形包括二尖瓣闭锁、二尖瓣前叶裂、房间隔缺损、房室间隔缺损、主动脉瓣下狭窄、主动脉缩窄、右位主动脉弓、永存左位上腔静脉和肺静脉异位引流等。

合并心外畸形常见并且无器官系统特异性。12% ～ 40% 的右心室双出口胎儿伴发染色体异常，主要包括 18- 三体综合征、13- 三体综合征及 22q11 缺失。

右心室双出口胎儿在宫内生长过程中通常无异常表现，除非合并房室瓣功能不全或者由于左心异构伴心脏传导阻滞而发生心衰。右心室双出口的预后个体差异明显，主要取决于其亚型、伴发畸形及所接受的外科手术方式。主动脉瓣下型右心室双出口预后较好。

（四）典型病例超声图像特征及诊断要点

① 四腔心切面可以正常，并不显示明显的室间隔缺损或左、右心对称性改变（图 5-30），但也可能出现心轴改变，左偏，心轴增大，右心增大等改变（图 5-31）。

② 主动脉、肺动脉完全或大部分起源于解剖右心室（图 5-32、图 5-33）。

③ 根据室间隔缺损的位置与大血管之间的关系，确定主动脉瓣下还是肺动脉瓣下室间隔缺损判断分型，位于主动脉瓣下者最常见（图 5-32 ～图 5-35）。

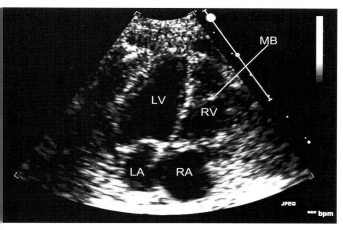

图5-30　右心室双出口：孕38周，胎儿四腔心切面显示4个房室存在，左、右心对称，室间隔从心尖至"十字交叉"均未见连续中断，三尖瓣隔瓣与二尖瓣前叶根部附着点位置关系正常

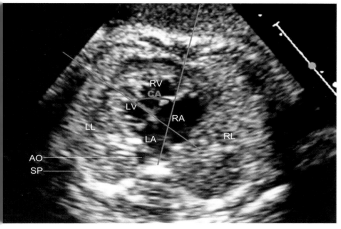

图5-31　右心室双出口：孕30周，胎儿四腔心切面显示4个房室存在，左、右心大小不对称，室间隔从心尖至"十字交叉"均未见连续中断，三尖瓣隔瓣与二尖瓣前叶根部附着点位置关系正常，心轴左偏（CA），增大

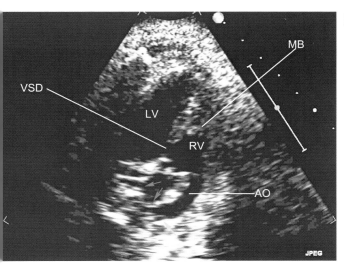

图5-32　与图5-30为同一胎儿，在心尖四腔心切面基础上调整探头及声束方向，显示较大的室间隔缺损，两个大动脉平行完全起源于右心室，室间隔缺损（VSD）位于肺动脉瓣下，同时可见肺动脉在走行较短距离后即分支（红色箭头），肺动脉瓣增厚、回声增强；而主动脉（AO）第一个头侧分支距离主动脉瓣较远

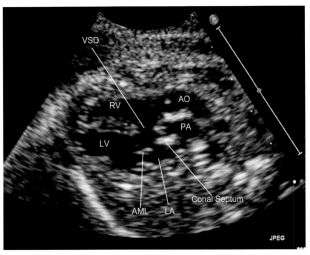

图 5-33　右心室双出口：孕26周，胎儿在横位四腔心切面基础上调整探头及声束方向，显示较大的室间隔缺损，主动脉（AO）在肺动脉（PA）的前方起源于右心室，肺动脉在主动脉的后方大部分起源于右心室，部分骑跨较大的室间隔缺损，两支大动脉平行走行，室间隔缺损（VSD）位于肺动脉（PA）瓣下，肺动脉与二尖瓣前叶之间有圆锥组织（Conal Septum）

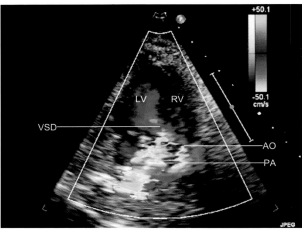

图 5-34　与图5-32为同一胎儿，在心尖四腔心切面CDFI显示收缩期右心室同时向平行排列的主动脉（AO）和肺动脉（PA）射血，左心室唯一的出口为室间隔缺损（VSD）

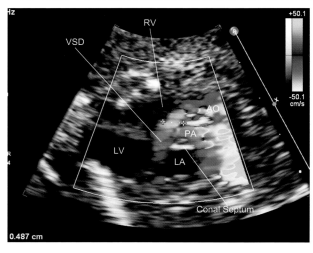

图 5-35　与图5-33为同一胎儿，在流出道长轴切面CDFI显示收缩期右心室同时向平行排列的主动脉（AO）和肺动脉（PA）射血，左心室唯一的出口为室间隔缺损（VSD）

④ 确定有无肺动脉或主动脉狭窄，主动脉瓣下型常合并肺动脉狭窄，肺动脉瓣下型常合并主动脉狭窄。

⑤ 严重肺动脉狭窄甚至闭锁的胎儿，可见动脉导管血流逆灌；主动脉狭窄时，可合并主动脉弓缩窄或主动脉弓离断。

（五）超声图像鉴别诊断

（1）法洛四联症　主动脉瓣下室间隔缺损型右心室双出口与法洛四联症室间隔缺损均位于主动脉瓣下，前者主动脉、肺动脉平行起源于右心室，而法洛四联症二者血管仍呈交叉关系，主动脉有增宽及骑跨。

（2）大动脉转位　肺动脉瓣下室间隔缺损型右心室双出口及大动脉转位均可见两个大血管平行起源异常，右心室双出口肺动脉50%以上起源于解剖右心室，而大动脉转位，肺动脉100%起自解剖左心室。

（六）临床价值

右心室双出口属于圆锥动脉干畸形，需要进行胎儿产科超声检查和染色体分析，评估心外畸形及染色体异常。术前的准确诊断以及对大血管与心室及室间隔之间的位置关系的仔细评估，可以为预后评估及出生后策略提供可靠的信息。伴肺动脉狭窄的主动脉瓣下室间隔缺损型右心室双出口，如判定有动脉导管依赖性肺循环，则需要在出生后期立刻注入前列腺素，可以遵循法洛四联症的治疗指南进行处理。

四、永存动脉干

（一）病因学

永存动脉干为一种较罕见的先天性心血管畸形，活产儿中发病率约1.07/10000，占先天性心脏病的1%～2%，永存动脉干又称共同动脉干、动脉总干、动脉单干，是指自心底仅有一支大动脉发出，肺动脉与主动脉在根部未分化，仅有一组半月瓣。

（二）病理解剖和生理学

永存动脉干是原始动脉干分隔发育过程中早期停顿，保存了胚胎期从心底部发出一根大动脉，肺动脉可从动脉干根部、主干部或弓部发出。体循环、肺循环和冠状动脉循环均来自动脉干。1949年Callett-Eedwards根据肺动脉起源将永存动脉干分为四型。Ⅰ型：肺动脉总干起源于动脉干左侧。Ⅱ型：左、右肺动脉分别起源于动脉干后方。Ⅲ型：左、右肺动脉分别起源于动脉干两侧。Ⅳ型：左、右肺动脉分别起源于降主动脉。

1965年Van Praugh建议的改良分类法：A1型相同于Callett-Eedwards Ⅰ型。A2相同于Callett-Eedwards Ⅱ型和Ⅲ型的组合。A3型为单一起源动脉干的肺动脉，而动脉导管可侧支供应另一侧肺。A4型为永存动脉干合并主动脉弓中断。目前两种分类法均在临床上采用。

（三）临床特征

该病常合并动脉干下型室间隔缺损，及共同动脉干半月瓣畸形、单心房、单心室、心房异构、肺静脉异位引流、永存左上腔静脉、动脉导管缺如、主动脉弓病变（主动脉弓发育不良、缩窄及离断）等。

约40%的永存动脉干患者伴发心外畸形；30% ～ 40%的病例伴发染色体22q11微缺失，其他染色体异常包括21-三体综合征、18-三体综合征及13-三体综合征。

存在共干半月瓣病变及其他病变，特别是主动脉弓离断的胎儿宫内发生心功能不全、水肿及死亡的风险增加。

（四）典型病例超声图像特征及诊断要点

① 四腔心切面可以正常（图5-36）。

② 多个切面上仅显示一条粗大的大动脉起自左、右心室，一般伴有室间隔缺损，动脉干骑跨在室间隔缺损之上；只能显示一组半月瓣（图5-37）。

③ 在心室流出道切面，Ⅰ型（A1型）和A4型易显示肺动脉，在半月瓣稍上方动脉干分出升主动脉和主肺动脉（图5-37、图5-38）；前者一般在动脉干的后壁和侧壁发出Ⅰ型（A1型）肺动脉常有狭窄，A4型肺动脉粗大，而升主动脉狭小，其他类型的永存动脉干，在此切面上不能显示主肺动脉和左、右肺动脉。

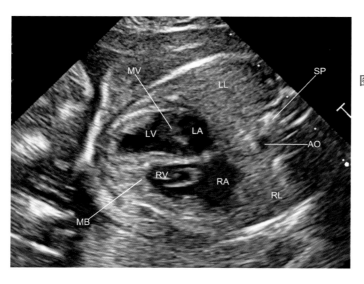

图5-36　永存动脉干：孕24周胎儿横位四腔心切面显示4个房室存在，左右心对称，室间隔从心尖至"十字交叉"均未见连续中断，三尖瓣隔瓣与二尖瓣前叶根部附着点位置关系正常，右心室内可见特征性解剖结构节制索（MB）

④ 在三血管切面，仅能显示单一动脉干和上腔静脉，可显示动脉干后壁或侧壁直接发出左、右肺动脉；或降主动脉起始部发出肺动脉（图 5-37、图 5-38），CDFI 及频谱多普勒可以确定是否存在共干瓣膜病变（图 5-39、图 5-40）。

⑤ 对于主肺动脉缺如，左、右肺动脉可发自动脉干、动脉弓、胸主动脉，甚至可发自动脉弓的分支，如无名动脉。主动脉弓横切面、主动脉弓长轴切面、胸主动脉冠状切面、三血管切面、三血管气管切面均是用于寻找和追踪确认肺动脉的起源。

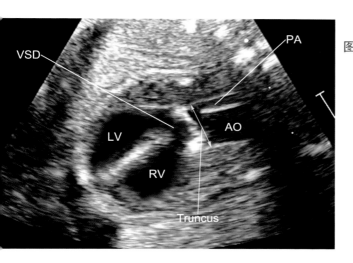

图 5-37　与图 5-36 为同一胎儿，在横位四腔心切面基础上获取大动脉长轴切面，显示一粗大血管（Truncus）骑跨在室间隔缺损（VSD）之上显示，此大血管走行一小段后分为内径明显不等的两个血管，主动脉（AO）及肺动脉（PA），两个大血管共用一个瓣环，同时可见共同动脉干瓣膜增厚、回声增强

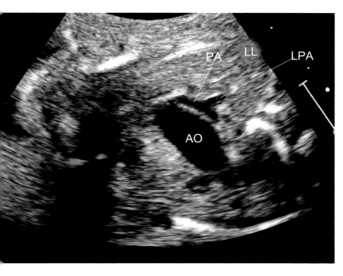

图 5-38　在图 5-37 切面基础上进一步调整声束方向，显示永存动脉干分支情况，可见较细的肺动脉分出左肺动脉（LPA）进入左肺（LL）

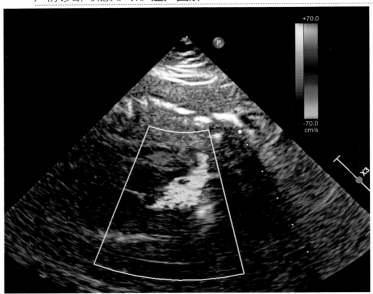

图5-39 CDFI显示收缩期永存动
脉干内高速五彩血流信
号，提示存在共同动脉
干瓣膜狭窄

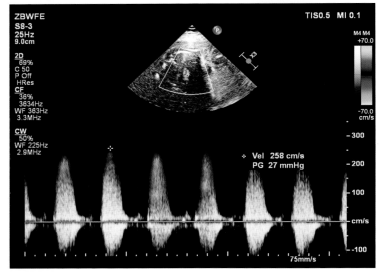

图5-40 与图5-39为同一胎儿，
CW获得共同动脉干瓣
口高速射流频谱，速
度达258cm/s，压差
27mmHg，提示存在共
同动脉干瓣膜狭窄

（五）超声图像鉴别诊断

Ⅰ型永存动脉干需要与法洛四联症鉴别，前者心室通过共同的半月瓣与两个大动脉
连接，共用瓣环，然后再分为主动脉和肺动脉；后者主动脉与肺动脉均为独立瓣环。

（六）临床价值

永存动脉干唯一有效治疗方法是手术，出生后2～6周手术效果最佳，外科手术疗
效逐年提升，国外报道的6年生存率已经由3%～5%提升至93%。永存动脉干的手术疗
效取决于手术年龄与病变类型等因素。永存动脉干患儿往往需要多次手术干预，约50%

约患儿需要在5年内对右心室-肺动脉通道进行更换，约70%需要在10年内进行更换。转干瓣膜病变及主动脉弓离断是影响预后和手术成功率的主要因素。

第四节　瓣膜发育异常

一、肺动脉狭窄

一）病因学

肺动脉狭窄包括肺动脉瓣发育异常、瓣下狭窄及肺动脉主干及分支狭窄，是仅次于室间隔缺损的第二常见先天性心脏病，占所有先天性心脏病的25%～30%。可以单独存在，也可合并其他畸形。单纯性肺动脉瓣狭窄占先天性心脏病的7%～12%。

二）病理解剖和生理学

肺动脉瓣叶发育不良、增厚、交界部融合是肺动脉狭窄的重要原因，肺动脉瓣下狭窄常为法洛四联症的一部分。由于肺动脉瓣开放受限，右心室血流流出受阻，可以出现右心室壁肥厚，瓣口高速血流长期冲击可以造成肺动脉主干狭窄后扩张，如合并三尖瓣反流可引起右心扩大。

三）临床特征

肺动脉狭窄常合并右心室双出口、三尖瓣闭锁、三尖瓣发育不良、完全性大动脉转位等，除了一些综合征外，肺动脉狭窄通常极少合并心外畸形及染色体异常。

轻中度肺动脉瓣狭窄通常预后良好，轻度狭窄仅需临床随访无须干预，中重度狭窄则需要手术干预，患儿的预后更多取决于合并的畸形。

四）典型病例超声图像特征及诊断要点

① 单纯性肺动脉狭窄胎儿其四腔心切面往往正常，伴发其他心脏畸形或狭窄明显时可出现心轴及房室大小的改变，右心房增大最多见，也可能出现右心室大小变化及右心室壁肥厚（图5-41、图5-42）。

② 大动脉短轴切面、右心室流出道切面及三血管气管切面可显示肺动脉内径变细或出现狭窄后扩张，动脉瓣增厚，回声增强，活动受限，全心动周期均能在肺动脉管腔内观察到增厚的瓣叶（图5-43～图5-45）。

③ CDFI及频谱多普勒：肺动脉狭窄胎儿CDFI可显示不同程度的三尖瓣反流信号

（图5-46）；肺动脉瓣狭窄者CDFI可显示收缩期肺动脉瓣口血流束变细，流速加快，肺动脉主干内可见五彩高速射流信号（图5-47、图5-49），舒张期也看见肺动脉瓣反流信号（图5-48）；部分极重度肺动脉瓣狭窄胎儿可在肺动脉主干内显示动脉导管逆灌的反向血流信号（图5-50）。肺动脉瓣狭窄胎儿PW及CW可在三尖瓣口右心房侧取得全收缩期高速三尖瓣反流频谱（图5-51），在肺动脉瓣口可获得收缩期高速射流频谱（图5-52）。

④ 肺动脉狭窄在早孕期检出率较低，轻中度肺动脉狭窄在产前漏诊率较高，肺动脉狭窄在孕期可以逐渐进展，部分病例可在晚孕期进展为肺动脉重度狭窄或闭锁。

⑤ 怀疑肺动脉狭窄的胎儿建议定期（4周左右）复查胎儿超声心动图。

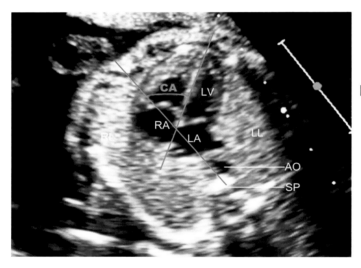

图5-41 法洛四联症：孕24周胎儿四腔心切面显示4个房室存在，左、右心大小对称，室间隔从心尖至"十字交叉"均未见连续中断，三尖瓣隔瓣与二尖瓣前叶根部附着点位置关系正常，心轴左偏（CA）、增大

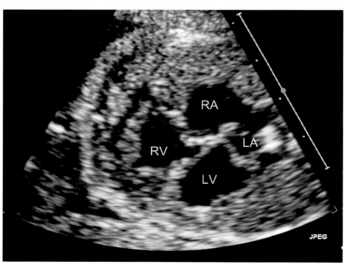

图5-42 单纯性肺动脉瓣狭窄：孕26周，胎儿心底四腔心切面显示4个房室存在，左、右心大小对称基本正常，仅右心房（RA）轻度增大

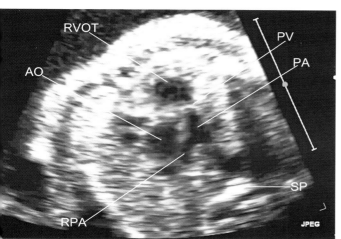

图 5-43　与图 5-41 为同一法洛四联症胎儿，大动脉短轴切面显示主动脉（AO）增宽，肺动脉（PA）内径明显小于主动脉（AO），肺动脉瓣增厚，回声增强

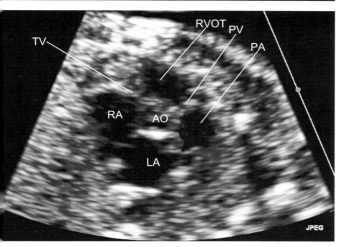

图 5-44　单纯肺动脉瓣狭窄：孕25周，胎儿大动脉短轴切面显示肺动脉（PA）瓣环内径小，肺动脉瓣明显增厚，回声明显增强，并可见狭窄后扩张的肺动脉（PA）主干

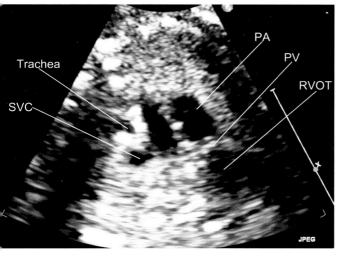

图 5-45　单纯肺动脉瓣狭窄：孕28周，胎儿三血管气管切面显示，三支血管排列关系正常，但肺动脉（PA）瓣环内径小，肺动脉瓣明显增厚，回声明显增强，并可见狭窄后扩张的肺动脉（PA）主干

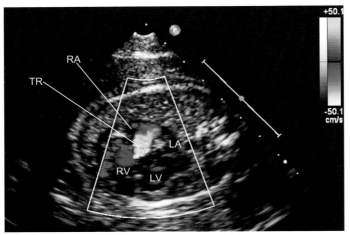

图 5-46　与图 5-42 为同一胎儿，心底四腔心切面 CDF 显示舒张期右心房三尖瓣口以红色为主的大量反流信号

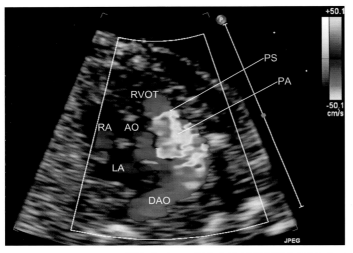

图 5-47　与图 5-46 为同一胎儿，大动脉短轴切面 CDF 显示肺动脉瓣口收缩期以蓝色为主的五彩高速射流信号进入肺动脉干，提示肺动脉瓣狭窄

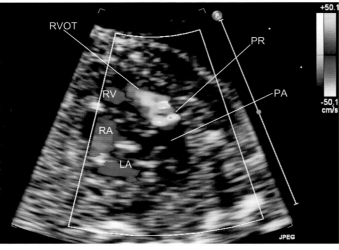

图 5-48　与图 5-47 为同一胎儿，大动脉短轴切面 CDF 显示肺动脉瓣口舒张期以红色反流信号进入右心室流出道

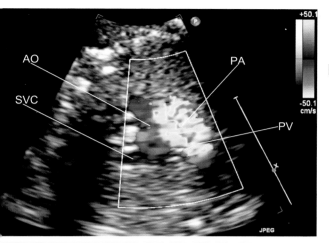

图5-49 与图5-45同一胎儿，三血管气管切面CDFI显示收缩期主动脉及肺动脉内方向一致的血流信号，由半月瓣口流向降主动脉，但肺动脉瓣（PV）口及肺动脉主干（PA）内可以红色为主的高速五彩花色信号，提示肺动脉瓣狭窄

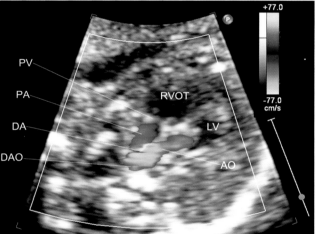

图5-50 极重度肺动脉瓣狭窄胎儿非标准三血管气管切面CDFI显示收缩期主动脉及肺动脉内方向相反的血流信号，主动脉内为正常方向的血流信号，即由主动脉瓣口流向降主动脉，但肺动脉主干（PA）内则可见来自动脉导管的反向红色信号，提示动脉导管逆向灌注肺动脉

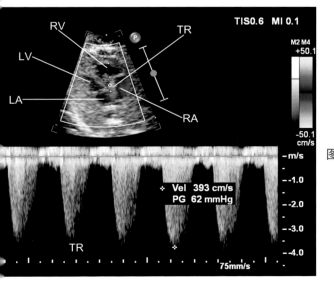

图5-51 肺动脉狭窄胎儿四腔心切面CW在三尖瓣瓣口右心房侧获得高速三尖瓣反流信号，速度达393cm/s，压差达62mmHg

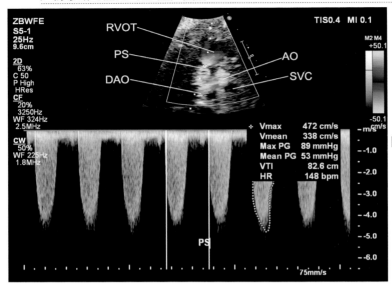

图5-52 肺动脉狭窄胎儿三血管气管切面CW在肺动脉瓣瓣口获得高速肺动脉狭窄血流频谱，速度达472cm/s，最大压差达89mmHg，平均压差达53mmHg

（五）临床价值

肺动脉狭窄可单独存在亦可合并其他心内严重畸形。肺动脉狭窄患儿的处理原则依据出生后的病情而定，轻度狭窄患儿不需要手术，只需随访观察，中度以上狭窄需要手术治疗，依据具体情况可以选择介入治疗或开胸手术治疗。如若产前发现胎儿肺动脉瓣重度狭窄影响右心功能也可行宫内介入治疗，目前国内外已有医疗中心开展此项手术。

二、肺动脉闭锁

（一）病因学

肺动脉闭锁属于动脉圆锥干畸形的一种，分为室间隔完整型和合并室间隔缺损型两种类型。

室间隔完整型肺动脉闭锁是一类罕见的先天性心脏畸形，是指右心室与肺动脉的延续性中断，一般为肺动脉瓣融合形成膜状结构所致，漏斗部发育基本正常。在活产儿中的发病率为（4.1～8.3）/10万，约占严重先天性心脏病的3%。

（二）病理解剖和生理学

室间隔完整型肺动脉闭锁根据右心室发育情况分为两型：右心室发育不良型及右心室发育良好型。

室间隔缺损型肺动脉闭锁是指室间隔缺损合并右心室流出道或肺动脉瓣闭锁、肺动脉发育不良、主动脉骑跨等畸形，也被称为重症法洛四联症或法洛四联症合并肺动脉闭锁，占法洛四联症的20%，活产儿中约占7/10万，占所有心脏病的2%。

三）临床特征

① 室间隔完整型肺动脉闭锁合并畸形包括右心室发育不良、三尖瓣发育异常、右心房扩大、右位心、大动脉转位等。合并染色体异常较少见。

室间隔完整型肺动脉闭锁的预后取决于右心室、三尖瓣及肺动脉的发育状况，两者发育良好的胎儿预后较好，其次取决于合并的心外畸形及染色体异常。

② 室间隔缺损型肺动脉闭锁常见的伴发畸形有右位主动脉弓、动脉导管缺如、体-肺侧支循环［其中起自降主动脉向肺部供血的侧支动脉称为大型主-肺动脉侧支血管（MAPCA）］。染色体异常在室间隔缺损型肺动脉闭锁胎儿中发生率较高，其中染色体22q11微缺失的发病率为18% ～ 25%。

室间隔缺损型肺动脉闭锁的预后主要取决于肺动脉的发育情况及伴随畸形。有资料显示产前检出的室间隔缺损型肺动脉闭锁预后通常较差，合并MAPCA也是远期死亡率的主要危险因素。

四）典型病例超声图像特征及诊断要点

1.室间隔完整型肺动脉闭锁

① 四腔心切面显示左、右心比例失调，右心室缩小或扩张，右心室壁增厚并伴有室壁运动减弱，右心房扩大（图5-53）；合并三尖瓣发育不良时三尖瓣环缩小，瓣叶活动异常，伴有狭窄或关闭不全。CDFI常常显示重度三尖瓣关闭不全（图5-54），频谱多普勒获得高速三尖瓣反流频谱（图5-55）。

② 心室流出道切面见主动脉增宽，右心室流出道细窄或不能显示，肺动脉内径变细（图5-56）。CDFI显示肺动脉瓣口无正向血流信号。

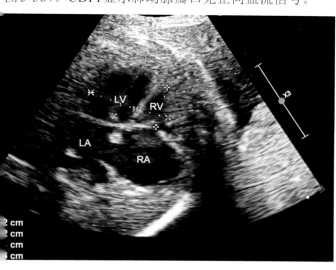

图5-53 室间隔完整型肺动脉闭锁：孕26周，胎儿心尖四腔心切面显示右心室明显缩小、右心室壁增厚，右心室腔狭小

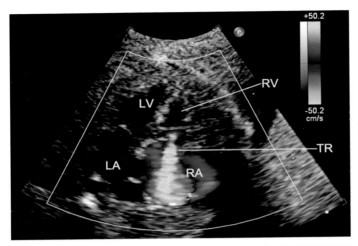

图 5-54　室间隔完整型肺动脉闭锁：胎儿心尖四腔心切面 CDFI 显示收缩期三尖瓣口右心房内大量面色为主的五彩高速反流信号

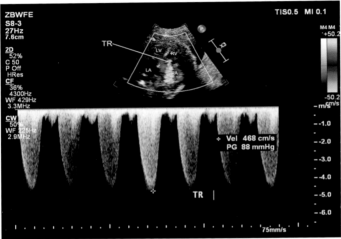

图 5-55　与图 5-54 为同一胎儿，心尖四腔心切面 CW 获得收缩期反流频谱，流速达 468cm/s，最高压差达 88mmHg

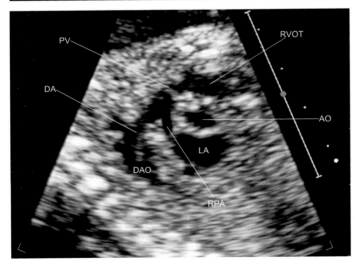

图 5-56　室间隔完整型肺动脉闭锁：胎儿右心室流出道切面显示肺动脉瓣增厚、回声增强，动态观显示肺动脉瓣无明显开放关闭活动

③ 三血管切面显示主动脉内径明显增宽，肺动脉明显变细（图 5-57），动脉导管内可见逆向血流信号逆灌至主肺动脉及肺动脉分支内（图 5-58）。

④ 约 1/3 胎儿可合并右心室依赖冠状动脉循环。

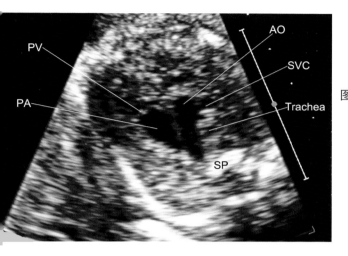

图 5-57　室间隔完整型肺动脉闭锁：胎儿三血管气管切面显示肺动脉瓣增厚，回声增强，动态观显示肺动脉瓣无明显开放及关闭活动，三个血管的排列关系及与气管的关系正常

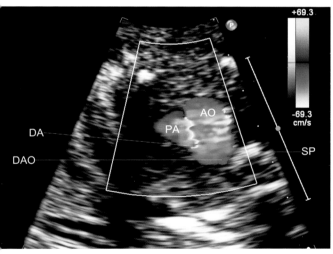

图 5-58　室间隔完整型肺动脉闭锁：胎儿三血管气管切面肺动脉（PA）主干内出现来自降主动脉（DAO）经动脉导管（DA）反向灌注的红色血流信号；主动脉内血流方向正常，由主动脉瓣流向降主动脉（DAO）

2.室间隔缺损型肺动脉闭锁（法洛四联症伴肺动脉闭锁）

① 四腔心切面往往正常（图 5-59），或显示较大的室间隔缺损。

② 左心室流出道切面可观察室间隔缺损，主动脉增宽并骑跨于室间隔缺损之上（图 5-60）。

③ 右心室流出道切面显示右心室流出道及肺动脉闭锁，CDFI 显示右心室与左心室的血流共同进入主动脉（图 5-61～图 5-63）。

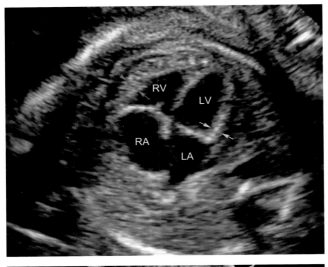

图 5-59　室间隔缺损型肺动脉闭锁：
孕23周，胎儿心尖四腔心
切面显示左、右心对称性基
本正常，室间隔从心尖至十
字交叉未见明显连续中断，
但右心室壁明显增厚

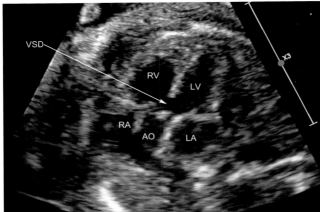

图 5-60　同一胎儿，左心室流出道切
面显示增宽的主动脉（AO）
骑跨在室间隔缺损（VSD）
之上，骑跨率约50%，主
动脉前壁与室间隔之间连续
中断，主动脉前壁向右前移
位与室间隔不在同一平面，
主动脉后壁与二尖瓣前叶仍
然连续

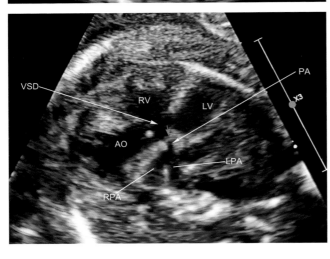

图 5-61　同一胎儿，左心室流出道切
面及右心室流出道切面显示
增宽的主动脉（AO）骑跨
在室间隔缺损（VSD）之
上，同时显示明显狭窄的肺
动脉主干（PA），肺动脉主
干与右心室之间可见强回声
带状结构（红色箭头），左、
右肺动脉分支发育尚好

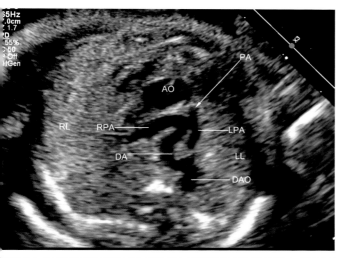

图5-62　同一胎儿，右心室流出道切面明显狭窄的肺动脉主干（PA），迂曲的动脉导管（DA）及发育尚好的肺动脉分支（LPA，RPA）

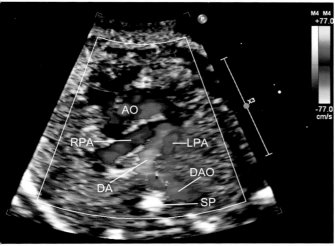

图5-63　同一胎儿，右心室流出道切面CDFI显示肺动脉闭锁特征性表现：肺动脉内血流来源于降主动脉经动脉导管的逆灌，可见红色血流信号进入肺动脉主干后再分别进入左、右肺动脉（RPA，LPA，蓝色血流信号）

④ 三血管切面显示主动脉明显增宽，肺动脉发育不良，动脉导管细小扭曲、缺如或扩张，CDFI可显示动脉导管血流逆灌。

⑤ 主动脉弓长轴切面可显示体-肺侧支血管（MAPCA）。

（五）超声图像鉴别诊断

室间隔完整型肺动脉闭锁需要与室间隔缺损型肺动脉闭锁、肺动脉狭窄、三尖瓣闭锁合并室间隔缺损相鉴别。肺动脉狭窄胎儿肺动脉瓣口收缩期可见正向血流信号进入主动脉内。三尖瓣闭锁在四腔心切面三尖瓣口无法探及舒张期血流通过。

（六）临床价值

　　室间隔完整型肺动脉闭锁合并染色体异常较少见。室间隔完整型肺动脉闭锁胎儿的预后取决于右心室和肺动脉的发育情况及右心室功能。室间隔完整型肺动脉闭锁如果不合并其他畸形预后相对较好，如果合并右心室发育不良、肺动脉发育不良则预后差，尤其合并右心室冠状动脉依赖则预后非常差，因此产前诊断意义重大。肺动脉狭窄胎儿在宫内有可能进展为肺动脉闭锁，因此产前随访复查超声心动图检查非常重要。

　　室间隔缺损型肺动脉闭锁的肺循环全部来自体循环，可以通过动脉导管、MAPCA或两者共同供血，如果肺循环主要由动脉导管供血则预后良好，如果存在MAPCA或单纯由MAPCA供血则预后差，因此产前诊断尤为重要，但并非所有的MAPCA都能在产前检出，检出率与MAPCA的大小、仪器分辨率及胎儿体位的多种因素相关。

三、三尖瓣下移畸形

（一）病因学

　　三尖瓣下移畸形又称Ebstein畸形，是胚胎发育过程中三尖瓣的隔叶或后叶没有附着在正常的瓣环位置，朝心尖移位，附着于右心室壁，而前叶附着瓣环的正常位置，导致重度三尖瓣关闭不全。本病是罕见先天性心脏病，占活产儿发病率为5.2/10万，占胎儿先天性心脏病的3% ～ 7%，约占所有先天性心脏病1%。发病率无性别差异。

（二）病理解剖和生理学

　　因三尖瓣发育异常，隔叶或后叶常短小或缺如，可下移至右心室壁，前叶附着在正常瓣环水平，导致收缩期三尖瓣口关闭不全，固有心房及房化右心室构成巨大的右心房，根据三尖瓣发育程度及房化右心室的大小，决定了功能右心室的收缩功能及心腔大小，严重的三尖瓣反流导致肺动脉瓣血流的减少，常导致肺动脉的发育不良，如肺动脉狭窄或闭锁。

（三）临床特征

　　常合并心脏其他畸形，如房间隔缺损、室间隔缺损、肺动脉狭窄及肺动脉闭锁等，大多数三尖瓣下移畸形为孤立性的，但也可合并染色体异常如21-三体综合征和18-三体综合征。其预后取决于隔瓣下移程度及合并畸形，严重者可以因心脏扩大，肺发育不良，而导致死亡，也有部分下移程度较轻者，可没有任何症状，预后较好。

（四）典型病例超声图像特征及诊断要点

① 四腔心切面：心脏增大，右心房明显（图5-64、图5-65）。

② 房室瓣：三尖瓣形态异常，前叶冗长，后叶或隔叶增厚，短小，附着在右心室壁的位置明显下移，三尖瓣隔叶与二尖瓣前叶室间隔附着点间距离显著增大（图5-64、图5-65）。

③ CDFI出现重度全收缩期三尖瓣反流（图5-66、图5-67），血流束宽，起源于右心室的中部或近心尖部，如果合并肺动脉狭窄或闭锁时，可出现动脉导管内血流逆灌（图5-68、图5-69）。

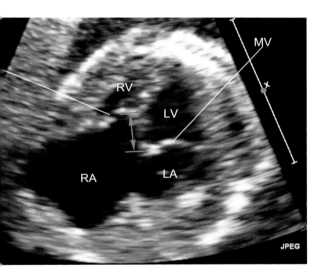

图5-64　Ebstein畸形：孕19周，胎儿四腔心切面显示胎儿心脏增大，特别是右心房明显增大，同时可见三尖瓣隔瓣根部位置明显下移，与二尖瓣前叶附着点距离增大（红色箭头）

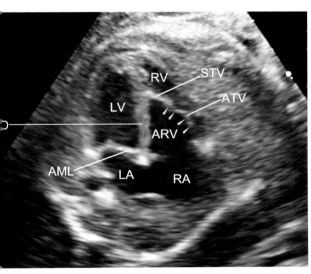

图5-65　Ebstein畸形：孕26周，胎儿四腔心切面显示胎儿心脏增大，特别是右心房明显增大，同时可见三尖瓣前叶（ATV）冗长，黏附于右心室（RV）游离壁侧（黄色箭头），三尖瓣隔瓣（STV）根部位置明显下移，与二尖瓣前叶（AML）附着点距离（MDT）增大（红色箭头），右心室被分为两部分，即固有右心室（RV）和房化右心室（ARV）

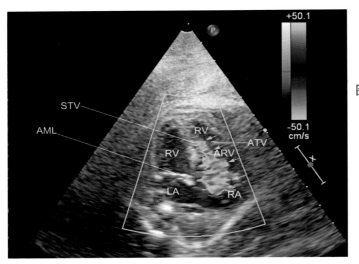

图 5-66　与图 5-65 为同一 Ebstein 畸形胎儿，四腔心切面 CDFI 显示收缩期三尖瓣关闭口明显向下移，与二尖瓣关闭线距离明显增大，房化右心室及右心房内可见大量蓝色为主的花色反流信号（黄色箭头）

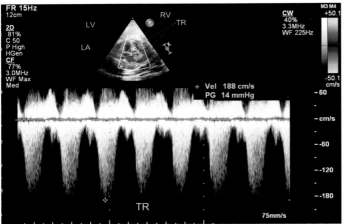

图 5-67　同一 Ebstein 畸形胎儿四腔心切面 CW 获得收缩期三尖瓣反流频谱，流速 188cm/s，压差 14mmHg

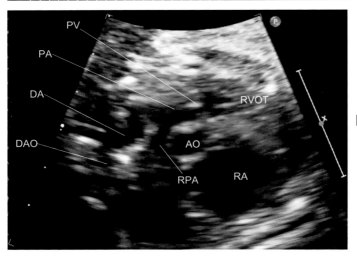

图 5-68　Ebstein 畸形：胎儿右心室流出道切面显示肺动脉（PA）内径小于主动脉（AO），肺动脉瓣（PV）回声增强，并可见粗大迂曲的动脉导管（DA）

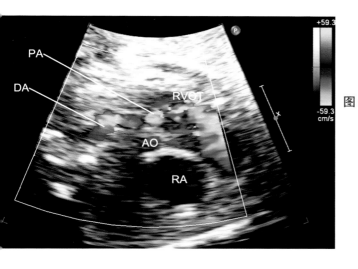

图5-69 与图5-68为同一Ebstein畸形：胎儿右心室流出道切面CDFI显示心脏的肺动脉瓣口五彩血流信号，并可见粗大迂曲的动脉导管（DA）内逆行灌注肺动脉干（PA）的红色血流信号

（五）超声图像鉴别诊断

三尖瓣下移畸形和三尖瓣发育不良需要鉴别，三尖瓣发育不良时瓣膜附着点位置正常，三尖瓣反流束位于瓣环水平，而三尖瓣下移畸形三尖瓣隔叶或后叶室间隔的附着点明显下移，三尖瓣反流束位于中下段心室位置；肺动脉狭窄或动脉导管提前收缩或关闭导致的重度的三尖瓣反流时，动脉导管内逆灌血流及三尖瓣反流的血流速度有助于鉴别诊断。

（六）临床价值

产前超声能够对三尖瓣下移胎儿的瓣膜下移的严重程度、功能右心室的大小、肺动脉的发育情况等做出明确诊断和评估，对于围生期临床的处理具有重要的价值。

四、三尖瓣闭锁

（一）病因学

三尖瓣闭锁占先天性心脏病的1%～3%，在出生后发绀型先天性心脏病中占第三位。在活产儿中发病率约5.7/10万。三尖瓣闭锁的原因尚不清楚。

（二）病理解剖和病理生理

三尖瓣闭锁是右侧房室连接的缺如导致右心房和右心室之间的交通缺乏。可分为三尖瓣缺如、三尖瓣无孔两种类型，可合并Ebstein畸形。三尖瓣缺如时，三尖瓣瓣环、瓣叶、腱索及乳头肌均缺如，三尖瓣所在部位由一肌性组织所代替。三尖瓣无孔时，三尖瓣瓣环、瓣叶和瓣下组织仍然保留，但瓣膜无孔。心房排列正常，房室连接正常，常常伴有右心室发育不良和室间隔缺损。右心室发育不良的程度取决于室间隔缺损的大小。心室与大动脉连接关系可一致或不一致。肺动脉分支通常发育良好并由动脉导管灌注。

卵圆孔在三尖瓣闭锁中发挥重要作用。卵圆孔通常很大且无受限，保证右向左分流。在大动脉关系正常的情况下，室间隔缺损的大小决定前向肺动脉血流的流量。室间隔完整时，可导致显著的肺动脉狭窄，动脉导管逆灌。当存在大动脉转位时，室间隔缺损的大小决定了是否存在体循环受阻。因此存在大动脉转位的三尖瓣闭锁胎儿会有主动脉瓣下梗阻、主动脉发育不良和主动脉缩窄的风险。

（三）临床特征

三尖瓣闭锁通常是一种孤立的畸形。不到20%的患者伴有其他畸形，室间隔缺损最常见。大约8%的三尖瓣闭锁伴有主动脉缩窄，尤其是伴有大血管转位的病例。其他伴发畸形还包括左位上腔静脉、并列心耳及右位主动脉弓。

产后预后取决于心内及心外并发畸形。若伴发大的室间隔缺损，肺动脉狭窄较轻，预示出生后肺循环血流充足，预后较好。三尖瓣闭锁患儿手术治疗的远期预后良好，个月存活率为91%，半年为87%，1年为81%，10年为70%，20年为60%。

（四）典型病例超声图像特征及诊断要点

① 四腔心切面显示左、右心室明显不对称，右心室明显缩小或不显示（图5-70）。仅见左侧房室瓣启闭活动，相当于右侧房室瓣处可显示膜状强回声带或较粗条索状回声，无启闭活动（图5-70、图5-71），彩色多普勒仅显示左心室流入道血流，右心室流入道无血流显示（图5-71）。

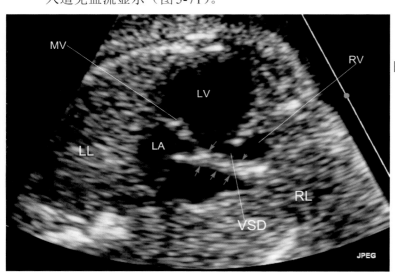

图5-70 三尖瓣闭锁：孕24周胎儿心尖四腔心切面显示左、右心室明显不对称，右心室明显发育不良，收缩期二尖瓣处于关闭状态，三尖瓣水平可见强回声带状结构（红色箭头），室间隔十字交叉处可见明显连续诊断（VSD）

②　常伴有室间隔缺损，右心室大小与室间隔缺损大小成正比，彩色多普勒可见过隔血流信号（图5-70～图5-72）。

③　心房间交通变大，常可见过长的卵圆孔瓣凸向左心房（图5-71、图5-72）。

④　均伴有流出道异常表现：大动脉与心室连接关系一致时，如果肺动脉没有闭锁，其内径与室间隔缺损大小成正比，如果肺动脉闭锁时，肺动脉起始部往往心室不清；大动脉与心室连接关系不一致时，可出现主动脉发育不良，而肺动脉正常。

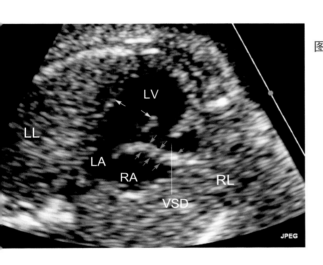

图5-71　与图5-70为同一三尖瓣闭锁胎儿：心尖四腔心切面显示左、右心室明显不对称，右心室明显发育不良，舒张期二尖瓣处于正常开放状态（黄色箭头显示明显开放的二尖瓣前后叶），而三尖瓣无明显启闭活动，三尖瓣水平可见强回声带状结构（红色箭头），室间隔近十字交叉处可见明显连续中断（VSD）

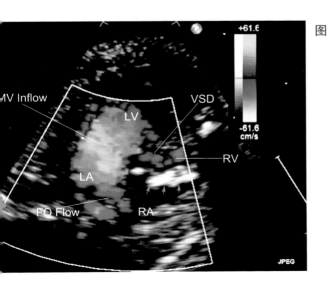

图5-72　三尖瓣闭锁：胎儿心尖四腔心切面CDFI显示舒张期二尖瓣开放，二尖瓣口宽带、鲜亮的血流信号由左心房（LA）进入左心室（LV），同时右心房与右心室之间仅见强回声带状结构，无血流从右心房（RA）进入右心室（RV），同时可见右心房通过卵圆孔进入左心房血流信号（FO Flow），室间隔缺损处可见由左心室分流进入右心室（RV）的蓝色信号

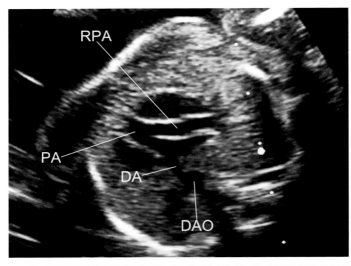

图5-73　三尖瓣闭锁：胎儿肺动脉长轴切面肺动脉外侧支（RPA）及动脉导管（DA）

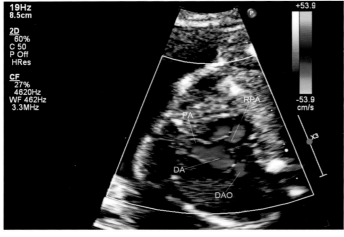

图5-74　与图5-73为同一胎儿：肺动脉长轴切面CDFI显示肺动脉主干内红色的血流信号，为来自降主动脉（DAO）经动脉导管（DA）逆灌所致

（五）超声图像鉴别诊断

（1）室间隔完整的肺动脉闭锁　二者四腔心切面同时显示右心室发育不良，肺动脉闭锁流入道正常，可见重度三尖瓣反流导致右心房扩大，右心室壁增厚，肺动脉内可见反向的血流信号（动脉导管的逆灌、图5-73、图5-74）。

（2）心室双入口　心室双入口是单心室房室连接的最常见类型，表现为两个发育正常的左、右心房通过各自的房室瓣连接于一个共同心室，有两组房室瓣。

（六）临床价值

三尖瓣闭锁属于发绀型先天性心脏病，是单心室的"经典"类型。术前的准确诊断以及对大血管和心室的发育情况的仔细评估，可以为预后评估及出生后策略提供可靠的信息。

五、二尖瓣闭锁

一）病因学

二尖瓣闭锁是一种较罕见和严重的发绀型先天性心脏病，发病率占先天性心脏病的0.5% ～ 2.0%。二尖瓣闭锁常与其他畸形并存，如右心室双出口、主动脉闭锁、主动脉狭窄、单心室、大动脉转位等。

二）病理解剖和生理学

二尖瓣闭锁可分为二尖瓣缺如和二尖瓣无孔两种类型。二尖瓣缺如，二尖瓣环、瓣叶、腱索和乳头肌均缺如，左心房底部为一肌肉组织结构形成的房室沟，嵌入左心房与左心室之间。二尖瓣无孔时，二尖瓣环和二尖瓣叶仍然保留，但瓣膜无孔，瓣下可有发育不全的腱索，此种类型少见。

三）临床特征

本病常见于左心室发育不良综合征，主动脉闭锁，约18%的患儿伴有染色体畸形，主要有18-三体综合征，13号与21号染色体异位与缺失综合征。二尖瓣闭锁存活期超过一年者少见，患儿出生后需分期治疗。手术预后主要取决于房室连接关系、室间隔是否存在、左心室大小、心室大动脉连接关系。

四）典型病例超声图像特征及诊断要点

① 四腔心切面明显不对称，左心室明显缩小或不显示，仅见右侧房室瓣启闭运动，左侧房室瓣无启闭运动。在相当于左侧房室瓣处可见一强回声带状结构（图5-75、图5-76）。

② 常伴有室间隔缺损（图5-77），此时左心室可正常或缩小。不伴有室间隔缺损时，左心室仅为一残腔而几乎不能显示。

③ 二尖瓣闭锁通常与主动脉闭锁共同出现，主动脉显示不清，仅显示一条大血管即肺动脉。心室与大动脉连接关系可一致或不一致，常伴有右心室双出口。

④ 彩色多普勒与脉冲多普勒只显示右侧房室瓣血流，而左侧房室瓣无血流信号（图5-77）。主动脉闭锁时，主动脉弓内可显示反向血流，即血流由肺动脉经动脉导管逆流入主动脉弓，卵圆孔水平左心房至右心房血流（图5-78）。

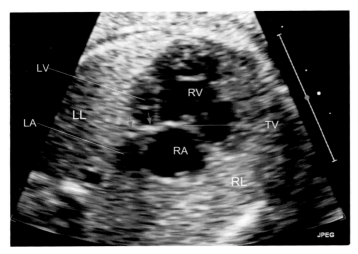

图 5-75　二尖瓣闭锁伴左心室发育不良：孕 25 周，胎儿心尖四腔心切面显示左右心明显不对称，左心房、左心室明显缩小，二尖瓣位置仅见强回声带状结构（红色箭头）

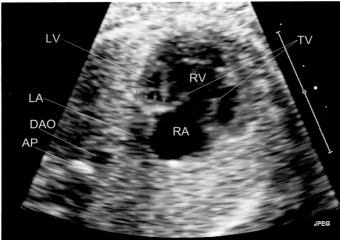

图 5-76　同一胎儿，心尖四腔心切面显示舒张期三尖瓣开放良好，二尖瓣位置仅见强回声带状结构（红色箭头）将左心室（LV）与左心房（LA）隔开

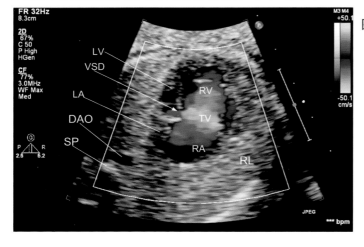

图 5-77　同一胎儿，心尖四腔心切面 CDFI 显示舒张期三尖瓣口宽带、鲜亮的血流信号由右心房（RA）进入右心室（RV），同时显示近十字交叉处室间隔缺损由右心室分流进入左心室的红色血流信号（VSD），二尖瓣位置舒张期未见血流信号通过

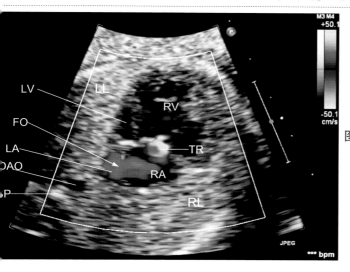

图 5-78 同一胎儿，心尖四腔心切面CDFI显示收缩期三尖瓣口蓝色反流信号（TR），同时可见卵圆孔由左心房进入右心房的分流信号

（五）超声图像鉴别诊断

　　二尖瓣闭锁主要需与三尖瓣闭锁、二尖瓣先天性狭窄及二尖瓣发育不良综合征鉴别。

（六）临床价值

　　二尖瓣闭锁往往是左心室发育不良综合征的一部分，参见左心室发育不良综合征部分。

六、左心发育不良综合征

（一）病因学

　　左心发育不良综合征主要包括主动脉闭锁或严重狭窄，同时合并二尖瓣狭窄或闭锁，左心室、升主动脉及主动脉弓严重发育不全。其发病原因不详，有研究认为是由于遗传引起的染色体核型改变造成的，同时它也是严重的、致死性的先天性心脏畸形。活产儿中的发生率为2.6/10000，占先天性心脏病的3.8%，是产前诊断的最为常见的先天性心脏病之一，因为超声上可见较为明显的四腔心切面异常。

（二）病理解剖和生理学

　　左心发育不良综合征可出现四种情况：① 为主动脉及二尖瓣均狭窄；② 为主动脉及二尖瓣均闭锁；③ 为主动脉闭锁及二尖瓣狭窄；④ 为二尖瓣闭锁及主动脉狭窄。最常见的是第二种。由于左心系统发育不良，左心系统流出道和流入道均梗阻，导致左心房进入左心室血流明显减少或无血流进入左心室，左心房内压力明显增高，当左心房压力大于右心房时，出现卵圆孔瓣提前关闭。如果房间隔存在缺损，心房水平出现左向右分流信号。如果房间隔完整，左心房压力不断增高，出现左心房增大，张力增高，肺静脉回流受限，导致慢性肺动脉高压，并引起肺毛细血管床发育异常。右心系统血流量增多，导致右心系统较正常增大。由于主动脉起始部闭锁或狭窄，因此，胎儿头颈部与冠状动脉血液供应完全或部分来源于动脉导管反向血流。

（三）临床特征

该病可伴有其他心内畸形，包括室间隔缺损、完全性肺静脉异位引流等。5% ～ 10%伴发染色体异常，包括 13-三体综合征、18-三体综合征及 Turner 综合征等。部分胎儿会伴发宫内发育迟缓。

（四）典型病例超声图像特征及诊断要点

① 四腔心切面明显不对称，左心房、左心室明显小于正常，部分病例几乎显示不出左心室腔，右心房明显增大，心尖主要由右心室构成（图5-79 ～图5-81）。

② 出现二尖瓣狭窄时，二尖瓣回声增强，瓣叶增厚，启闭运动明显受限，出现二尖瓣闭锁时，表现为强回声带状结构，无瓣叶的启闭活动（图5-79 ～图5-81）。

③ 无房间隔缺损的情况下，左心房内压力大于右心房时，卵圆孔出现提前关闭的状态，或因左心房压力较大，卵圆孔瓣可膨向右心房，而汇入左心房的肺静脉明显扩张。

④ 主动脉狭窄表现为升主动脉明显小于正常，主动脉闭锁仅显示细小升主动脉或左心室流出道及升主动脉难以显示（图5-82 ～图5-84）。

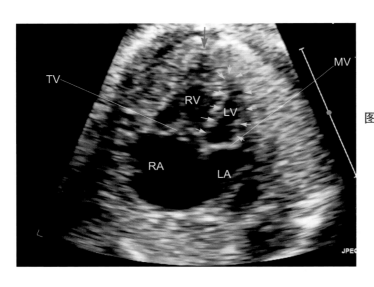

图5-79 左心发育不良：孕21周，胎儿心尖四腔心切面显示左、右心明显不对称，左心房、左心室明显缩小，左心室腔狭小（黄色箭头），心尖（红色箭头）由右心室构成，二尖瓣回声增强

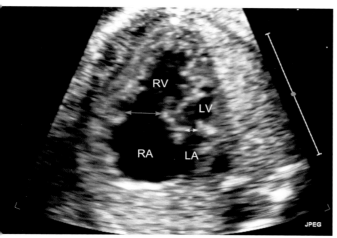

图5-80　与图5-79为同一左心发育不良胎儿：心尖四腔心切面显示舒张期三尖瓣开放良好，二尖瓣开放明显受限，二尖瓣瓣环直径（黄色箭头）明显小于三尖瓣瓣环直径（红色箭头）

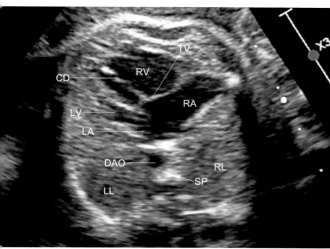

图5-81　左心发育不良：孕23周，胎儿心尖四腔心切面显示左、右心明显不对称，左心房、左心室明显缩小，左心室腔狭小，二尖瓣结构显示欠清晰

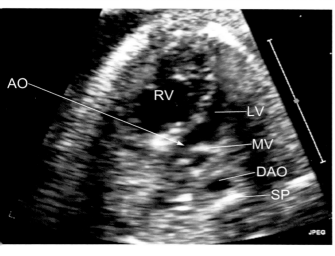

图5-82　与图5-79为同一左心发育不良胎儿：左心室流出道切面主动脉明显狭窄，左心腔明显狭小，二尖瓣回声增强

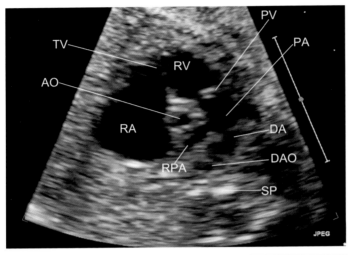

图 5-83 同一左心发育不良胎儿：大动脉短轴切面显示主动脉明显狭窄，肺动脉内径增宽

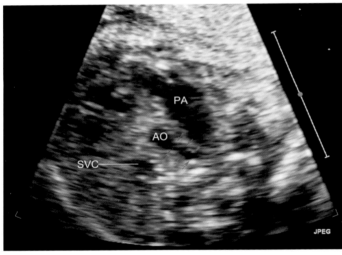

图 5-84 同一左心发育不良胎儿：三血管气管切面显示主动脉弓明显狭窄（红色箭头），肺动脉及动脉导管弓内径增宽

⑤ 彩色多普勒对诊断有价值，可显示通过二尖瓣口的血流束细窄（图 5-85）或无血流信号显示（二尖瓣闭锁时），卵圆孔水平可见双向或左向右分流信号（图 5-86），主动脉细窄严重时可见主动脉弓内来自动脉导管的反向血流。

（五）超声图像鉴别诊断

需要与所有导致左心室缩小的胎儿心脏病进行鉴别，最常见的情况为主动脉弓缩窄导致的左心室内径缩小，与主动脉严重狭窄导致的左心室缩小鉴别较为困难，因为严重的主动脉狭窄也是左心室发育不良综合征的致病原因。需要与二尖瓣闭锁伴室间隔缺损、非对称型房室间隔缺损等鉴别鉴别。左心室发育不良综合征的主要特征是左心室

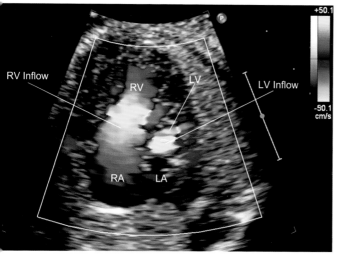

图 5-85　同一左心发育不良胎儿：心尖四腔心切面 CDFI 显示舒张期左心室流入道血流束宽度明显小于右心室流入道血流束宽度，同时可见右心室腔内血流信号充盈良好，而左心室腔内血流信号面积很小

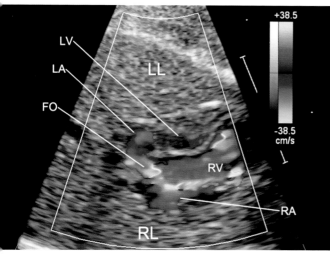

图 5-86　左心发育不良胎儿：横位四腔心切面显示胎儿左、右心明显不对称，左心室、左心房明显缩小，CDFI 显示卵圆孔（FO）血流方向为左心房（LA）流向右心房（RA）的蓝色血流信号

明显狭小，包括长径与横径，心尖主要由右心室构成，多伴有二尖瓣闭锁及主动脉闭锁，因此二尖瓣口及主动脉口无明显血流信号；主动脉峡部血流为来自降主动脉的反向血流信号，房间隔卵圆孔血流为左心房流向右心房。

（六）临床价值

25% 新生儿在出生后 1 周内即死亡。出生后给予前列腺素治疗以维持动脉导管开放，但仍然在 24h 内出现充血性心力衰竭。因此，新生儿期必须手术，包括心脏移植及 Norwood 修补术。前者 5 年生存率约 80%，后者 2 年生存率约 50%，50% 存活者常有神经系统发育迟缓。

第五节 胎儿心律失常

一、病因学

胎儿心律失常临床较常见，发生率为1% ～ 3%，而其中10%左右与胎儿宫内死口和心脏发育结构异常有关。胎儿心律失常多考虑以下几种原因：① 胎盘功能减退，胎丿窘迫；② 脐带受压或缠绕；③ 胎儿心肌炎或心脏结构异常；④ 胎儿心脏神经系统发育不全。缓慢型心律失常的胎儿房室传导阻滞由传导系统先天发育不完善、受损或解剖纟构的中断导致，与先天性心脏结构异常高度相关，特别是完全性房室传导阻滞，约50%与胎儿先天性心脏畸形有关，尤其是与心房异构、矫正型大动脉转位或房室间隔缺损等复杂畸形高度相关，另50%可能与母体结缔组织疾病有关，包括SSA、SSB抗体阳性丿Sjogren's综合征，与这些来自母体的抗体通过胎盘损害胎儿的房室结和传导系统有关另外，孕晚期房性期前收缩，多由于房间隔膨胀瘤或卵圆瓣冗长撞击心房壁所致。

二、病理解剖和生理学

胎儿心律失常可分为不规则心律失常、心动过速、心动过缓。其中不规则心律失常最常见，主要由期前收缩引起，包括房性期前收缩和室性期前收缩，每分钟发生10次以上称为频发期前收缩。胎儿心动过速（胎心率>200次/分）主要包括窦性心动过速、室上性心动过速、室性心动过速、心房扑动、心房颤动，其中以室上性心动过速最常见胎儿心动过缓（胎心率<100次/分）主要包括窦性心动过缓和房室传导阻滞等，其中完全性房室传导阻滞最常见。

胎儿心律失常可单独发病，亦可与其他疾病伴发。其预后与心律失常的病因、记因、演变趋势、是否会导致严重血流动力学障碍有关。可突然发作而致猝死，持续发们时会导致心衰。大约90%的胎儿心律失常都是短暂或一过性的心律失常，对心脏的血流动力学影响较小。一些持续性心律失常（如心室颤动、完全性房室传导阻滞）则可以引起严重的胎儿血流动力学和心脏房室大小的改变，如果没有及时发现和处理，会出现朋儿非免疫性水肿，也可发生胎死宫内的严重后果。

三、临床特征

各种类型心律失常若持续时间<10min，则为一过性，心律失常可在胎儿心脏发育

长过程中反复出现，逐渐消失，有时甚至可出现心律失常类型的转变。胎儿心律失常可发生在任何孕期，常见于中晚孕期，胎儿超声心动图中检查发现的心律失常主要为胎儿心脏节律不规则，多数是胎儿心脏生长发育中的良性过程，能在胎儿随访过程中或出生后消失，不需要特殊处理。但对于一部分严重的胎儿心律失常，如完全性房室传导阻滞、持续性心动过速，可引起胎儿血流动力学改变，如不及时诊断和处理，常会导致胎儿心力衰竭、水肿或死亡。

九、典型病例超声图像特征及诊断要点

（一）房性期前收缩

（1）M型超声心动图表现　心房壁运动波（a波）提前出现，幅度较正常A波低，如果下传至心室，出现相应的心室运动波形V（图5-87），如果不下传至心室，则不出现相应的心室运动波形V，代偿间歇可完全或不完全。

（2）多普勒超声心动图表现　二尖瓣A峰提前出现，无E峰，房性期前收缩下传至心室时，可出现对应的心室射血波S，且血流速度较低，不下传至心室时，无对应的S波，代偿间歇可完全或不完全（图5-88）。

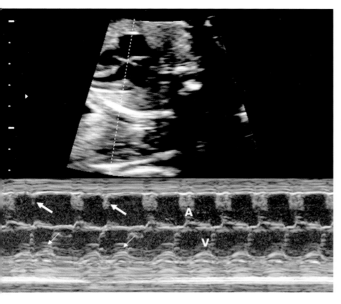

图5-87　M型超声心动图记录的房性期前收缩：取样线同时穿过右心房和左心室，胎心率148次/分。粗箭头示心房期前收缩波（a波），细箭头示下传的心房期前收缩波引起的心室波。A为心房收缩；V为心室收缩

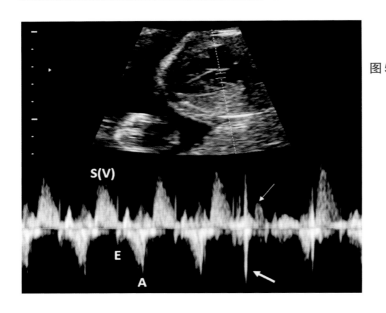

图 5-88　脉冲多普勒记录的房性
　　　　　期前收缩：取样容积置
　　　　　于左心室流入道与流出
　　　　　道交界处。粗箭头示心
　　　　　房期前收缩引起的房室
　　　　　瓣提前开放的血流频谱，
　　　　　细箭头示心房期前收缩
　　　　　引起心室收缩血流频谱，
　　　　　E 为舒张早期充盈峰；A
　　　　　为舒张晚期充盈峰，代
　　　　　表心房收缩；S（V）为
　　　　　心室收缩

（二）胎儿室上性心动过速

① M 型超声心动图显示心房和心室收缩波规律出现（图5-89）。

② 多普勒超声心动图各波峰及间距规则。

③ 胎儿心率为220 ～ 260次 / 分。

④ 节律整齐规则，1 ： 1房室传导。

⑤ 不伴有心房率或心室率的变化。

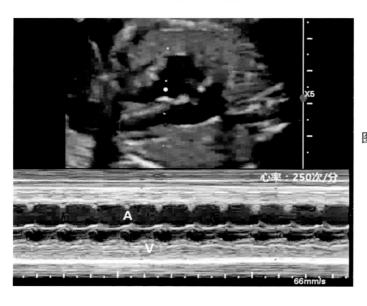

图 5-89　M 型超声心动图记录的
　　　　　室上性心动过速：取样
　　　　　线同时穿过右心房、右
　　　　　心室，胎心心房率250
　　　　　次 / 分，心室率250次 /
　　　　　分，节律整齐规则。A
　　　　　为心房收缩；V 为心室
　　　　　收缩

三）胎儿完全性房室传导阻滞

（1）M型超声心动图表现　胎儿心室率<80次/分，多数<50次/分，心房和心室壁活动曲线节律分离，各有自己的节律，二者互不相关，且心室率<心房率（图5-90）。

（2）多普勒超声心动图表现　二尖瓣波群E、A波各自大小相对一致，A-A间期相对规则，E-E、S-S间期延长，E、A峰互不相关，E-A间期不规律，E波频率慢于A波。

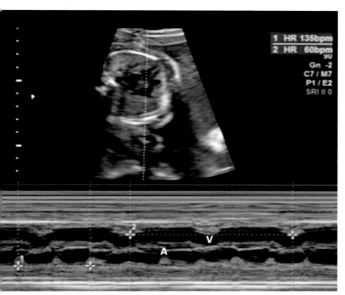

图5-90　M型超声心动图记录的完全性房室传导阻滞：取样线同时穿过左心室和右心房，胎儿心房率135次/分，心室率60次/分，各自节律整齐，心房和心室率无相关性。A为心房收缩；V为心室收缩

五、超声图像鉴别诊断

（1）心动过速的鉴别诊断　首先计算心房率和心室率，如果两者相等，房室传导1：1，心率在180～200次/分，则为窦性心动过速；此时如心率>220次/分，则可诊断为室上性心动过速。如果心房率>300次/分，且规则，则为心房扑动，心房扑动伴有不同程度的房室传导阻滞可产生不同的心室率（即取决于房室传导阻滞是固定的2：1、3：1、4：1，或是不定的）。此时如果心房率不规律，且>360次/分，心室收缩不规律，多在120～160次/分，可诊断为心房颤动，由于心房颤动的房室传导在房室结受阻，因此同时常常伴有节律不齐的心室率。

（2）心动过缓的鉴别诊断　如果心率<100次/分，心房率与心室率规则，且为1：1传导，则为窦性心动过缓；如果心房与心室有各自的节律，二者没有依赖关系，且心室率多<50～80次/分，则为Ⅲ度完全性房室传导阻滞；Ⅰ度房室传导阻滞可以通过M型超声记录的房室瓣和半月瓣的运动以及脉冲多普勒超声记录的腔静脉和主动脉、

肺静脉和肺动脉的频谱来判断胎儿房室传导是否延长来诊断。Ⅱ度房室传导阻滞目前同样主要依靠上述脉冲多普勒方法来初步判断，但是其伴有规则或不规则间歇性传导时，有时与完全性房室传导阻滞难以鉴别，尚需进一步探索更为准确和实用的诊断方法。

六、临床价值

胎儿心律失常的围生期预后与胎儿心律失常分类、是否伴有心血管或其他畸形、有无胎儿水肿密切相关。因此产前正确诊断及选择适当方法处理胎儿心律失常在临床上显得尤为重要。超声检查具有方便、快捷和图像实时动态等优点，胎儿心律的超声检查是在二维超声心动图的基础上，采用M型、脉冲多普勒和组织多普勒（TDI）来评估胎儿的心率和节律，可以通过观察室壁的运动、瓣膜的启闭及心内血流频谱来观察并诊断胎儿心律失常，不仅能识别胎儿心律失常的类型，还能同时观察心血管解剖结构及血流动力学变化。其中，M型和脉冲多普勒超声心动图是最常用方法，能对绝大多数常见胎儿心律失常做出可靠的诊断。因此，超声检查是目前临床应用于诊断与鉴别诊断胎儿心律失常的首选方法，在胎儿心律失常及其病因的诊断中发挥了重要的临床价值。

第六节　心脏肿瘤

一、病因学

胎儿心脏肿瘤比较罕见，类型复杂，其病因尚不明确，可能为某些遗传性疾病的首发表现，这些遗传性疾病包括结节性硬化病、多发性神经纤维瘤、戈林综合征等。心脏肿瘤的发病率约为0.41%，占胎儿心脏畸形的2.8%，约90%为原发性良性肿瘤，其中心脏横纹肌瘤是最常见的胎儿心脏肿瘤，其次为畸胎瘤、纤维瘤、黏液瘤、嗜酸细胞瘤等。多为单独发生，不合并其他心脏畸形。胎儿心脏肿瘤的发展和转归因其组织学类型和解剖位置不同而不同，尽管胎儿期心脏恶性肿瘤非常罕见，大多属于良性肿瘤，但根据其生长部位不同，可引起心脏梗阻性血流动力学改变、心包积液、瓣膜运动受限、心律失常、胎儿水肿以及心力衰竭，甚至胎儿死亡，因此心脏肿瘤多具有潜在的致命危险，对胎儿心脏肿瘤准确的产前诊断、及时的临床决策、有效的干预处理具有非常重要的临床意义。

二、病理解剖和生理学

胎儿心脏肿瘤的最常见病理类型为横纹肌瘤，病理检查典型的横纹肌瘤细胞被称为"蜘蛛细胞"。胎儿横纹肌瘤好发于心室壁内、室间隔、心外膜以及心房内，可单发或多发，40%的横纹肌瘤病例中伴有颅内病变，多发性的胎儿横纹肌瘤已经证明与结节性硬化症密切相关。肿瘤位置和大小不同，会带来不同程度的血流动力学改变。如果瘤体过大会引起严重的血流动力学改变，严重影响胎儿的发育和生命。如发生在左心的大横纹肌瘤会导致左心室流入道或流出道的梗阻，导致左心衰；而发生在右心的大横纹肌瘤会导致右心室流入道或流出道的梗阻，导致右心衰。

心脏畸胎瘤居于胎儿和新生儿最常见心脏肿瘤的第二位，主要来源于心包并附着于肺动脉和主动脉根部，如果瘤体较大，会对邻近心房或心室造成不同程度的压迫。肿瘤的大小、位置不同引起的病理生理改变不同，多数肿瘤位于右心前方，会对右心腔、大血管甚至气管造成压迫，从而造成不同程度的血流动力学改变，发生在心房或心室腔内的畸胎瘤较少见。胎儿心脏畸胎瘤多单独发生，不合并其他先天性心脏病。

黏液瘤在胎儿中是相当罕见的，文献报道显示，胎儿黏液瘤最常见的发病部位是右心房，其次是左心室和肺动脉瓣。而成人最常见于左心房。现在认为，黏液瘤起源于心内膜下的多能间充质干细胞。肿瘤多呈白色或浅灰色，多为息肉状，质软。根据肿瘤的大小和位置会发生相应的病理生理学改变，但相关报道较少见。

三、临床特征

胎儿横纹肌瘤大多数没有临床症状，妊娠期母体激素有可能引起横纹肌瘤在孕期增大，部分胎儿的肿瘤在出生后可以逐渐变小或消失。部分患者可继发心律失常，如果不予以及时治疗，则可导致心衰和胎儿水肿。对于稳定的胎儿横纹肌瘤，需要密切的随访，以定期了解和监测肿瘤大小和胎儿心脏血流动力学改变。由于胎儿期横纹肌瘤缺乏目前的介入治疗方法，如果胎儿出现持续心律失常，如室上性心动过速，可给予母体地高辛以控制心动过速。如果胎儿出现流出道梗阻导致血流动力学的改变或胎儿水肿，应根据孕龄采取措施，尽早生产。大多数胎儿横纹肌瘤的预后较好，可在出生后根据肿瘤大小及其与周围组织的关系，择期手术治疗或观察随访。肿瘤较大、胎儿心律失常以及胎儿水肿往往预示胎儿有不好的结局。超声心动图是检测胎儿横纹肌瘤的最常用检查方法。

胎儿心脏畸胎瘤临床上常见的伴随症状为心包积液，有时会出现不同程度的胸腔积液。当出现大量的心包积液时，心脏出现心脏压塞时就应该进行胎儿心包穿刺。如果肿瘤引起了严重的胎儿心脏受压，对于孕周较大的胎儿可选择出生后外科手术切除肿瘤对于新生儿心脏畸胎瘤，肿瘤一旦被外科切除，患儿的一般发育情况良好。胎儿心脏黏液瘤一般没有明显的临床症状，主要也是与肿瘤的位置和大小有关。

四、典型病例超声图像特征及诊断要点

（一）横纹肌瘤

① 二维超声显示肿瘤突入心腔或深入室壁内，呈圆形或卵圆形的实性中高回声，比室壁回声稍增强，边界清楚，无明确包膜，无蒂（图5-91），随心脏舒缩运动可有一定的活动幅度。

② 最常累及左心室，其次为右心室和室间隔，累及心室和心房时可见扩大，亦可累及心房及心包。

③ 90%呈多发性，肿块大小不等，随着孕周的增加，肿块可增大或增多（图5-92）。

④ 当超声心动图发现心脏肿瘤时，应仔细扫查胎儿颅内是否伴有稍增强回声结节并结合基因检测、进行动态随访来排除硬化性结节症（图5-93）。

⑤ 胎儿心脏横纹肌瘤可以突入心腔内造成流入道或流出道梗阻或瓣膜反流等血流动力学改变，可致心室肥厚或腔室增大、心律失常等，重者心功能减退，胎儿水肿，甚至危及胎儿生命。

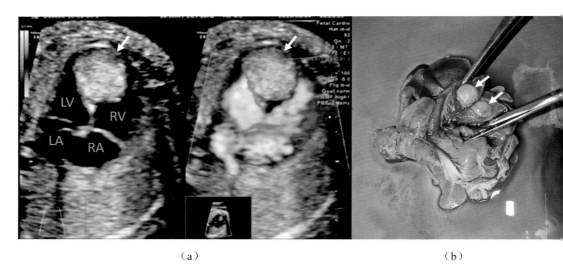

（a）　　　　　　　　　　　　　　　　　（b）

图5-91　胎儿心脏横纹肌瘤孕32周：（a）室间隔近心尖部可见实性中高回声团块（箭头）CDFI示团块内未见明显血流信号；（b）胎儿心脏解剖标本。室间隔近心尖部可见实性中高回声团块（箭头）

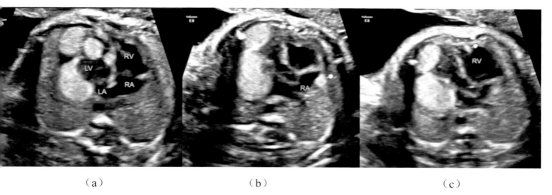

（a）　　　　　　　　　　（b）　　　　　　　　　　（c）

图5-92　胎儿心脏横纹肌瘤孕24周：左心室、右心室、右心房及心包均可见实性中高回声团块，较大者位于心包

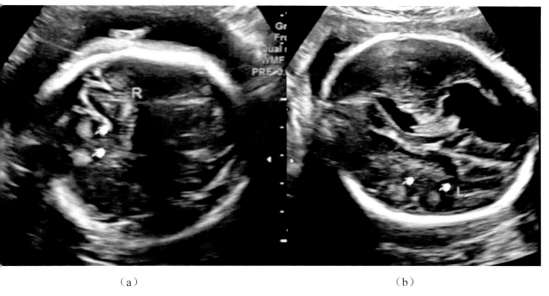

（a）　　　　　　　　　　　　　　　　（b）

图5-93　颅内稍增强回声结节（与图5-92为同一胎儿）

二）心脏畸胎瘤

瘤内含有囊性成分和心包钙化的混合性不均匀组织，其超声心动图的特征性表现为回声的囊性区和钙化组织的强回声，并伴有不同程度的心包积液和胸腔积液。

三）心脏黏液瘤

肿瘤常位于右心房内，呈中等回声，有蒂，活动度较大。需要注意的是，位于房间隔右心房侧的心脏黏液瘤有时会通过卵圆孔进入左心房，影响左心的充盈。

五、超声图像鉴别诊断

胎儿心脏肿瘤容易与心室点状强回声、右心室调节束或粗大的乳头肌等混淆，尤其是心室中肥大的乳头肌可能会被错认为是横纹肌瘤，此时应当注意追踪扫查腱索予以鉴别，同时需要多切面、多角度进行扫查以确定瘤体，动态随访观察。同时注意切勿把心外组织或纵隔肿块误认为心脏肿瘤。

六、临床价值

胎儿心脏肿瘤在孕20～33周能被超声心动图检测出。超声心动图是胎儿期发现心脏肿瘤、追踪随访及评价其预后的首选方法。胎儿超声心动图不仅能准确发现心脏肿瘤，明确心脏肿瘤的部位、大小、血流动力学改变，而且还能对胎儿心功能变化、心律失常、胎儿水肿等作出准确评估。由于产前发生心脏肿瘤可能是结节性硬化症的最早表现，需要密切观察肿瘤发展变化，且需结合胎儿家族史、基因检查等手段，做出更准确的诊断，并客观评估胎儿预后。

参考文献

[1] 张铁娟，吴青青，王莉，杨丽曼，李斯静.产前彩色多普勒超声诊断胎儿单脐动脉及持续性右脐静脉合并胎儿相关畸形的对比研究.2015，23（1）：100-101.

[2] 李军，陈必良，朱军.产前诊断技术与胎儿畸形评估.西安：世界图书出版公司，2018.

[3] 唐英，杨太珠.胎儿腹内脐静脉扩张的产前诊断和临床意义.四川大学学报（医学版）.2011，2：286-288.

[4] 刘晓伟，何怡华.单纯永存左上腔静脉对胎儿心脏结构与血流动力学的影响.中华超声影像学杂志.2015，5：393-397.

[5] 王诗雅，韩建成，张烨，孙琳，王慧芳，何怡华.产前超声诊断胎儿永存左上腔静脉并右上腔静脉缺如畸形.中国医学影像技术.2018，34（5）：715-718.

[6] 王雁，魏俊，刘国莉，裴秋艳.先天性门体静脉分流的产前诊断和咨询.中华围产医学杂志，2018，21（8）：555-557.

[7] 许琦，孙洪霞，解珺淑，王建六；裴秋艳；张晓红.下腔静脉离断并奇静脉连接胎儿的临床特点及预后.中华妇产科杂志.2018，53（3）：149-154.

[8] 李胜利，朱军，李军.胎儿超声心动图学教程.北京：科学出版社，2018.

[9] 李军，苏海砾，朱霆，等.超声心动图诊断胎儿单心室分型与合并畸形的价值.中华超声影像学杂志，2012，2（8）：649-652.

[0] 李军，苏海砾，张军，等.胎儿先天性心脏病的超声诊断及分型.中华超声影像学杂志，2011，20：940-943.

[1] 郭楠，朱琦，陈娇.单纯室间隔缺损的产前及产后超声诊断分析.中国医学影像技术，2017，33（4）：562-565.

[2] 王旭东，田家玮，孙立涛.空间-时间相关成像技术诊断胎儿室间隔缺损的应用研究.中华临床医师杂志（电子版），2014，21：3795-3799.

[3] 王彧，张颖，蔡爱露，吴红梅，孙微.三维超声STIC技术在诊断胎儿完全型房室间隔缺损中的应用.中国超声医学杂志.2013，1：51-53.

[4] 许燕，接连利，任文峰，刘清华，张雷，高翔.胎儿部分型及过渡型房室间隔缺损的产前超声诊断特点.中华围产医学杂志.2011，9：519-522.

[5] Zhao Y，Edington S，Fleenor J，et al. Fetal cardiac axis in Tetralogy of Fallot：associations with prenatal findings，genetic anomalies and postnatal outcome. Ultrasound Obstet Gynecol，2017，50（1）：58-62.

[6] Axt-Fliedner R，Kurkevych A，Slodki M，et al. Absent pulmonary valve syndrome-diagnosis，associations，and outcome in 71 prenatally diagnosed cases. Prenat Diagn，2017，37（8）：812-819.

[7] Arya B，Levasseur S M，Woldu K，et al. Fetal echocardiographic measurements and the need for neonatal surgical intervention in Tetralogy of Fallot. Pediatr Cardiol，2014，35（5）：810-816.

[8] 阿尔弗莱德·阿布汗默德，拉宾·查欧里.刘琳主译.胎儿超声心动图使用指南：正常和异常心脏.第3版.北京：北京科学技术出版社，2017.

[9] Vaidyanathan B，Kumar S，Sudhakar A，et al. Conotruncal anomalies in the fetus：Referral patterns and pregnancy outcomes in a dedicated fetal cardiology unit in South India. Ann Pediatr Cardiol，2013，6（1）：15-20.

[0] Hartge D R，Niemeyer L，Axt-Fliedner R，et al. Prenatal detection and postnatal management of double outlet right ventricle（DORV）in 21 singleton pregnancies. J Matern Fetal Neonatal Med，2012，25（1）：58-63.

[1] 耿斌，张桂珍.临床儿童及胎儿超声心动图学.天津：天津科技翻译出版有限公司，2015.

[2] Howley L W，Khoo N S，Moon-Grady A J，et al. Right atrial aysfunction in the fetuswith severely regurgitant tricuspid valve visease：A votential vource of cardiovascular compromise. J Am SocEchocardiogr，2017，30（6）：579-588.

[3] Wald R M，Tham E B，McCrindle B W，et al. Outcome after prenatal diagnosis of tricuspid atresia：a multicenter experience. Am Heart J，2007，153（5）：772-778.

[4] Ono M，Vogt M，Cleuziou J，et. al. Improved exercise performance in patients with tricuspid atresia after the Fontan-Bjork Modification with pulsatile systolic pulmonary flow. Ann ThoracSurg，2016，101（3）：1012-1019.

[5] Kumar M，Priyam. Ultrasonography and autopsy correlation of fetal hypoplastic left heart syndrome. J Clin Ultrasound，2018，46（7）：480-482.

[6] Tongsong T，Sittiwangkul R，Khunamornpong S，et. al. Prenatal sonographic features of isolated hypoplastic left heart syndrome. J Clin Ultrasound，2005，33（7）：367-371.

[7] Hickey E J，Caldarone C A，McCrindle B W. Left ventricular hypoplasia：a spectrum of disease involving the left ventricular outflow tract，aortic valve，and aorta. J Am Coll Cardiol，2012，59（1 Suppl）：S43-54.

[8] 中国医师协会超声医师分会.中国胎儿心脏超声检查指南.北京：人民卫生出版社，2018.

[9] 王新房.超声心动图：分析心律失常.临床心电学杂志，2016，25（4）：241-252.

[0] 周开宇，华益民，朱琦，等.胎儿超声心动图检查对胎儿心律失常和心脏结构异常的诊断价值.临床儿科杂志，2010，28（7）：644-648.

[31] 周开宇，朱琦，陈娇，等．超声心动图检测胎儿心律失常．中国医学影像技术，2009，25（11）：2084-2087.

[32] Strasburger J F，Wakai R T. Fetal cardiac arrhythmia detection and in utero therapy. Nature Reviews Cardiology，2010，7（5）：277.

[33] Weber R，Stambach D，Jaeggi E. Diagnosis and management of common fetal arrhythmias. Journal of the Saudi Heart Association. 2011，23：61-66.

[34] 栾姝蓉，任美杰，张涵，等．胎儿心脏横纹肌瘤的超声诊断及直系亲属临床特征分析．心肺血管病杂志，2016，35（8）：632-635.

[35] Lacey S R，Donofrio M T. Fetal cardiac tumors：prenatal diagnose and outcome. Pediatr Cardiol，2007，28：61-67.

第六章　胎儿胸部发育异常

第一节　先天性肺气道畸形

一、病因学

先天性肺气道畸形（congenital pulmonary airway malformation，CPAM）过去称为先天性肺囊性腺瘤样畸形（congenital cystic adenomatoid malformation，CCAM），首先由 Chin 和 Tang 在 1949 年报道，是一种少见的下呼吸道发育异常，也是先天性肺部疾病中最常见的类型。为胚胎肺分支形态发生异常所致。导致 CPAM 形成的分子机制尚不明确，但可能包括器官发生过程中细胞增殖和细胞凋亡之间的失衡。

二、病理解剖和病理生理

CPAM 在胚胎时期第 5 ～ 7 周发生，病理特征为终末呼吸性细支气管过度生长，在肺实质内形成境界明显的腺瘤样病变，肺泡发育不良。大多数为单侧肺病变，最常见于一叶。左、右肺受累的概率相等，双侧肺均受累相当罕见。病变的动脉血供和静脉回流来自肺循环，但偶有报道有血管与体循环相通。

1977 年，CCAM 的病理分型首次由 Stocker 提出，分为三种类型。

Ⅰ型：最常见，占 50% ～ 70%。病变可以是单个或多个囊肿，囊肿直径超过 2cm。

Ⅱ型：占 18% ～ 40%，病变由多个中等大小囊肿组成，囊肿直径不超过 2cm。常合并胎儿先天性多发畸形。

Ⅲ型：约占 10%，由分布均匀的微小囊肿（直径小于 5mm）组成。由于与胎儿先天畸形和呼吸道损害有关，预后较差。

2002 年，Stocker 根据畸形的起源部位，将 CCAM 分型由三种扩展至五种类型：气管、支气管/细支气管、终末细支气管、细支气管/肺泡、远端肺泡。使用"0"到"4"的分型亚组进行命名，并将 CCAM 更名为 CPAM。

三、临床特征

由于产前超声筛查未能全球化普及、疾病分型及诊断标准尚无定论等原因，CPAM 总的发病率不明，有文献报道活产儿的发病率为1/7200至1/35000，占先天性肺部疾病 的76% ～ 80%。

病变体积较大时可造成纵隔移位，挤压正常肺组织而导致肺发育不全；挤压心脏和 血管，引起胎儿血液循环障碍而导致胸腔积液、水肿等。

四、典型病例超声图像特征及诊断要点

① 表现为胸腔内实性高回声或囊实性混合回声肿块。囊肿直径大小不等，微囊型者 往往呈实性高回声（图6-1），但在大多数CPAM病灶的高回声内至少可检出一个囊肿， 尽管这个囊肿很小。大囊型者可以囊性病变为主，也可以实质性高回声为主。

② 典型病变彩色多普勒或能量多普勒显示包块滋养血管来自肺循环（图6-2）。

③ 肿块体积较大时会占据大部分胸腔，可对同侧和对侧肺组织产生明显压迫，从而 引起肺发育不良和胎儿水肿。

④ 较大病变亦可导致纵隔向对侧移位，甚至可能会引起心脏转位。肿块越大，心脏 及纵隔移位越明显，当肿块明显压迫心脏及胸内血管时，可引起胎儿腹水及全身水肿。

⑤ 可伴有羊水过多。

⑥ 肿块可随孕周增加而缩小甚至消失。

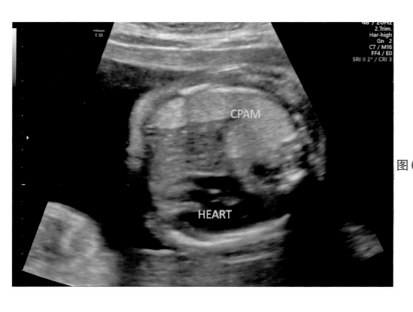

图6-1 先天性肺气道畸形灰阶图 像：胸腔横断面显示胎 儿左侧胸腔内见一个高回 声肿块，心脏受压明显右 移。CPAM为先天性肺气 道畸形，HEART为心脏

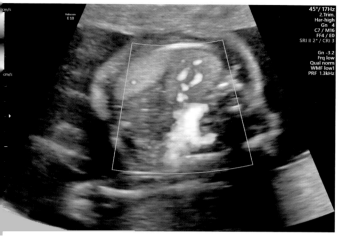

图6-2　先天性肺气道畸形彩色血流显像可见该包块由肺动脉（红色箭头）供血，并由肺静脉（蓝色箭头）回流

五、超声图像鉴别诊断

（1）胸腔内隔离肺　超声显示为胸腔内均匀一致的高回声，常为单侧发生，呈叶状或三角形，也可造成纵隔偏移，极易与表现为实性高回声的CPAM相混淆。隔离肺的血供为体循环来源，而CPAM则通过肺动脉供血，因此可利用彩色和能量多普勒进行鉴别。

（2）先天性膈疝　胃泡疝入胸腔时，超声表现与单个大囊的CPAM相似，但疝入胸腔内的胃泡短时间内大小及形态有变化，且腹腔内胃泡消失。肠管疝入胸腔时，超声表现与CPAM相似，但疝入胸腔的肠管边界不清晰、形态不规则，且有蠕动现象。

（3）支气管囊肿　是一种罕见的先天性异常，为支气管树的分支或芽发育异常所致，囊肿一般与支气管相连，单发常见，且靠近中线，产前超声诊断与以大囊为主要表现的CPAM鉴别较困难。

六、临床价值

产前超声检查可动态监测CPAM的体积、生长速度、是否合并胎儿水肿以及是否合并其他结构异常，是评估胎儿预后的重要影像学技术。胎儿水肿时发生胎儿宫内死亡的概率较高。当病变肺组织范围较小、无明显水肿时预后较好。CVR（CPAM体积比，病灶的长×宽×高×0.52/胎儿头围）常用于评估胎儿预后情况，有学者提出当CVR≥1.6时，胎儿处于发生水肿的高危状态。

第二节　隔离肺

一、病因学

　　隔离肺（pulmonary sequestration，PS）又称肺隔离症，是一种罕见的先天性肺部畸形，占所有先天性肺部畸形的0.15% ～ 6.4%。隔离肺形成的胚胎学基础尚不明确，因此关于隔离肺的发生机制有多种学说，如Pryce的牵引学说、副肺芽学说和Smith的血管发育不全学说等。目前主流的牵引学说理论认为，在胚胎发育过程中，当肺组织发生脱离时，原肠及肺芽周围与背主动脉相连的毛细血管部分残存，牵引一部分胚胎肺组织，形成隔离的肺组织，隔离肺组织内的支气管在胎儿呼吸运动中难以得到羊水的充盈来扩张气道，从而导致该处肺组织不发育。在胚胎早期肺组织与原肠发生脱离、受到牵引时，若副肺芽位于胸膜内，则形成肺内型隔离肺；若胸膜形成之后，才出现异常的肺芽受到牵引，则发展为肺外型隔离肺。但牵引学说并未能解释所有的隔离肺，少数隔离肺无异常动脉，有些病例有异常动脉却未形成隔离肺。

二、病理解剖和病理生理

　　80%的隔离肺发生在左肺，由无功能的肺组织组成，与气管-支气管树没有明显联系，接受来自体循环的动脉血供，最常见为主动脉，也有其他来源的报道，如脾动脉或胃动脉。

　　解剖学上可分为叶内型或叶外型。

　　（1）叶内型（intralobar pulmonary sequestration，ILS）　也称为肺内型，其包块位于正常肺内，并被肺胸膜包裹。出生后约75%的PS为ILS，且绝大部分位于肺下叶，最常位于左肺内侧段或后段。男女ILS的发生率相等。

　　（2）叶外型（extralobar pulmonary sequestration，ELS）　也称为肺外型，病变覆有独立的脏层胸膜，并位于正常肺组织以外。出生后约25%的PS为叶外型，叶外型病变可发生在颈部与膈之间、膈内或膈下，发生在膈下时可类似于肾上腺神经母细胞瘤。最常见的发生部位是左肺下叶与左半横膈之间（80%），10% ～ 15%位于膈下，通常位于左侧的肾上腺（90%）。ELS好发于男性，并伴有其他异常，包括先天性膈疝或膈膨升、心脏缺陷及前肠畸形。

三、临床特征

BPS的临床表现多样，取决于病变类型、大小和部位。ELS较ILS更容易引起胸腔积液。病变体积较大时可引起纵隔移位和胎儿水肿。

四、典型病例超声图像特征及诊断要点

① 表现为边界清楚、回声均匀的高回声包块，呈叶状或三角形（图6-3）。少数病变可与CPAM共存。

② 动态观察ELS，部分可随孕周的增加而部分或完全消失。

③ 典型病变彩色多普勒或能量多普勒显示包块滋养血管来自体循环（图6-4）。虽然大部分ELS的静脉回流到体静脉，但产前超声很难观察到引流静脉。

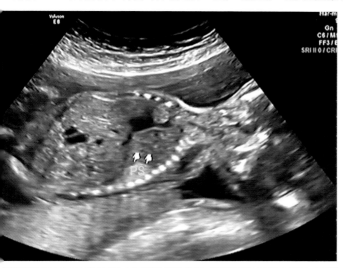

图6-3　隔离肺灰阶图像矢状切面显示右侧胸腔内见一个高回声包块。PS为隔离肺

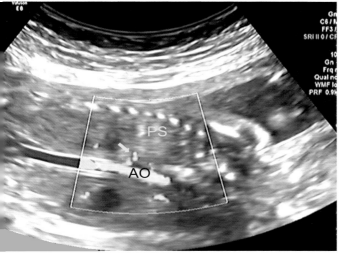

图6-4　隔离肺彩色血流显像彩色多普勒血流显像见主动脉分支（箭头）进入该高回声包块。PS为隔离肺，AO为主动脉

④ 10% ～ 15% ELS 位于膈内或膈下，通常在左侧。

⑤ 极罕见的情况下，ELS 包块可在纵隔或心包内（图6-5）。

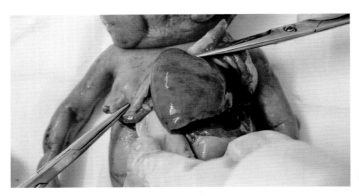

图6-5　隔离肺大体

五、超声图像鉴别诊断

（1）先天性肺气道畸形　可通过彩色多普勒或能量多普勒显示病灶血供来源为体循环（隔离肺）或肺循环（先天性肺气道畸形）以资鉴别。

（2）神经母细胞瘤　ELS 表现为回声较均匀的实性高回声，多位于左侧肾上腺区，多数在妊娠较早期（中期妊娠）即可发现且回声更高；神经母细胞瘤多发于右侧肾上腺，通常在妊娠晚期（平均孕周为36周）时被发现，超声表现可以为囊性、实性或混合性高回声团，可向肝脏、胎盘转移。

（3）肾上腺出血　肾上腺出血的声像图会随时间推移发生改变：最初可表现为高回声的实性病变，内部没有血流，随后可出现低回声的中央区域，之后可观察到具囊性的外观、体积缩小，可能会发生营养不良性钙化。PS 有体循环供血血管且在中期妊娠时可被诊断，而肾上腺出血通常发生在晚期妊娠且没有供血血管。

（4）膈疝　右侧膈疝与隔离肺相似，但疝入组织与腹腔脏器相连，且胎儿腹围明显缩小。

六、临床价值

大部分胎儿隔离肺在超声连续监测过程中会消退或完全消失，对于这部分胎儿，产后仍需行影像学检查随访。胎儿肺的发育是否良好是胎儿出生后能否存活的决定因素，多数预后良好，少部分合并胎儿水肿和严重肺发育不良者，可危及生命。

第三节　膈疝

一、病因学

单侧或双侧膈肌发育不良或发育缺陷造成膈肌缺损，腹腔脏器经膈肌缺口处疝入胸腔而形成胎儿先天性膈疝（congenital diaphragmatic hernia，CDH）。CDH的病因和分子生物学发病机制尚未阐明，有双重打击学说，是指因遗传因素或环境因素导致膈肌缺损，而膈疝内容物又影响膈肌及肺的发育。研究显示维A酸及维A酸结合蛋白的降低，孕妇产前暴露于香烟、酒精及抗菌药物等，基因COUP-TFII、friend-of-GATA2（Fog2）、GATA4、GATA6阳性等都是膈疝形成的诱因或者危险因素。

二、病理解剖和病理生理

胚胎约在第8周形成横膈，将胸腔与腹腔分开。因发育异常、关闭不全或闭锁，膈肌可产生薄弱或缺损，在妊娠第10～12周时部分腹腔内脏器可通过缺损滑入胸腔，称为先天性膈疝。先天性膈疝分为食管裂孔疝、胸腹裂孔疝及胸骨后疝。疝入物可有胃、较多肠管、肝脏及脾脏等。由于左侧膈肌闭合晚于右侧，故膈疝多发生于左侧。左侧膈疝胸腔内疝入物常为胃和小肠，右侧多为肝脏。膈疝大多是交通性的，随着腹腔压力的变化，疝入物可回纳腹腔。疝入的腹腔脏器可造成患侧胸腔内肺受压，纵隔移位向对侧，影响对侧肺发育。严重的纵隔移位可导致胎儿水肿、胸腔积液及羊水过多。疝入发生越早，疝入的腹腔脏器越多，纵隔推移越明显，肺发育受损越严重，产生呼吸衰竭发生率越高，也越容易合并其他畸形。

三、临床特征

国内有学者报道显示CDH发生率为0.01%～0.045%，左侧膈疝占75%～90%，右侧膈疝约占10%，双侧膈疝<5%，约占产前检出胎儿畸形的3%。Badillo等报道CDH围生儿死亡率高达30%～50%。先天性膈疝分为食管裂孔疝、胸腹裂孔疝及胸骨后疝。胎儿可出现肺脏发育不良、肺部包块，可合并中枢神经系统、消化道系统、生殖泌尿系统、骨骼系统、心血管系统畸形和染色体异常等。

四、典型病例超声图像特征及诊断要点

① 正常胎儿左、右肺环绕四腔心切面特征消失，胸腔内发生占位病变，回声多样（图6-6）。

② 左侧膈疝多见，常为混合性回声，内以胃泡回声最具有特征性，为一个囊性结构。肠管表现为不规则的肠管断面，内含液体，动态观察胃泡和肠管有可能出现变形或蠕动（图6-7、图6-8）。

③ 右侧膈疝多为肝右叶，但肝实质与肺回声接近，二维超声较难鉴别，可应用彩色多普勒超声显示门脉血流，若接近或超过膈肌水平，则可确定胸腔内实性回声为疝入的肝脏。

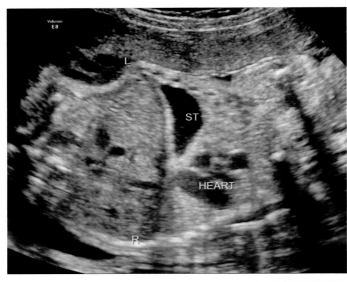

图6-6 胎儿左侧膈疝超声表现
（胸腔冠状面）：胎儿胸腔
内见胃泡回声，心脏受压
移位。HEART为心脏；
ST为胃；L为左；R为右

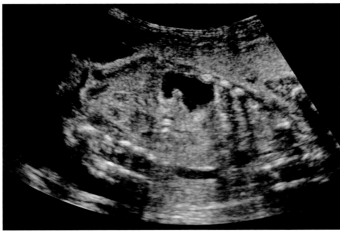

图6-7 胎儿左侧膈疝超声表现
（纵切面）：纵切面显示膈
肌回声连续性中断，可见
胃、肠从缺损处疝入胸腔

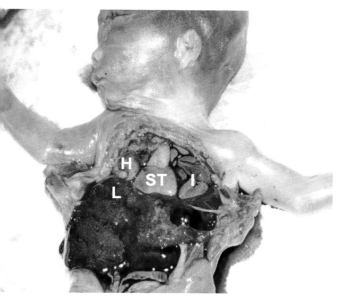

图6-8　胎儿左侧膈疝大体图像：可见膈肌缺损，胎儿胃、肠疝入胸腔，心脏受压移位。H为心脏；ST为胃；I 为肠；L为肝脏

④ 随着呼吸样运动或胎动等胸腹腔压力变化，部分胎儿患侧腹腔脏器出现逆向运动，与健侧运动方向相反。

五、超声图像鉴别诊断

（1）与先天性肺气道畸形的鉴别　① CDH胃泡疝入胸腔时，超声表现与单个大囊肿CPAM（原CCAM Ⅰ型）相似，但后者囊壁较薄、呈圆形，大小及形态短时间内无变化，囊肿周围可见正常的肺组织，腹腔内有胃泡显示；CDH疝入胸腔内的胃泡壁较厚、非圆形，短时间内大小及形态有变化，腹腔内胃泡消失。② CDH肠管疝入胸腔时，超声表现与病变内囊肿直径不超过2cm的CPAM（原CCAM Ⅱ型）相似，但后者边界清晰、形态规则、无蠕动现象。③ CDH肝脏疝入胸腔时，超声表现与病变囊肿直径小于5mm的CPAM（原CCAM Ⅲ型）相似，但后者为高回声，血供来自肺动脉分支，而疝入胸腔的肝脏表现为中等回声，其血液供应源于膈下的门静脉。

（2）胸腔内隔离肺（pulmonary sequestration，PS）　CDH疝入物为肝脏时，需与PS鉴别。PS多位于左侧胸腔底部，而肝脏疝入多位于右侧胸腔；PS回声强度高于肝脏，血供应来自胸主动脉发出分支，而肝组织内见门静脉或细小的胆管回声，血供来源于腹腔内的门静脉主干。

（3）与胎儿膈膨升的鉴别　膈膨升是由于膈肌的肌纤维薄弱致膈顶抬高。膈膨升时胎儿胸部横切面同时显示心脏、胃泡或肠管等，但腹腔脏器上抬的位置仍位于膈肌下方；胸腹矢状或冠状切面扫查可见胃泡、肠管与心肺之间有一条完整纤细的膈肌低回声带分隔，纵隔及心脏移位相对较轻。

六、临床价值

产前超声检查不仅可及时、准确地诊断CDH，也可通过肺高度、肺头比（LHR）、肺面积及心胸比等参数间接估计胎儿肺发育不良（PH）程度。对于胎龄24～26周的CDH患儿，若LHR>1.4则提示预后较好，若LHR为0.6～1.0则提示预后较差，若LHR<0.6则提示胎儿生后病死率为100%。对选择继续妊娠的孕妇需跟踪检查胎儿宫内变化情况，对出生后患儿的后续治疗具有重要指导作用，因此，产前超声检查对诊断CDH具有重要的临床意义。但目前20%～40%的CDH在产前检查时可能被遗漏，除与操作者经验密切相关外，还与膈疝缺损的大小、膈疝的进展（如受胸腔压力改变的影响、交通性膈疝等）有关，因此如果出现间接征象时可动态观察（胎动或呼吸样运动时）或短期内复查。

第四节　胸腔积液

一、病因学

胎儿胸腔积液（hydrothorax）是指液体异常积聚在胎儿单侧或双侧胸膜腔内，形成孤立或广泛积液。胸腔积液分为原发性和继发性。

（1）原发性胸腔积液（乳糜胸）　是由于淋巴管形成障碍或其完整性受损而引起，但其确切原因尚不完全清楚，染色体异常是先天性乳糜胸的重要原因之一，其中以21三体综合征和Noonan综合征为主。

（2）继发性胸腔积液　免疫性主要是母儿血型不合出现的免疫反应导致胎儿溶血、贫血、心功能衰竭，进而出现胎儿水肿综合征，表现出胎儿胸腔积液；非免疫性原因居多，主要是因为胎儿畸形、肺部的占位性病变、宫内感染、甲状腺疾病、脐带因素等引起胎儿体内血容量异常和淋巴回流障碍等，导致渗出增加。

二、病理解剖和病理生理

（1）原发性胸腔积液　解剖上的原因主要有胸导管发育异常如闭锁、瘘管、缺损等；其他如先天性淋巴管扩张或发育不良、先天性淋巴管瘘等，导致淋巴管压力升高，渗出增加或完整性受损导致直接漏出等形成胸腔积液。

（2）继发性胸腔积液　膈疝引起的积液主要可能与肺发育不良，导致肝静脉迂曲、肝淤血、体液回流障碍有关；隔离肺可能由于肺部病变的血管蒂扭转，肺肿块的静脉回流受损导致张力性胸腔积液；其他可能与肺脏受压、胎儿贫血或心脏畸形等有关。

（3）胸腔积液对胎儿的影响　持续性胎儿胸腔积液会使发育中的肺受到压迫，肺内液体减少，使肺泡细胞数量及小支气管减少，严重者可导致肺发育不良。大量胸腔积液可使纵隔移位，压迫下腔静脉和心脏，引起胎儿心功能衰竭。

三、临床特征

原发性胸腔积液发病率约为1/24000，病死率高达20%～50%。继发性胸腔积液在活产儿中的发病率大概在1/1500，大部分均合并有其他胎儿畸形，主要合并皮肤水肿、颈部淋巴水囊瘤、心脏异常、腹腔积液和羊水过多等。

四、典型病例超声图像特征及诊断要点

（1）在心脏横断面，胎儿胸腔内新月形液性暗区，可单侧或双侧出现，积液较多时患侧肺脏可出现或不出现受压萎缩；如单侧大量积液时可合并出现心脏及纵隔向健侧移位（图6-9）。

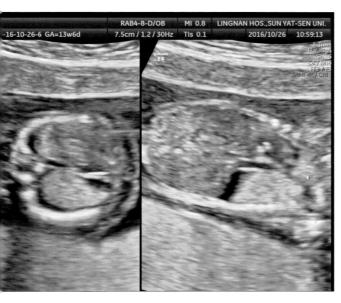

图6-9　胎儿双侧胸腔积液：胸腔横断面和纵切面显示胎儿双侧胸腔内液性暗区，程度为轻度

（2）积液程度诊断　分为轻度、中度和重度，轻度胸腔积液超声显示液体并未完全环绕肺；中度胸腔积液时液体环绕全肺，但液体量少于胸腔体积的50%；重度胸腔积液的液体量超过胸腔体积的50%。

（3）病因与合并症诊断　是否存在胎儿膈疝、隔离肺、先天性肺气道畸形、心脏病变等病因；是否存在皮肤水肿、颈部淋巴水囊瘤、心脏异常、腹腔积液、羊水过多等合并症。

五、超声图像鉴别诊断

胸腔内囊性占位病变：包括先天性肺气道畸形大囊泡、膈疝内容物的胃泡或肠管等，鉴别比较容易，一般形态不是新月形，与组织或其他结构相连，部分病灶内可有血供等。

六、临床价值

胎儿胸腔积液的预后差别较大，单纯乳糜胸胎儿及血型不合胎儿预后相对较好，5%～22%的胎儿胸腔积液可自行吸收，有自愈可能。而大量的积液、双侧积液、积液反复（抽吸后再反复出现）、孕早期出现、胎儿水肿、合并畸形和染色体异常等都是预后不良的主要因素。产前超声检查能对胸腔积液的程度、病因及合并症等进行详细的诊断，给予临床处理和咨询有价值的参考信息。

参考文献

[1] McAter J P，Hecht A，De Roos A J，et al. Maternal medical and behavioral risk factors for congenital diaphragmatic hernia. JPediatr Surg，2014，49（1）：34-38.

[2] Badilo A，Gingalewski C. Congenital diaphragmatic hernia：Treatment and outcomes. SeminPerinatol，2014，38（2）：92-96.

[3] 凌晨，邓学东，殷林亮，等. 胎儿胸腔积液的产前超声诊断及临床意义. 中华医学超声杂志：电子版，2016，（9）：687-693.

[4] Stocker J T. Congenital pulmonary airway malformation：A new name for and an expanded classification of congenital cystic adenomatoid malformation of the lung. Histopathology，2002，41（Suppl2）：424-430.

[5] Shamas A G，Bohara K. Congenital cystic adenomatoid malformation of the lung（CCAM），a retrospective clinical audit and literature review in a tertiary centre in Scotland over a period of 14 years. J Obstet Gynaecol，2017，37（1）：19-24.

[6]　Lau C T，Kan，A，Shek N，et al. Is congenital pulmonary airway malformation really a rare disease？ Result of a prospective registry with universal antenatal screening program. PediatrSurg Int. 2017，33（1）：105-108.

[7]　Kantor N，Wayne C，Nasr A. Symptom development in originally asymptomatic CPAM diagnosed prenatally：a systematic review. PediatrSurg Int，2018，34（6）：613-620.

[8]　李胜利，罗国阳. 胎儿畸形产前超声诊断学. 第2版. 北京：科学出版社，2017. 6：487-495.

[9]　汪颖南，顾依群，张晓波，等. 胎儿先天性肺气道畸形的临床病理分析. 中华病理学杂志，2015，（4）：266-269.

[10]　Azizkhan R G，Crombleholme T M. Congenital cystic lung disease：contemporary antenatal and postnatal management. PediatrSurgInt 2008；24：643.

[11]　Riley J S，Urwin J W，Oliver E R，et al. Prenatal growth characteristics and pre/postnatal management of bronchopulmonary sequestrations. J Pediatr Surg，2018，53（2）：265-26.

第七章　胎儿前腹壁发育异常

第一节　脐膨出

一、病因学

脐膨出的病因尚未明确，主要是胎儿腹壁发育异常，腹壁中线区脐带根部周围肌肉、筋膜和皮肤先天缺损，腹腔内容物通过缺损部位经过脐带根部进入脐带内，膨出体外。发生率为 1/5000 ～ 1/4000，男性较女性略多，约 3 ： 2。70% 合并其他畸形的脐膨出病例与染色体异常相关。

二、病理解剖和病理生理

关于脐膨出的发生机制目前有两种理论，胚胎第 10 周以后，头襞、尾襞及侧襞皮肤和肌肉迅速从背侧向中线靠拢折叠，原突出体腔外的中肠逐渐向腹腔回纳，并开始中肠旋转。若肠道在 10 ～ 12 周内未能进入腹部，外侧中胚层体褶未能在妊娠后 12 周内移行和持续，即可能产生脐膨出。另一种认为，若外胚层和中胚层褶在胚胎第 4 周融合失败，也可能产生脐膨出。若融合失败发生在偏尾侧，则可能引起下腹部脐膨出，可能伴有膀胱外翻。

三、临床特征

腹腔内脏器从脐带插入口处疝出，疝出物表面有腹膜覆盖。54% 的脐膨出合并其他异常，40% 合并染色体异常。相比较于含有肝脏的大的脐膨出，含有肠管和胃泡的小的脐膨出染色体异常的概率更高。脐膨出时最常见的相关异常是心脏、胃肠道、泌尿生殖系统和神经管缺陷。

大多数脐膨出胎儿可足月分娩，除非合并有复杂畸形。新生儿脐膨出的产后处理取于缺陷的大小和患儿的病情。

四、典型病例超声图像特征及诊断要点

　　① 前腹壁中线处皮肤中断，包块自腹壁缺损处向外膨出，包块表面覆盖膜状强回即腹膜或羊膜和腹膜，这是与腹裂畸形的主要鉴别点。

　　② 小型脐膨出内仅有肠管，呈回声不均、强弱不等的团块，巨型脐膨出除回声不均的肠管外，还可以见到回声较为均匀的肝脏和（或）脾脏回声，内见血管回声，常有回声区包绕（图 7-1～图 7-3）。

　　③ 脐带入口往往位于包块表面，彩色多普勒有助于显示脐带位置。

　　④ 当脐膨出范围较大同时合并大量腹水，肠管漂浮于腹水中，易将其误诊为腹裂。

　　⑤ 脐膨出常合并其他结构异常，应注意仔细检查胎儿其他部位有无畸形。

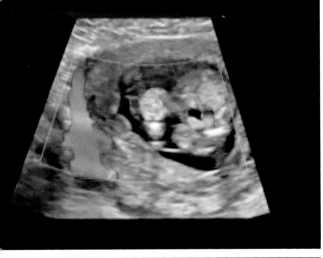

图 7-1　胎儿脐膨出（小型）：膨出物为肠管，呈高回声，脐带位于包块表面

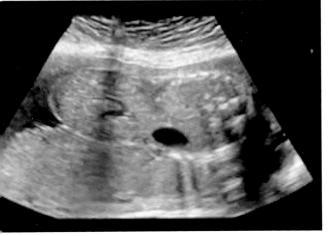

图 7-2　胎儿脐膨出（巨型）：腹部横切面显示腹壁回声连续性中断，肝脏向外膨出，形成一巨大包块，包块周围有一层膜状强回声包绕

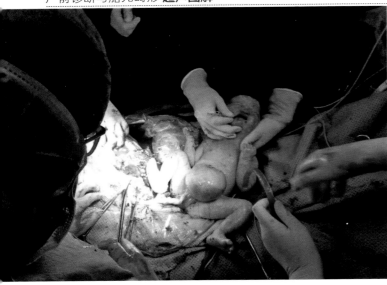

图7-3　脐膨出生后表现

五、超声图像鉴别诊断

主要与腹裂鉴别，鉴别要点主要在于腹壁缺损位置及其与脐带的关系，膨出物内部特征及外有无被膜包绕。腹裂的腹壁缺损一般位于脐带右侧，少数可位于左侧。腹腔脏器外翻至胎儿腹腔外，其表面无膜覆盖，在羊水内自由漂浮；巨大脐膨出，因膨出物过多，囊腔压力增大，可导致囊壁破裂，易误诊为巨大腹裂，可用彩色多普勒显示脐血流与膨出物及腹壁的关系加以鉴别。

六、临床价值

超声是诊断脐膨出的首选检查方法，可以通过产前诊断为胎儿父母提供咨询，为临床对于围生期治疗提供有利帮助。二维和三维超声可以对脐膨出进行早期诊断，对于合并多发畸形或染色体异常的胎儿，父母可以选择性终止妊娠。

第二节　腹裂

一、病因学

腹裂又称内脏外翻，是前腹壁的全层缺损，是一种脐带旁缺损，伴随着胎儿肠管等脏器进入羊膜腔，造成不同程度的肠道暴露损伤，出生后需要及时治疗。腹裂的发生率约为1/2200。据报道，与腹裂发生率增加最相关因素是妊娠期间吸烟。一些研究表明，药物暴露与腹裂的发生有一定的关系，药物因素包括非甾体抗炎药、阿司匹林和抗鼻塞剂以及支气管扩张剂等。

二、病理解剖和病理生理

腹裂可发生在胚胎第4～10周，头襞、尾襞已经在中央汇合，而两侧襞之一发育不全，导致腹壁在该侧发生缺损，形成腹裂畸形。造成侧襞发育不全有以下几种假说，第一种假说认为这种缺陷是由于胚胎间质在受孕4周内由于某些致畸性因素而导致分化失败。这种局部间质生长的失败将腹壁缺损归因于体壁闭合异常。第二种假说认为脐带底部的羊膜破裂会削弱体壁，出现肠疝，至于如何或为什么会发生这样的破裂并没有加以解释，而且该假说尚无胚胎病理学的支持。第三种假说认为，局限性的脐带旁组织无力与右脐静脉的异常内陷有关，导致周围间质的存活能力减弱，从而导致皮肤缺损。第四种假说认为右卵黄（肠系膜）动脉的血管退变会导致脐带根部的梗死和体壁坏死，这一假说得到了公认，即卵黄动脉为右腹壁供血。

三、临床特征

腹裂是腹壁全层完全性缺陷，大多数为脐带右侧腹壁缺损，腹裂外翻的主要脏器为肠管，也可包括肝脏、胃、胆囊、膀胱、子宫、卵巢等，肠缺血可引起肠穿孔造成胎粪性腹膜炎。可有羊水及母体血AFP升高。

腹裂多为散发病例，较少伴有染色体异常。通常预后较好，无其他并发症的腹裂胎儿生存率可高达95%。分娩方式对围生期发病率和死亡率无影响。

四、典型病例超声图像特征及诊断要点

① 腹壁缺损一般多见于脐带入口右侧，少数腹壁缺损可位于脐带入口左侧。表现为腹壁皮肤回声中断，胃、肠等腹腔脏器外翻至腹腔外，其表面无腹膜覆盖，漂浮在羊水中（图7-4、图7-5）。

② 脐带腹壁入口通常位于腹壁缺损左侧，位置正常。

③ 腹围小于相应孕周参考值。

④ 外翻的肠管可见局限性扩张。

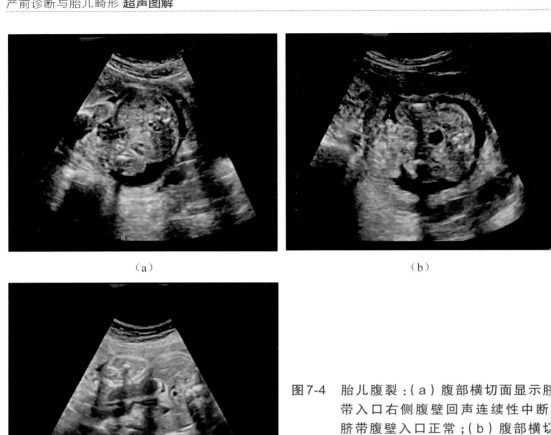

（a）

（b）

（c）

图7-4　胎儿腹裂：（a）腹部横切面显示脐带入口右侧腹壁回声连续性中断，脐带腹壁入口正常；（b）腹部横切面显示肠管漂浮于羊水中，表面无膜包绕；（c）漂浮于腹腔外的小肠扩张

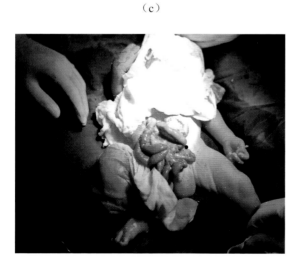

图7-5　腹裂生后表现

五、超声图像鉴别诊断

主要鉴别诊断为脐膨出及肢体 - 体壁综合征。

① 脐膨出包块表面有一层线状强回声覆盖，脐带入口往往位于包块表面。

② 体蒂异常具有广泛前侧腹壁裂、明显脊柱侧弯、肢体畸形、颜面颅脑畸形、脐带极短等多种畸形。由于脐带极短或无脐带，腹壁缺损处包块直接与胎盘相连。脊柱侧弯是该病的特征性改变，腹壁缺陷合并脊柱侧弯时高度提示体蒂异常的可能。

六、临床价值

超声是诊断胎儿腹裂的首选方法，随着产前超声规范的推广、超声仪器分辨率的提高，腹裂的检出率明显升高，严重的腹裂在早孕期即可诊断。但如果检查过程中腹腔脏器并未外翻到羊水中，则诊断困难。孕妇肥胖、羊水少、胎儿体位、腹壁缺损的大小、外翻脏器的大小等也影响腹裂的诊断。

第三节　体蒂异常

一、病因学

体蒂异常（body stalk anomaly，BSA）是由于前腹壁关闭失败所引起的复杂的畸形组合，常为致死性，又称肢体 - 体壁综合征（limb body wall complex，LBWC）。

BSA 的病因目前尚未完全明确，主要有三种假说。

（1）早期胚胎血管破坏　1987年由 Van Allen 等提出，胚胎发育第4 ～ 6周时血管受到广泛破坏，由于出血、缺氧、坏死，导致胚胎腹壁融合失败和胚外体腔的持续存在，形成体蒂异常。

（2）胚胎包卷异常　1930年由 Streeter 提出，正常胚胎发育第5周时，胚胎 4 个相邻的皱襞（头襞、尾襞、双侧襞）轴向包卷，使胚内体腔（未来的腹膜腔）与胚外体腔分离，体蒂形成，以及脐带发育，如果胚胎三个轴向包卷异常，则形成广泛胸腹壁或腹壁缺陷，并与胎盘粘连，脐带极短或无脐带。

（3）早期羊膜破裂　1965年由 Torpin 提出，在胚外体腔消失之前羊膜发生破裂，绒毛膜表面纤维束带形成，直接的机械压力和羊膜带缠绕，引起胎儿腹壁缺陷。

二、病理解剖和病理生理

BSA主要表现为广泛胸腹壁或腹壁缺陷、明显脊柱侧弯、肢体畸形、颜面颅脑畸形、脐带极短或无脐带，这些畸形可单独存在或合并发生。其特征性表现是羊膜绒毛膜不融合，疝出的内脏器官及下半部分位于胚外体腔内，脐带极短或无脐带。由于前腹壁缺陷疝出的内脏器官被羊膜包裹形成包块，脐带入口位于包块表面。该病亦可伴发其他畸形，如NT增厚、单脐动脉、心脏结构异常、心脏外露、胸腔狭窄、膈肌缺如、肠道闭锁、肾脏畸形、泌尿生殖系统闭锁、OEIS综合征、脊柱裂等。

三、临床特征

BSA常为散发，较腹裂、脐膨出少见。发生率为1/42000～1/14000，母体血清AFP常升高。MRI由于其多平面成像及组织分辨力高等优势，可清楚显示出胎儿胸腹壁或腹壁缺陷、脊柱畸形、肢体畸形、颜面颅脑畸形等胎儿解剖结构畸形，但不能显示血管及其走行，无法判断脐带异常。胎儿染色体正常，再次妊娠风险并不增加。双胎或多胎妊娠亦可发生该病，有文献报道单卵双胎亦可发生。

四、典型病例超声图像特征及诊断要点

（1）广泛胸腹壁或腹壁缺陷　胎儿前腹壁探测到一个巨大包块，回声复杂，外形怪异，与胎盘紧贴。经阴道超声可清楚显示腹壁缺陷范围。肠管、肝脏、心脏等器官经腹壁缺陷处疝出。疝出的包块及下半部分位于胚外体腔内（图7-6）。

（2）脊柱畸形　脊柱失去正常生理曲度，侧凸、扭曲或成角，可能是由于腹部包块及下肢位于胚外体腔，腹部包块与胎盘相连，脐带极短，胎儿活动受限，姿势受牵拉所致，也是该病的一个特征性改变（图7-7）。亦可出现脊柱裂及脊髓脊膜膨出。发生率约77%。

（3）肢体畸形　包括肢体缺失（图7-8）、少指（趾），关节外展，骨关节弯曲，足内翻、裂手、裂足、姿势异常等。发生率约95%。

（4）颜面颅脑畸形　唇腭裂、露脑畸形、脑膨出、无脑儿等。发生率约为56%。

（5）脐带异常　彩色多普勒显示极短的一段脐带或无法显示脐带。脐带过短或无脐带是BSA最具特征性的征象。单脐动脉的发生率约为50%。

（6）羊膜带　胎儿身体周边可见杂乱的羊膜带回声，提示有些畸形如环状缩窄、截肢、截指（趾）等可能由羊膜带引起。发生率约40%。

（7）颈后透明层增厚　约有71%的BSA胎儿孕11～14周时颈后透明层增厚，而在颈后透明层增厚胎儿中，BSA发生率约为1/400。

颅脑颜面畸形、腹壁缺陷及肢体畸形，此3项中至少出现两项时可诊断体蒂异常，该标准由Allen等提出，目前仍被普遍接受。

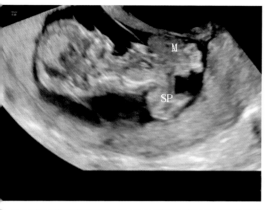

图7-6　胎儿体蒂异常：孕12周5天，胎儿矢状切面显示脊柱（SP）明显侧弯，腹壁回声连续性中断，腹腔内脏器从缺损处膨出，包块位于胚外体腔。M为外翻包块；SP为脊柱

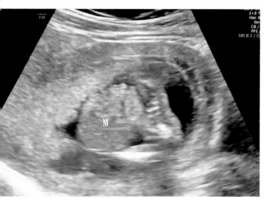

（a）

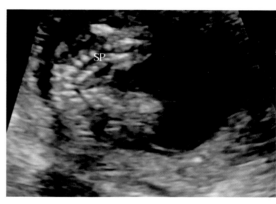

（b）

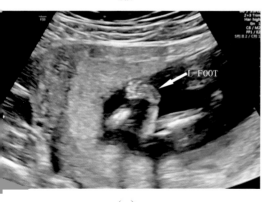

（c）

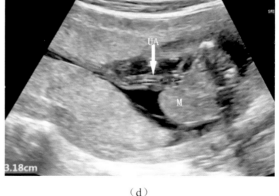

（d）

7-7　胎儿体蒂异常：孕14周4天。（a）腹部矢状切面显示巨大腹壁缺损，腹腔内脏器从缺损处膨出；（b）脊柱明显侧弯畸形；（c）左侧足底与同侧胫腓骨在同一切面显示，左足内翻；（d）二维超声显示脐带极短。M为外翻包块；SP为脊柱；L-FOOT为左足；UA为脐动脉

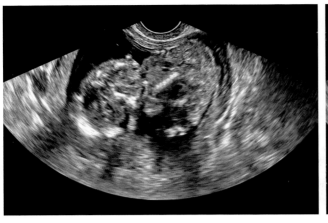

（a）

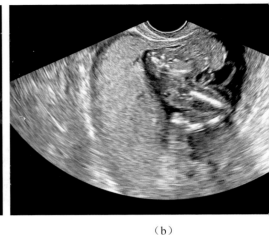

（b）

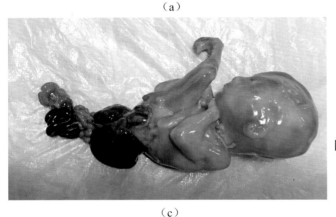

（c）

图7-8　胎儿体蒂异常：孕15周3天，（a）
大腹壁缺损，内脏外翻，脊柱侧弯
（b）仅显示一侧下肢；（c）引产标本

五、超声图像鉴别诊断

　　BSA需与巨大脐膨出、腹裂、羊膜带综合征、Cantrell五联征、OEIS综合征等胎儿
畸形相鉴别。

　　（1）巨大脐膨出　腹腔脏器疝入脐带基底部，其周围有羊膜及腹膜形成的完整
膜，BSA胎儿外翻脏器周围也有部分羊膜包裹，但往往不完整，且脐膨出胎儿脐带正常，
膨出脏器不与胎盘相连。

　　（2）腹裂　多见于脐带入口右侧腹壁裂，疝出内容物漂浮于羊水中，脐带腹壁入
位置正常，脐带长度正常，且较少合并其他部位畸形。

　　（3）羊膜带综合征　羊膜带综合征也可合并巨大腹壁缺损伴内脏外翻，并伴有肢
缺失，易与BSA相混淆，但前者具有颅裂、面裂，肢体环状缩窄、截肢或截指（趾）
羊膜束带综合征特有的畸形，且脐带往往正常。

　　（4）Cantrell五联征　包括脐膨出、心脏异位、下部胸骨、前膈及心包缺陷等5

畸形。与BSA合并心脏外露常不易区分，但Cantrell五联征缺损部位相对较高，且脐带正常。

（5）OEIS综合征　包括脐膨出、泄殖腔外翻、肛门闭锁、脊柱畸形。易与BSA相混淆，下腹部包块伴膀胱不显示是OEIS综合征的特征性表现之一，OEIS综合征腹壁缺损以下腹部为主，范围相对较小，且脊柱异常多表现为脊柱裂而少有脊柱侧弯畸形。

六、临床价值

BSA预后极差，为致死性胎儿发育畸形，因此其早期发现并明确诊断尤为重要，孕11～13^{+6}周超声筛查的普及使早期诊断BSA成为可能。对于单胎妊娠通常建议终止妊娠，对于双胎妊娠之一合并体蒂异常可随诊或宫内治疗。经腹联合经阴道超声诊断胎儿BSA经济、无创、方便、准确，对早期诊断BSA具有重要价值。

第四节　泄殖腔外翻

一、病因学

泄殖腔外翻（cloacal exstrophy）是罕见而严重的畸形组合，累及胎儿多个系统，包括脐膨出（omphalocele）、膀胱外翻（exstrophy of bladder）、肛门闭锁（imperforate anus）、脊柱畸形（spinal defects），故又称OEIS综合征。其病因不明，多数病例散发，有一定遗传易感性。泄殖腔外翻的胚胎学发病机制为妊娠4周时侧中胚层迁移失败；脐下泄殖腔膜因缺乏稳固的中胚层而易断裂，致腹腔脏器外翻及泌尿生殖道发育障碍。

二、病理解剖和病理生理

产后病理解剖于脐膨出下方见膀胱后壁暴露、外翻，且被外翻的盲肠黏膜分为左、右两个半膀胱，左、右半膀胱上均有各自的输尿管开口，外翻盲肠黏膜上端与脱垂的部分回肠相连，下端与结肠盲端相连。该综合征主要包括脐下腹壁缺损、内脏外翻、肛门闭锁、脊柱畸形（骶尾部闭合性脊柱裂、胸腰段半椎体或蝴蝶椎），其他畸形包括下肢畸形（如足内翻、摇椅足等），肾畸形（如马蹄肾、多囊样改变、肾缺如、肾旋转不良等），耻骨联合分离，生殖器畸形（如双阴道、双子宫等），腹水，单脐动脉，脑积水、脉络丛囊肿等。

三、临床特征

泄殖腔外翻的发病率为1/400000 ～ 1/200000，考虑到误诊、死胎等因素，其实际发病率更高，本病男性多见，男女比例2：1。

手术和病理：出生后需要多次复杂的神经、泌尿及整形手术，而且手术效果不理想。

四、典型病例超声图像特征及诊断要点

泄殖腔外翻产前超声表现复杂、多样，产前超声诊断较困难，当合并双肾畸形、羊水量少时，OEIS综合征的诊断更加困难。膀胱未显示，脐下中线部位腹壁缺损或囊状结构，脐膨出及脊髓脊膜膨出为产前诊断OEIS综合征的主要征象（图7-9）。

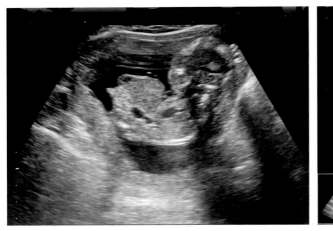

（a）

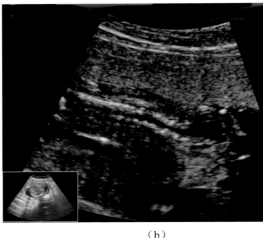

（b）

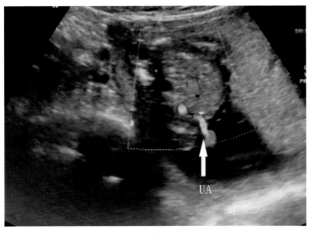

（c）

图7-9 胎儿泄殖腔外翻：16周2天，（a）腹部矢状切面显示前腹壁缺损，腹腔脏器从缺损处膨出；（b）骶尾部脊柱裂伴脊髓脊膜膨出；（c）盆腔横切面膀胱不显示，彩色多普勒显示脐动脉。UA为脐动脉

① 产前超声诊断泄殖腔外翻的第一线索为胎儿双肾和羊水量正常，但膀胱不显示。膀胱不显示同时合并脐膨出及脊柱畸形需考虑OEIS。阴道积液或脐膨出造成胃泡位置下移，超声易误认为膀胱，可通过彩色多普勒超声观察无回声区两侧是否有脐动脉附着及动态观察囊性结构的容积变化，以辨认该囊性结构是否为膀胱。

② 脐带腹壁入口下方可见缺损，膀胱、肠管、肝脏等脏器膨出，脐膨出下方扩张的终末段回肠呈"象鼻征"。泄殖腔膜破裂之前，膨出物可表现为一个或多个囊性包块突向下腹部。

③ 椎体发育不良，多表现为骶尾部闭合性脊柱裂（脊髓脊膜膨出、脊膜膨出、脊髓栓系等），脊柱侧弯，但骶尾部皮肤连续完整。胸腰段多表现为半椎体或蝴蝶椎。

④ 产前超声较难诊断生殖器异常和肛门闭锁，可表现为外生殖器显示不清、双子宫、双阴道，肠管扩张及肛门靶环征消失等。

⑤ 其他合并畸形包括耻骨联合分离、肾脏畸形、胸廓狭窄、单脐动脉、脐带短、腹水、脑积水、脉络丛囊肿、下肢畸形、羊水少等。

五、超声图像鉴别诊断

（1）体蒂异常　早孕期体蒂异常易与泄殖腔外翻混淆，但前者膀胱可见，前腹壁缺损范围广泛，胚外体腔不消失，脐带极短，脊柱明显侧弯等畸形特征可与泄殖腔外翻鉴别。

（2）腹裂　腹裂多为脐带右侧腹壁缺损，脐带腹壁入口位置正常，且膀胱可显示，脊柱多正常。

（3）脐膨出　脐膨出位于前腹壁正中脐带插入处，多为实性，包膜完整，形态规则。而泄殖腔外翻胎儿膀胱不显示，外生殖器显示不清。

（4）尿直肠隔畸形序列征　尿直肠隔畸形序列征是由于尿直肠隔不能适度分隔泄殖腔和（或）尿直肠隔不与泄殖腔膜融合导致内、外生殖器分化诱导障碍，主要畸形表现为内、外生殖器的异常，肛门靶环征消失，但其腹壁回声正常，无脐下腹壁缺损，多数病例膀胱可见。

（5）膀胱外翻　膀胱外翻主要特征是脐下腹壁缺损，膀胱前壁缺损、后壁膨出，其边缘与腹壁皮肤融合，膀胱不显示。

（6）Cantrell五联征　腹壁缺损多位于脐上，包括脐膨出、心脏异位、下部胸骨、心包、前膈缺陷五个畸形，易与OEIS综合征鉴别。

六、临床价值

OEIS综合征是罕见而严重的畸形，涉及多系统结构畸形，胎儿出生后需经多次手术矫治，给家庭及社会带来沉重的经济、生理及心理等负担。当产前超声发现膀胱未显示时，应仔细观察腹壁、脊柱、外生殖器等有无异常。MRI能更清晰地显示皮肤和脊柱异常，可以对OEIS综合征的诊断提供更有力的支持。

参考文献

[1] Victoria T，Andronikou S，Bowen D，et al. Fetal anterior abdominal wall defects : prenatal imaging by magneti resonance imaging. Pediatric Radiology，2018，48（4）：499-512.

[2] Grigore M，Iliev G，Gafiteanu D，et al. The fetal abdominal wall defects using 2D and 3D ultrasound. Pictoria essay. Medical Ultrasonography，2012，14（4）：341.

[3] 张金娥，纪伟英，张静. 胎儿前腹壁畸形的产前超声诊断与妊娠结局. 中国临床医学影像杂志，2017，28（6）：450-451.

[4] 李胜利，罗国阳. 胎儿畸形产前超声诊断学. 第2版. 北京：科学出版社，2017.

[5] 邓学东. 产前超声诊断与鉴别诊断. 北京：人民军医出版社，2014.

[6] Victoria T，Andronikou S，Bowen D，et al. Fetal anterior abdominal wall defects : prenatal imaging by magneti resonance imaging. Pediatric Radiology，2018，48（4）：499-512.

[7] Grigore M，Iliev G，Gafiteanu D，et al. The fetal abdominal wall defects using 2D and 3D ultrasound. Pictoria essay. Medical Ultrasonography，2012，14（4）：341.

[8] Singh A，Singh J，Gupta K. Body stalk anomaly : antenatal sonographic diagnosis of this rare entity with review literature. J Ultrason，2017，17（69）：133-135.

[9] Bhat，Ilyas，Dev. Prenatal sonographic diagnosis of limb-body wall complex : case series of a rar congenitalanomaly. Radiol Case Rep，2016，11（2）：116-20.

[10] Kocherla K，Kumari V，Kocherla P R. Prenatal diagnosis of body stalk complex : A rare entity and review c literature. Indian J Radiol Imaging，2015，25（1）：67-70.

[11] Kaur A，Pushpaja J J，Prasad A，et al. Penile duplication as genital abnormality in OEIS complex : a feta autopsycase report. Clin Dysmorphol，2016，25（1）：35-6.

[12] Neel N，Tarabay M S. Omphalocele，exstrophy of cloaca，imperforate anus，and spinal defect complex multiple major reconstructive surgeries needed. Urol Ann，2018，10（1）：118-121.

第八章 胎儿腹腔脏器发育异常

第一节 食管闭锁

一、病因学

病因不明，食管闭锁（esophageal atresia）病例中19%与染色体异常有关，如21-三体综合征和18-三体综合征等。有些与致畸药物有关，如维A酸、酒精等。还可能是一些综合征表现之一。

二、病理解剖和病理生理

食管和气管均来源于原始咽腔的同一憩室，气管食管隔将其分为前方的气管和后方的食管，如果气管食管隔发生时偏向后方，或在食管发生早期上皮细胞迅速增殖，管腔一度阻塞而管腔再通过程受阻，即可造成食管闭锁或气管食管瘘。

先天性食管闭锁一般分为以下5种类型（图8-1）。

Ⅰ型：单纯食管闭锁。食管上、下两段不相通均为盲端，不伴气管食管瘘。此型胃不充盈，上端食管呈盲端，占6%～7%。

Ⅱ型：食管闭锁伴上段气管食管瘘。上段食管闭锁并与气管形成瘘管，下段食管为盲端，此型胃不充盈，上端食管呈盲端，此型少见，占1%～2%。

Ⅲ型：食管闭锁伴下段气管食管瘘，上段食管呈盲端，下段食管与气管间有瘘管相通。此型胃充盈，上端食管呈盲端，最常见，约占86%。

Ⅳ型：食管闭锁伴上、下段气管食管瘘。此型胃充盈，上、下端食管呈盲端并均与气管形成瘘管，占1%～5%。

Ⅴ型：无食管闭锁，单纯气管食管瘘。此型胃充盈，食管不呈盲端，占4%～6%。

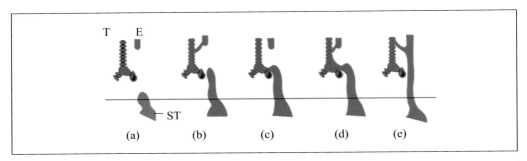

图8-1　先天性食管闭锁示意。(a) Ⅰ型食管闭锁,上端食管呈盲端,胃泡不显示;(b) Ⅱ型食管闭锁,上端食管呈盲端并与气道形成气管食管瘘,胃泡不显示;(c) Ⅲ型食管闭锁,上段食管呈盲端,伴下段气管食管瘘,胃泡可显示;(d) Ⅳ型食管闭锁伴上、下段气管食管瘘,此型胃泡可显示;(e) Ⅴ型无食管闭锁,食管无盲端,单纯气管食管瘘。T为气管;E为食管;ST为胃泡

三、临床特征

产前超声不能直接显示食管闭锁部位,很难进行准确的分型,常常通过羊水过多胃泡不显示、腹围小等一些间接征象并动态观察胎儿吞咽羊水时是否出现颈部的"囊袋样"无回声来提示食管闭锁,因此产前超声对食管闭锁的检出率各家报道不一,大多不超过50%。Ⅲ型、Ⅳ型、Ⅴ型食管闭锁胃泡大小和羊水量正常时,则食管闭锁产前超声会漏诊。出生后食管闭锁是新生儿严重先天畸形之一,临床表现为口吐白沫、不能进食、呕吐等,食管闭锁发生率双胎比单胎高,男性多于女性。

食管闭锁常合并有染色体异常和其他部位多发畸形,单纯的食管闭锁生后可手术足月产新生儿手术成功率高。

四、典型病例超声图像特征及诊断要点

① 胃泡小 [图8-2 (a)] 或无胃泡 [图8-3 (a)]。

② 因上段食管呈盲端,当吞咽羊水时可形成颈部"囊袋样"无回声,颈部"囊袋样"无回声大小可变化,可观察到增大到消失的过程,内无彩色血流信号 [图8-2 (b)、图8-2 (c)、图8-2 (d)、图8-2 (e)、图8-3 (b)、图8-3 (c)]。

③ 羊水多。

④ 常合并有全身多发畸形,如肢体、面部、心脏、泌尿等,与染色体异常相关 [图8-2 (f)、图8-2 (g)、图8-2 (h)]。

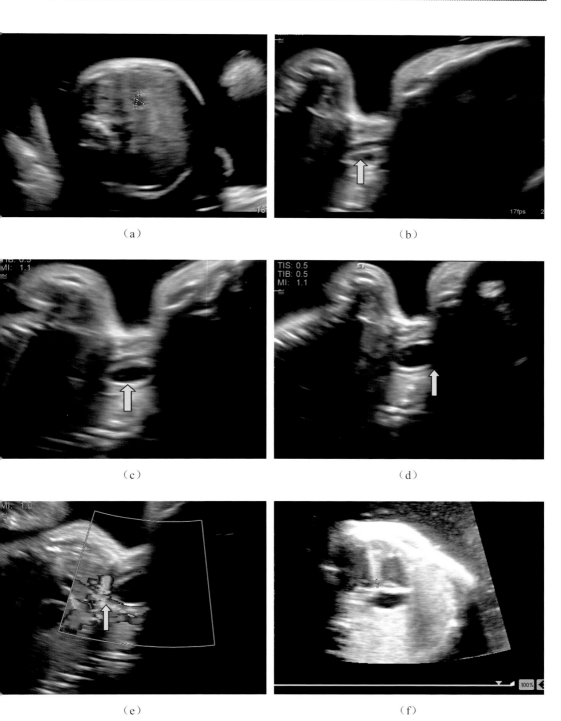

（a）　　　　　　　　　　　　　　　（b）

（c）　　　　　　　　　　　　　　　（d）

（e）　　　　　　　　　　　　　　　（f）

图8-2

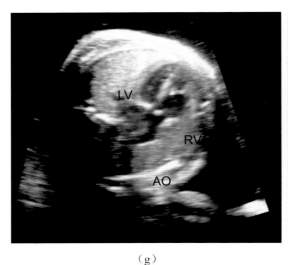

（g）

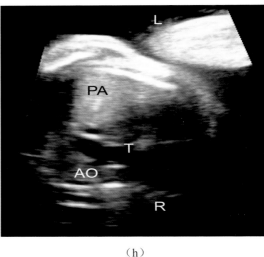

（h）

（i）

图8-2　食管闭锁 Ⅲ 型合并先天性心脏病：孕33⁺¹周，产前超声及引产后标本。（a）胃泡小（测量键所示处）；（b）颈部"囊袋样"无回声（白色箭头所示）；（c）动态观察颈部"囊袋样"无回声增大；（d）动态观察颈部"囊袋样"无回声增大；（e）彩色多普勒示颈部"囊袋样"无回声内无血流；（f）合并室间隔缺损（测量键处为室间隔缺损处）；（g）主动脉与右心室相连；（h）肺动脉狭窄，右位主动脉弓；（i）引产后标本示食管闭锁（Ⅲ型），上段食管闭锁（白色大箭头示），下段食管（白色小箭头示）与气管形成气管食管瘘。LV 为左心室；RV 为右心室；AO 为主动脉；PA 为肺动脉；E 为食管；T 为气管

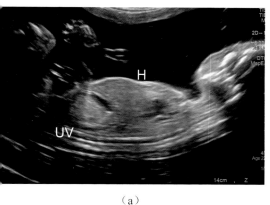
（a）

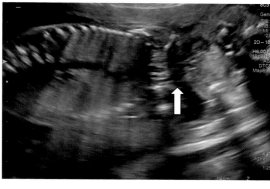
（b）

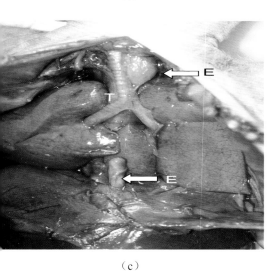
（c）

图8-3 孕22⁺⁶周，食管闭锁Ⅰ型产前超声及引产后标本。（a）左侧腹部矢状切无胃泡显示，羊水量正常；（b）颈部"囊袋样"无回声（箭头所示）；（c）引产后大体标本示上、下端食管呈盲端（箭头所示），无气管食管瘘，为Ⅰ型食管闭锁。E为食管；T为气管；UV为脐静脉；H为心脏

五、超声图像鉴别诊断

因产前诊断食管闭锁大多为间接诊断，凡造成羊水过多，胃泡小或无胃泡如小下颌/无下颌、唇腭裂、口腔畸胎瘤、中枢神经系统功能紊乱和吞咽困难、某些代谢性疾病、膈疝、宫内窘迫时胎儿停止吞咽羊水等，均需进行鉴别诊断，此时对食管显示特别是颈部发现可变的"囊袋样"无回声和确定原发病变有利于鉴别诊断。

食管闭锁上端盲端造成颈部"囊袋样"无回声与颈部囊性肿块，如无分隔淋巴管瘤、鳃源性囊肿、舌骨囊肿、喉囊肿等鉴别，后者在超声扫查时肿块形态、大小不变，有囊性肿块的占位效应，肿块大时也可造成羊水过多，而食管闭锁的颈部"囊袋样"无回声在超声检查过程中会动态观察到无回声随胎儿吞咽羊水时变大，吐出羊水时变小。

六、临床价值

食管闭锁产前超声主要由羊水多、胃泡小或不显示这些间接诊断来提示，当合并有气管食管瘘、羊水不多时，容易漏诊和误诊。

30%～70%食管闭锁伴发合并畸形和染色体异常。合并畸形常常有心脏畸形、胃肠道畸形、泌尿生殖系统畸形、胃骼系统畸形，还是VATER综合征表现之一，因羊水过多，会造成胎儿早产，因此食管闭锁临床预后取决于是否早产、合并畸形和是否有染色体异常。因此当产前超声诊断为食管闭锁后，合并畸形排查和染色体异常排查是必要的，单纯性食管闭锁胎儿生后应多学科讨论，尽早手术。

第二节　十二指肠狭窄或闭锁

一、病因学

十二指肠狭窄或闭锁（duodenal stenosis or duodenal atresia）病因不明，大部分病例为散发，有些病例则有常染色体隐性遗传家族史；致畸药物如沙利度胺有引起十二指肠闭锁报道；母亲糖尿病是十二指肠狭窄和闭锁的高危因素；另外，此病与21-三体综合征关系密切，约30%病例合并有染色体异常。

二、病理解剖和病理生理

胚胎第5周时，原始十二指肠上皮细胞迅速增生，曾一度阻塞管腔，11周时肠腔进行重建再通，如在重建再通过程中发生障碍，十二指肠便会发生狭窄或闭锁。另外，由于肠道血管缺血、坏死、梗死，会造成十二指肠狭窄或闭锁，外在压迫如环状胰腺的压迫或肠旋转不良也可导致继发性十二指肠狭窄。

病理上，肠道闭锁可分为四种类型。Ⅰ隔膜型，肠腔内一个或多个隔；Ⅱ肠管盲端远端为一纤维条索；Ⅲ闭锁的近端和远端间肠管完全脱离；Ⅳ大段肠管腔闭锁，伴肠系膜缺如。十二指肠闭锁类型大部分为Ⅰ型即管腔内产生横隔，另有约20%的病例为环状胰腺所致。如因肠系膜血供受损造成十二指肠狭窄或闭锁，往往合并小肠其他部位病变。

三、临床特征

十二指肠狭窄或闭锁是一种最常见的小肠梗阻，发生率约1∶500（妊娠）、1∶10000（活产），占小肠闭锁37%～49%。因消化系统梗阻造成羊水过多，可引起早产。肠道闭锁新生儿进食后呕吐，需新生儿期手术，不合并染色体异常或其他畸形的患儿，总体预后良好，治愈率约95%。

四、典型病例超声图像特征及诊断要点

① 上腹部"双泡征"。位于左侧者为胃泡，右侧者为扩张的十二指肠近端，二者之间有一长条形囊状结构相通为扩张的幽门管［图8-4、图8-5（a）、图8-6（a）］。

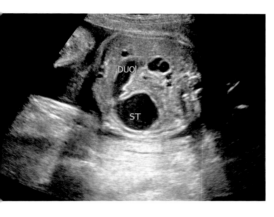

图8-4 上腹部"双泡征"：孕26周，后手术证实为环状胰腺所致ST胃泡。DUO为十二指肠

② 胃泡增大，间歇性食管扩张。由于十二指肠梗阻，其上方的胃泡及食管压力增大而造成胃泡增大，间歇性食管扩张，当胃及食管内容物排出后，食管可恢复到原来线性结构（图8-6）。

③ 羊水过多。

④ 常合并有多发畸形，与染色体异常有关，特别与21-三体综合征有关，如有合并畸形则有对应畸形表现［图8-5（b）］。

五、超声图像鉴别诊断

胃蠕动收缩环会造成"双泡征"假象，"双泡征"假象均出现在腹腔中线左侧，往往不合并羊水过多。十二指肠闭锁"双泡征"，胃泡在中线左侧，另一个在中线右侧。

腹腔内囊性肿块，与胃泡不相通，无羊水过多。

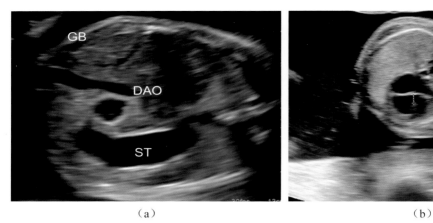

（a）　　　　　　　　　　　（b）

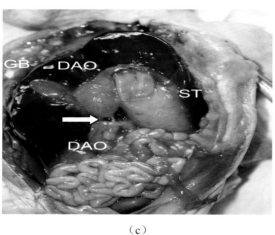

（c）

图8-5　十二指肠闭锁合并先心病：孕2□周，产前超声及引产后标本（羊水穿刺为21-三体综合征）。（a）上腹部横切面示"双泡征"；（b）室间隔缺损（测量键处为室间隔缺损）；（c）引产后标本示Ⅱ型十二指肠闭锁，十二指肠闭锁两端呈盲端，由一纤维条索相连（箭头所示）。ST为胃泡；DAO为十二指肠；GB为胆囊

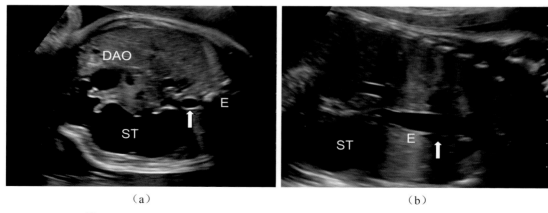

（a）　　　　　　　　　　　（b）

图8-6　孕32^{+2}周十二指肠闭锁超声图像：（a）腹部横切面，腹部"双泡征"，胃泡增大，食管扩张（箭头所示）；（b）胸腹部冠状切面，食管扩张（箭头所示）；ST为胃泡；DAO为十二指肠；E为食管

六、临床价值

十二指肠狭窄和闭锁常常在孕晚期26周的超声中发现，产前超声难以对其分型，且外在梗阻和压迫如环状胰腺产前超声与十二指肠闭锁声像图改变一致。因此对合并畸形观察、染色体异常检查非常重要，如羊水过多则需预防早产。产前超声表现为单纯十二指肠狭窄或闭锁时需生后进一步检查明确梗阻原因并及时诊治，预后大多良好。

第三节　肝脏病变

胎儿肝脏是人体最大实质脏器，胎儿肝脏先天性畸形较少见，常见异常包括肝内钙化斑、先天性肝血管畸形、肝囊肿、肝肿瘤（肝血管瘤、肝母细胞瘤、肝错构瘤等）及各种原因引起的肝大、肝坏死等。

一、病因学

肝脏病变病因不明，针对不同病变有不同病因假说。肝内钙化斑可以在肝脏表面、肝脏实质或管道内形成，可单发或多发，大的钙化斑可伴声影，小的钙化斑不伴声影。肝脏表面的钙化斑可能由胎粪性腹膜炎造成；实质内的钙化斑可能与宫内感染、缺血、坏死及出血有关；肝脏管道内的钙化斑则可能与血栓形成有关；宫内有创检查如脐血穿刺可以引起肝内钙化斑；肝肿瘤或肝外肿瘤转移至肝脏内可以引起肝内钙化斑；有些肝脏肿瘤早期表现类似肝内钙化斑；肝内钙化斑与染色体异常有关。肝脏肿瘤与全身其他肿瘤类似，病因不明。

二、病理解剖和病理生理

肝内钙化斑（fetal liver calcifications）病理生理过程与原发病因有关，部分钙化斑不合并其他异常，可在生后自行消失。

肝脏肿瘤可以为单发、多发；原发于肝脏或由其他部位转移而来。胎儿期肝内肿瘤以肝血管瘤多见，肝脏血管瘤认为是胚胎时期血管发育异常所致的先天性血管畸形，病理上根据纤维组织多少分为四型：海绵状血管瘤（最常见）、硬化型血管瘤、血管内皮细胞型血管瘤、毛细血管瘤。由于不同的组织类型及血流特征，肝脏血管瘤有不同的声

像图改变和血流动力学改变。胎儿期巨型血管瘤瘤体内大量的动静脉分流导致胎儿水
肿、心脏扩大、房室瓣反流、心包腔积流等高输出心功能衰竭，同时肝脏病变导致血小
板减少，凝血功能障碍可导致严重的卡-梅利特序列征（Kasabach-Merritt综合征，即溶
血性贫血及血小板减少消耗性凝血病），宫内可能发生胎儿水肿、羊水多，严重时还会
发生母亲镜像综合征、产后腹胀、心功能不全、肺动脉高压、消耗性凝血病、DIC等。

三、临床特征

发现胎儿肝内钙化斑应排除宫内感染，单纯的肝内钙化斑生后可消失，预后好。

胎儿期血管瘤以宫内快速增殖性生长为特征，生后6个月缓慢自发地消退。胎儿
期血管瘤虽然是良性病变，但根据其大小、位置和分流情况可能导致危及生命的并发
症，有30%～80%的死亡率。胎儿期肝母细胞瘤发生率远低于血管瘤，但产前胎儿
不能做增强扫描，也不能结合其他生化检查，因此产前影像对肝肿瘤良恶性鉴别诊断
困难。

四、典型病例超声图像特征及诊断要点

（一）肝脏钙化斑

肝表面或肝内见单个或散在强回声斑，较大强回声斑后方伴声影（图8-7）。

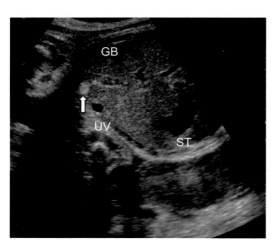

图8-7　肝内强回声斑（箭头所示）：孕38
周，出生后半年复查消失。ST为胃
泡；GB为胆囊；UV为脐静脉

（二）肝血管瘤

① 肝脏局限性增大，肝内见实质
性或混合性光团，边界不清，内部回声
不均。

② 常于孕晚期出现，肿块大时，可
造成胎儿水肿，心脏增大，二、三尖瓣
反流，大脑中动脉流速增高等高输出心
功能不全，羊水多。

③ 彩色多普勒显示肿块周边及内部
可见丰富彩色血流信号，肝动脉增粗，
血流速度增高，有时在瘤体内见动静脉
瘘血流及频谱（图8-8）。

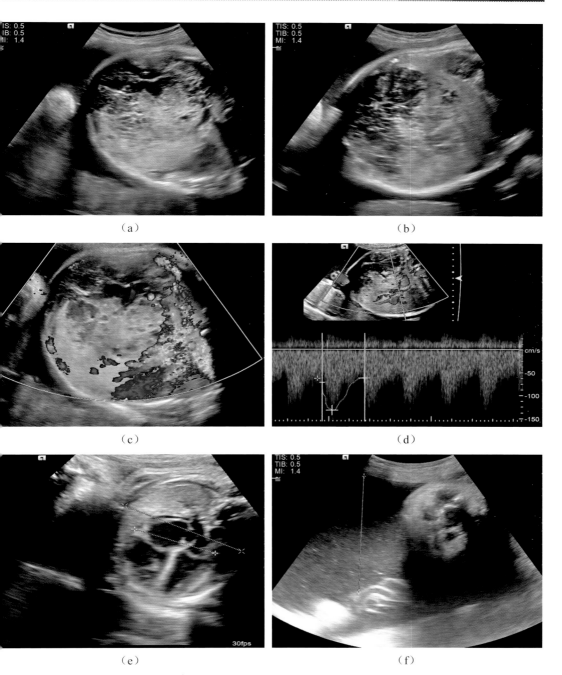

（a）　　　　　　　　　　　　　　　　（b）

（c）　　　　　　　　　　　　　　　　（d）

（e）　　　　　　　　　　　　　　　　（f）

图8-8　肝脏内血管瘤：孕39^{+4}周。（a）肝脏内巨大混合性肿块；（b）腹部冠状切面，肿块巨大，位于肝左右间，与正常肝脏分界不清，无明显边界；（c）彩色多普勒显示肝肿瘤周边及内部丰富血流信号；（d）肝动脉增粗，流速增高；（e）心脏增大；（f）羊水过多

（三）肝母细胞瘤

胎儿期肝母细胞瘤少见，常发生在孕晚期。多发生于肝右叶，可见实质性肿块，边界欠清，内部回声不均，周边及内部可见彩色血流信号（图8-9）。

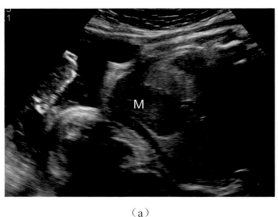

（a）

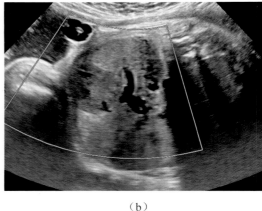

（b）

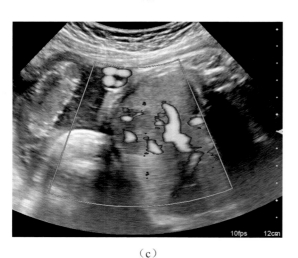

（c）

图8-9　孕39^{+2}周肝右叶实质性低回声肿块，出生后手术证实为肝母细胞瘤。（a）肝右叶内实质性低回声边界欠清；（b）血管剪影显示肝右叶实质性低回声，周围血管扩张；（c）能量多普勒显示肿块周边及内部血流

（四）肝囊肿

肝内可见无回声区，形态规则，边界清，内未见彩色血流信号（图8-10）。

（五）肝内多发转移瘤

① 肝脏增大，肝内多发实质性小病灶与原发病灶类似声像图改变。

② 肝外可见原发病灶（图8-11）。

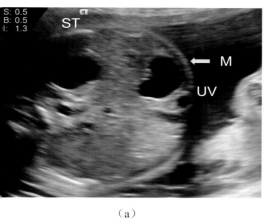

（a）

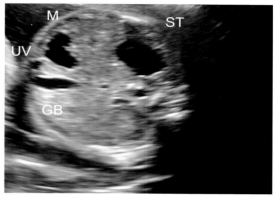

（b）

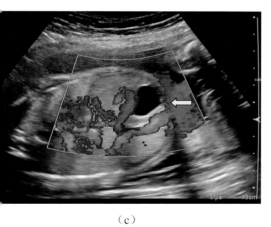

（c）

图8-10　孕27周，肝左叶囊肿。（a）肝左叶无回声区；（b）囊肿位于胃泡右侧，脐静脉左侧；（c）彩色多普勒显示囊肿内无血流信号

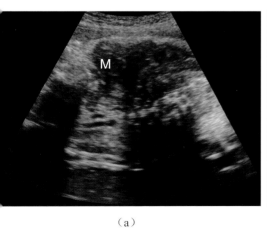

（a）

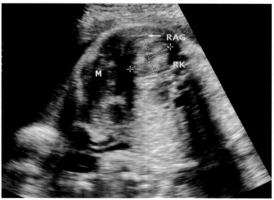

（b）

图8-11

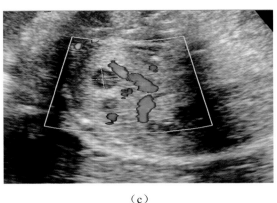
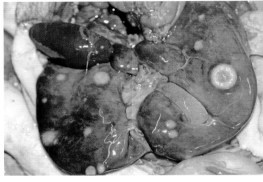

（c） （d）

图8-11 孕31周，右侧腰背部纤维肉瘤肝转移。（a）右侧腰背部实质性占位病变；（b）肿块位于腰背部，与肾脏及肾上腺无关；（c）肝脏内多发小的病灶；（d）引产后标本示肝内多发实质性病灶，病理显示腰背部肿瘤为纤维肉瘤，肝脏肿瘤为转移性病变。RK为右肾；RAG为右肾上腺；M为肿块

五、超声图像鉴别诊断

产前超声对于非典型肝血管瘤与肝母细胞瘤诊断困难。位于肝左叶大的肝血管瘤与腹腔内畸胎瘤鉴别诊断困难。仔细分辨肿瘤与肝脏的分界会帮助两者的鉴别，MRI对软组织分辨好，对鉴别肝内还是肝外肿瘤有帮助。

六、临床价值

胎儿肝脏病变少见，以肝血管瘤多见，典型肝血管瘤在孕晚期出现，发展快，良性血管瘤可以因胎儿心功能不全、凝血功能异常发生宫内死胎，因肝破裂、羊水过多早产等而出现不良转归。

第四节 胆道系统异常

一、病因学

胎儿胆道系统异常少见，包括先天性无胆囊、胆囊大、双胆囊、先天性胆管扩张

道闭锁、胆囊结石、胆总管囊肿等。

本病病因不明，国际上许多学者对其病因进行过多种研究和探讨，提出了很多学说，近年倾向于先天性胆总管扩张症与胰胆合流异常相关。

二、病理解剖和病理生理

受精后第5周，胆囊从肝憩室发育而来，最初肝外胆管系统上皮增生时，管腔暂时闭塞，到受精后12周，胆囊才开始腔化。因此超声能显示胎儿胆囊的孕周为12～14周，正常胆囊位于右侧腹部。

先天性胆管扩张与胰胆合流异常相关，胰胆管远端主要存在两种病理改变，一是胰胆管共同通道过长容易造成梗阻，二是主胰管与胆总管合流的角度异常，多接近甚至超过90°，由于胰胆管异常交汇，胰腺分泌压明显高于胆汁的分泌压，胰液会大量反流入胆道，特别是胆汁内的胰蛋白酶激活，引起胆管壁破坏而最终导致胆管扩张。

三、临床特征

胎儿胆道系统与新生儿、成人一样有正常收缩和充盈，因此胎儿未见到胆囊不一定是胆囊有异常。单纯的过大、过小或无胆囊在胎儿期因无其他生化指标及临床表现佐证，其对诊断与鉴别诊断帮助并不大。胆囊发育不良或胆囊缺如可合并有其他先天畸形，尤其合并十二指肠闭锁、胆管闭锁、多脾综合征等。因此，产前超声对胆道系统异常诊断困难，当发现有胆道扩张、胆囊过大或未显示时，要注意合并畸形。

四、典型病例超声图像特征及诊断要点

（一）先天性胆管扩张症，胆总管囊肿

肝门区可见一囊性包块，圆形或梭形，边界清，位于胆囊下方，有时可见与胆囊相通，内部无彩色血流信号（图8-12）。

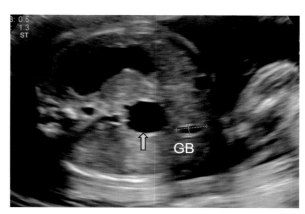

图8-12　胆总管囊肿，孕23^{+4}周，箭头所示为胆总管囊肿。GB为胆总管

（二）胆囊内强回声斑

胆囊内可见多个强回声斑，可随体位改变，较大的强回声斑后方伴声影（图8-13）。

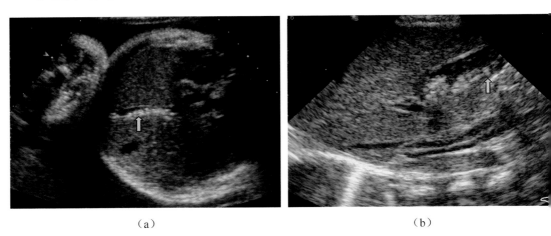

（a）　　　　　　　　　　　　　　（b）

图8-13　胆囊内强回声斑，孕39周及出生后影像。（a）孕39周胆囊内多发性强回声斑
　　　　（b）出生后1天新生儿胆囊内强回声斑，出生后3个月复查消失

五、超声图像鉴别诊断

胆总管囊肿与腹腔内其他囊性包块鉴别，如十二指肠闭锁、重复胃、肠重复畸形等，主要鉴别点在囊肿发生部位、性别等。

六、临床价值

胆总管囊肿生后有可能发生胆道穿孔及恶变可能，应择期早日手术，预后良好。胆囊内强回声斑生后复查大多会消失，也有一部分为胆囊内结石。胆囊增大可在一些染色体异常或胎儿畸形中表现，单纯的胆囊增大一般预后良好。在1周内如连续3次超声检查未见胆囊可提示胆囊未显示，可能与胆道闭锁、非整倍体、胆囊发育不良和胆道闭锁有关，也不能排除因胆囊生理性收缩所致的胆囊不显示，强调连续追踪观察胆囊。也有学者认为若观察到胆囊持续不显示，建议进行羊水穿刺，检测羊水中消化酶以及进行囊性纤维化基因检测，以排除发生胆道闭锁或胆囊先天性囊性纤维化的可能，然而仍有部分学者认为胆囊不显示与发生胆道闭锁无明显关联，认为胆道闭锁是产后胆管慢性炎性改变所致，与产前胆囊不显示无关联。

第五节　胎粪性腹膜炎

一、病因学

　　胎儿在宫内肠梗阻，发生穿孔后便可形成胎粪性腹膜炎（meconium peritonitis）。病因主要包括：① 肠道先天性畸形，肠扭转、闭锁，肠重复畸形等；② 肠道血管供血不足，血管血栓、闭锁等；③ 母体吸毒或宫内感染（巨细胞病毒、风疹病毒等）导致肌壁发育不良，炎症坏死及穿孔；④ 常染色体隐性遗传病中的囊性纤维化造成胎粪性肠梗阻；⑤ 不明原因自发性肠穿孔。发生率约为1 ∶ 2000（妊娠）。

二、病理解剖和病理生理学

　　胎粪性腹膜炎因不同病因及病理阶段表现多样，大多与先天性肠梗阻、闭锁、穿孔有关。其病理过程分三个阶段，即肠管扩张期、穿孔腹膜炎症期、腹水吸收腹腔钙化期。肠穿孔腹膜炎导致大量纤维素渗出和成纤维细胞增生，腹腔内广泛粘连，黏稠的胎粪聚积在穿孔处周围与炎性渗出物混合，受胰腺分泌的胰液影响而形成钙质沉积而形成钙化块，钙化块可散在于腹腔内，也可形成团块状将穿孔处封闭。如肠穿孔的局部尚没有封闭，胎粪持续性外流则形成包裹性积液。如胎粪性腹膜炎发生在腹膜鞘突闭合前，胎粪不仅发生在腹腔内，还会进入阴囊内。

　　胎粪性腹膜炎分为两型：不合并肠道异常者为单纯性胎粪性腹膜炎；伴有肠道异常者为复杂性胎粪性腹膜炎。

三、临床特征

　　胎粪性腹膜炎预后取决于肠管受损及炎症的程度，轻型病例生后可无症状。大多数生后表现为肠梗阻的情况，腹部膨隆，呕吐并合并感染等。胎儿期胎便是无菌的，因此腹膜炎属无菌性感染，如果婴儿生后存活并进食，肠内会出现细菌，肠内容物再通过破口漏出，则导致发生细菌性腹膜炎而合并感染死亡。

四、典型病例超声图像特征及诊断要点

　　胎粪性腹膜炎在不同病理时期声像图表现多样，呈一病多图。

① 肠管内强回声或表现为肠梗阻改变，肠管局限扩张 ［图8-14（a）］。

② 腹围增大 ［图8-14（b）］。

③ 腹腔内可见散在强回声斑、团或无回声暗区，周围可见强回声带包绕，也可形成腹腔内假性囊肿，常边界不清，内见絮状、点状或带状回声，周围可见钙化斑 ［图8-1（c）、图8-14（d）、图8-14（e）］。

④ 腹腔积液，不同阶段腹腔积液会增多或减少，积液内可见絮状、点状或带状回声，团块状或散在钙化斑 ［图8-14（c）、图8-14（d）、图8-14（e）］。

⑤ 常常合并羊水多 ［图8-14（f）］。

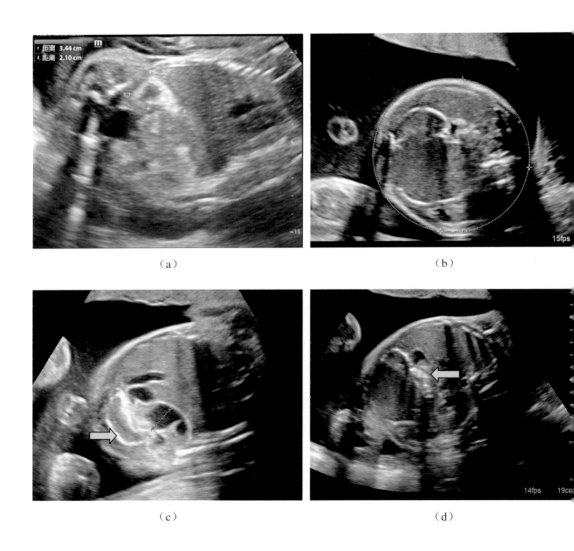

（a）　　　　　　　　　　　　　　　（b）

（c）　　　　　　　　　　　　　　　（d）

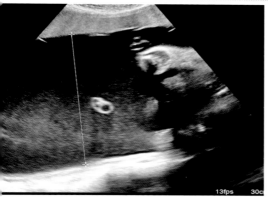
（e）

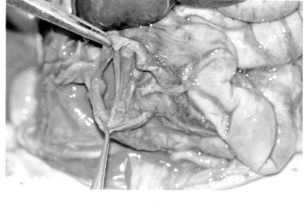
（f）

图8-14 胎粪性腹膜炎不同孕周超声表现及引产后大体标本。（a）孕28周，腹腔内肠管扩张；（b）孕32周，腹围增大，腹围相当于孕35周大小，腹腔内囊性包块；（c）孕32周，腹腔内肠管扩张（测量键处）其下方囊性包块周边可见钙化（箭头所示）；（d）孕32周，囊性包块（红色箭头所示）周边可见钙化（白色箭头所示）；（e）孕32周，羊水过多；（f）胎粪性腹膜炎引产后标本示空肠闭锁，假性囊肿（镊子所指处），腹腔内散在脓液

五、超声图像鉴别诊断

① 肠管回声增强，往往是染色体异常的标志，也可以是肠腔早期囊性纤维变的表现，多不伴有腹水。

② 与腹腔内其他囊性肿块鉴别，如肠系膜囊肿、胆总管囊肿、肾囊肿、卵巢囊肿等，这些囊肿有包膜，占位效应明显，内部透声性好，周围常常无钙化斑，很少伴发腹水。

③ 与腹腔内畸胎瘤鉴别，腹腔内畸胎瘤可表现为实质性、囊性或混合性肿块，病灶中可见钙化斑，肿块边界清，形态规则，一般不合并腹水。

六、临床价值

空回肠闭锁宫内发生穿孔形成胎粪性腹膜炎，有作者比较单纯的空回肠闭锁和合并有胎粪性腹膜炎的空回肠闭锁新生儿术后效果，后者除了手术时间延长外，生后死亡率和再发风险并不比单纯空回肠闭锁高。

并不是所有的胎粪性腹膜炎病例均能在产前观察到典型的超声声像图改变，不典型的胎粪性腹膜炎产前超声诊断困难；也不是所有的产前诊断为胎粪性腹膜炎的胎儿生后均会出现临床症状。产前超声发现典型的胎粪性腹膜炎后多学科讨论评估预后，生后转新生儿外科，禁食及进一步完善相关检查后及时手术，以免造成严重细菌性感染及全身多系统衰竭。如产前确诊为胎粪性腹膜炎，生后即禁食，观察腹部情况、胎粪排出量与性状、呕吐等，进一步完善各项检查，术前评估，转诊至三级医院就诊。

第六节　腹腔肿块

一、病因学

胎儿腹部肿块种类繁多，病因不明，有原发，也有从其他部位转移。

二、病理解剖和生理学

胎儿腹部肿块按物理性质分为实质性、囊性、混合性肿块。按部位可分为肝肿瘤、肾肿瘤、生殖系统肿瘤、脾肿瘤、神经源性肿瘤、肠源性肿瘤、淋巴管瘤等。按组织起源分为血管瘤、淋巴管瘤、错构瘤、畸胎瘤、寄生胎等。胎儿腹腔脏器肿块来源多，即使一个部位肿瘤，可有多种超声表现。

三、临床特征

胎儿腹腔肿块种类繁多，其发生孕周、物理性质、起源、生长方式、血流状态均有不同，预后取决于肿瘤发生部位、大小、性质、对周围组织侵犯、转移及压迫症状等。

四、典型病例超声图像特征及诊断要点

1.膈下型膈离肺

① 膈下实质性或混合性肿块，多位于左侧膈下。

② 肿块下方可显示正常肾脏和肾上腺。

③ 彩色多普勒可见从腹主动脉发出血管分支到肿块（图8-15）。

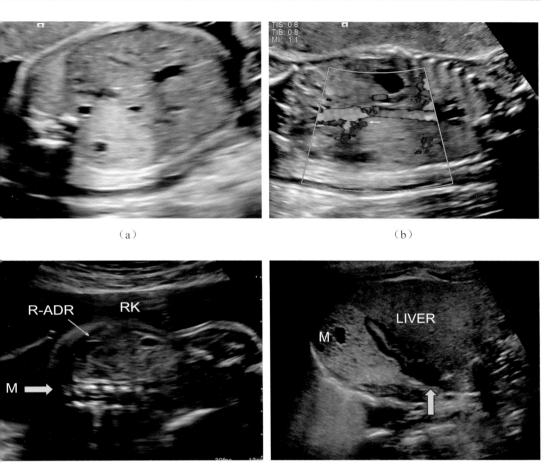

（a）　　　　　　　　　　　　　　　（b）

（c）　　　　　　　　　　　　　　　（d）

图 8-15　膈下型膈离肺产前超声及生后超声声像。（a）孕 25 周，右侧膈下混合性肿块；（b）彩色多普勒示肿块内血流，由腹主动脉供血；（c）肿块下方肾上腺显示正常；（d）出生后 1 天复查混合性肿块下方见右侧正常肾上腺。M 为右侧膈下混合性肿块；RK 为右肾；R-ADR 为右肾上腺

2. 肾上腺神经母细胞瘤

① 患侧肾上腺区混合性、实质性或囊性肿块，边界清，内部回声不均匀，周边可见彩色血流信号，实质性或混合性肿块内部见少许血流信号，实质性或混合性肿块中央有时可见无回声区，表示中央区的缺血坏死。

② 患侧肾脏上极可受压。

③ 有时肿块周边可见受压的少许肾上腺组织。

④ 易发生肝内或其他部位转移（图 8-16、图 8-17）。

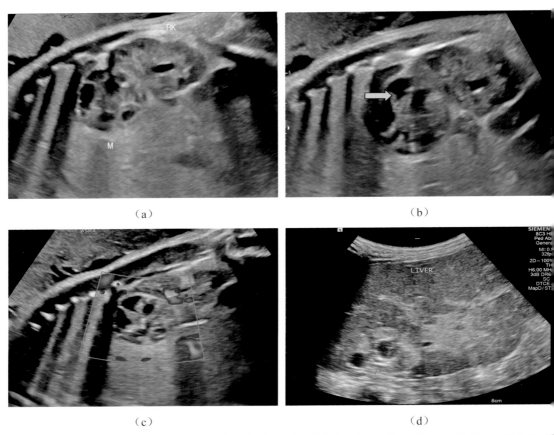

（a）
（b）
（c）
（d）

图8-16　右肾上腺区神经母细胞瘤产前超声及生后影像。（a）孕36周，右肾上方混合性肿块；（b）肿块外侧可见少许受压肾上腺组织（白色箭头所示）；（c）肿块周边可见少许血流信号；（d）出生后34天复查，右肾上腺区混合性肿块，肝脏增大，多处片状强回声团

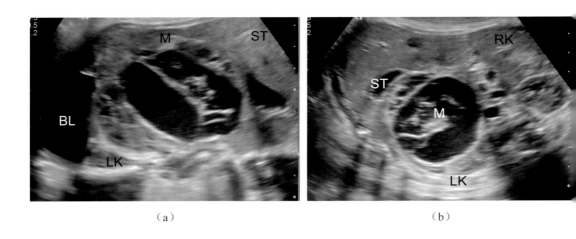

（a）
（b）

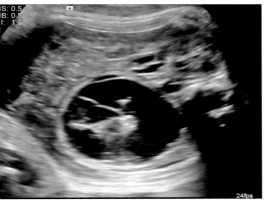

（c）

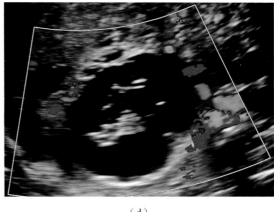

（d）

图8-17　囊性神经母细胞瘤产前及出生后声像。（a）孕37⁺⁵周，左肾上方以囊性为主的混合性肿块；（b）腹部横切面，左肾与胃之间囊性为主肿块；（c）肿块边界清，壁厚，囊壁不规则；（d）肿块内未见彩色血流信号，出生后手术病理为囊性神经母细胞瘤

3.中胚层肾瘤

① 患侧未见正常肾脏回声，可见一实质性或混合性肿块，边界清，内部回声均匀或不均匀，其周围可见少许受压的肾脏组织。

② 肿块周边及内部可见血流信号。

③ 常合并有羊水过多（图8-18）。

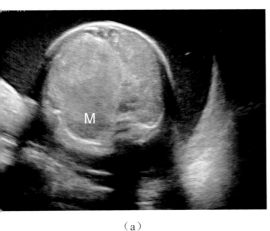

（a）

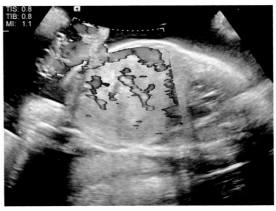

（b）

图8-18

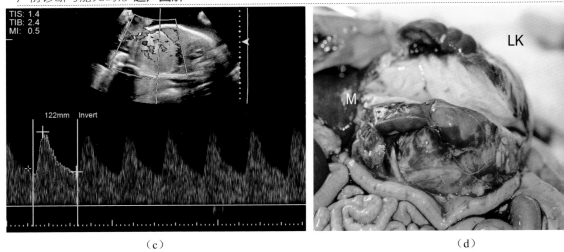

（c）　　　　　　　　　　　　　　　（d）

图8-18　中胚层肾瘤产前及出生后标本。（a）孕35周左侧肾区一实质性肿块，其下方可见
　　　　少许受压肾实质回声；（b）肿块内血流丰富；（c）肿块内测得高速低阻力频谱；
　　　　（d）引产后标本示左侧肾区实质性肿块，切开呈白色，编织状，其下方可见少许肾
　　　　组织，病理为中胚层肾瘤

4.腹腔内畸胎瘤

① 腹腔内混合性包块。

② 肿块边界清，内部回声不均匀，有时可见钙化斑回声。

③ 肿块周边及内部可见少许彩色血流信号。

④ 肿块巨大时，可对周围脏器造成压迫效应，合并羊水过多（图8-19）。

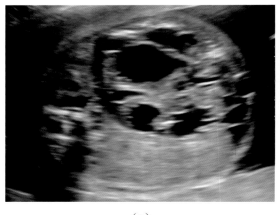
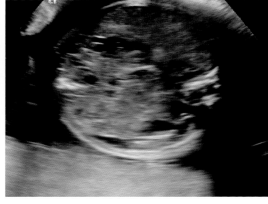

（a）　　　　　　　　　　　　　　　（b）

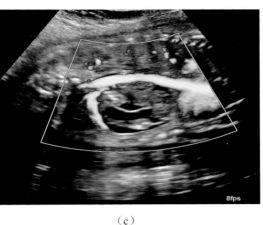
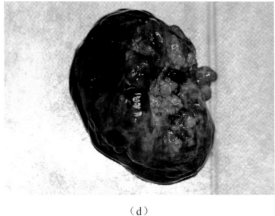

（c）　　　　　　　　　　　　　　　　　（d）

图8-19　腹腔内畸胎瘤。（a）孕28周左侧腹腔混合性肿块；（b）肿块内回声不均见多个钙化斑，边界不清；（c）肿块内血流丰富；（d）生后手术标本，病理为畸胎瘤

5.腹腔内寄生胎

① 腹腔内可见一混合性肿块，周边为无回声区，内可见含骨性结构如胎儿肢体或脊柱。

② 可见类似脐带样结构，彩色多普勒显示平行的动脉-静脉，测得动脉朝向肿块内（图8-20）。

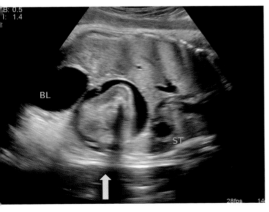
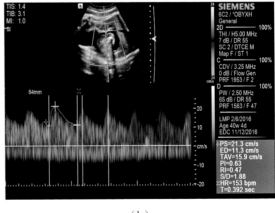

（a）　　　　　　　　　　　　　　　　　（b）

图8-20　腹腔内寄生胎。（a）孕40⁺⁴周腹腔内寄生胎，无回声区为羊膜囊，内含肢体（蓝色箭头所示）；（b）由正常胎儿向寄生胎内供应血流，朝向胎儿体内的为动脉频谱

6.肠重复畸形

① 沿着消化道走行的单房，形态大小不一的无回声区，可以看到厚的多层囊壁（图8-21），如果囊内有出血或物质积聚，可表现为有回声而不是无回声。

② 彩色多普勒显示肿块内未见血流信号。

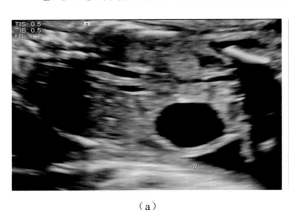
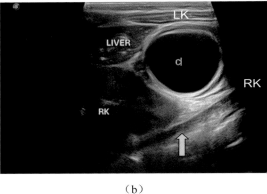

（a）　　　　　　　　　　　　　　　（b）

图8-21　右肾外侧囊性肿块，生后手术为肠重复畸形。（a）孕23周，右肾外侧囊肿，边界清，壁厚；（b）生后一天复查肿块位于右肾与肝脏之间

7.骶尾部畸胎瘤

① 骶尾部可见混合性或囊性肿块，按照肿瘤延伸部位不同分为外生性、内生性、混合性肿瘤。内生性和混合性肿块向盆腔内延伸形成盆腔内混合性和囊性肿块，边界欠清，形态欠规则，按照肿块的成分血流丰富或不丰富。

② 脊柱及圆锥位置显示正常（图8-22）。

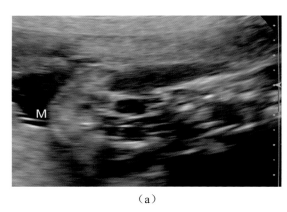
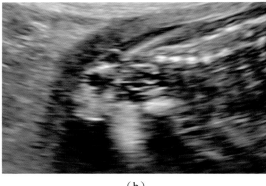

（a）　　　　　　　　　　　　　　　（b）

图8-22　盆腔内以内生性为主的畸胎瘤，孕25^{+3}周。（a）骶尾部向盆腔内延伸混合性包块；（b）冠状切肿块大部分在盆腔内，脊柱显示正常，生后病理为畸胎瘤

8. 生殖系统肿瘤及附件囊肿

① 发生于女性外生殖器。

② 膀胱左侧或右侧可见无回声区，边界清，要关注肿块内无回声改变，当无回声变为有回声，或肿块位置发生改变时，要注意囊肿扭转。出生后定期复查（图8-23）。

③ 肿块内无彩色血流信号。

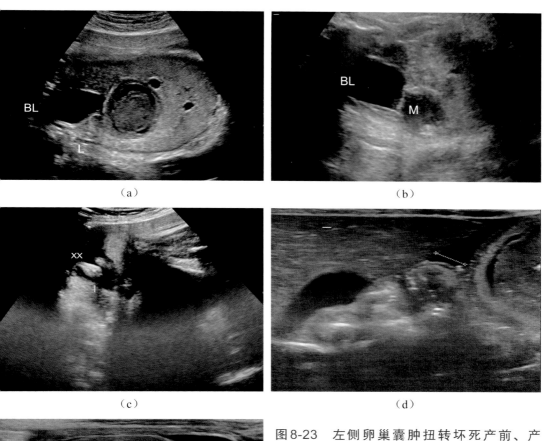

（a）　　　　　　　　　　（b）

（c）　　　　　　　　　　（d）

（e）

图8-23 左侧卵巢囊肿扭转坏死产前、产后影像。（a）孕32周，膀胱偏左侧囊性包块，内可见细密点状强回声；（b）孕37周，包块周边钙化，点状强回声增多，边界不清，无明显增大；（c）女性生殖器；（d）出生后一天复查，腹腔积液；（e）出生后一天超声复查，肿块位于膀胱右侧

9.腹腔内淋巴管瘤

腹腔内可见无回声区，未见明显边界，内可见带状分隔，无彩色血流信号（图8-24）。

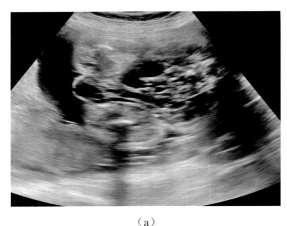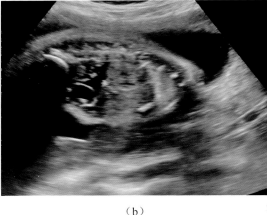

（a）　　　　　　　　　　　　　　　　　（b）

图8-24　腹腔内淋巴管瘤，孕28周。（a）腹部冠状切面示腹盆腔内多发囊性肿块，未见边界；（b）矢状切面示右肾上方多发囊性肿块，未见边界

五、超声图像鉴别诊断

（1）膈下型膈离肺与肾上腺区肿瘤鉴别　肾上腺区肿瘤位于肾脏上方，难以显示患侧正常肾上腺组织，肿块血流不从主动脉分支。膈下型膈离肺位于肾脏及肾上腺上方。

（2）肾上腺神经母细胞瘤与肾上腺血肿鉴别　肾上腺血肿以囊性为主，内部可见密集点状及团状回声，无彩色血流信号，形态欠规则，随孕周不同，大小可变化。囊性神经母细胞瘤与肾上腺出血鉴别诊断困难。

（3）中胚层肾瘤与肾母细胞瘤鉴别　胎儿肾区肿瘤以中胚层肾瘤多见，有时两者鉴别诊断困难。

（4）腹腔寄生胎与腹腔内畸胎瘤鉴别　典型寄生胎可见成形的部分胎儿结构，如肢体、脊柱等。

（5）骶尾部畸胎瘤与脊柱相关前向性脊髓脊膜膨出鉴别　该肿块与脊柱有关。与泌尿生殖系统畸形鉴别，后者常常合并有肾脏、输尿管异常；与生殖系统肿瘤鉴别，生殖系统肿瘤常为女性，肿块位于膀胱后方囊性包块。

（6）附件囊肿与腹腔内囊性肿块、肠重复畸形鉴别。

腹部肿块起源及性质复杂，鉴别诊断主要根据其起源、性状、内部回声、血流、与周围组织关系、性别，有时还需结合病史、相关生化检查等。如腹部囊性肿块，第一扫查正常腹部囊性器官如胃泡、胆囊、膀胱；第二扫查容易引起腹部囊性病变的双肾；第三看囊性肿块在什么部位，腹中线偏右侧，胆囊下方可能来源于胆总管囊肿；肝内是肝囊肿；下腹部膀胱两侧囊性包块，如扫查为女性，附件囊肿的可能性大；如为女性，膀胱后方的囊性包块，可能为来源于生殖系统的子宫阴道积液；腹腔内与肠管相系紧密的囊肿可能为肠重复畸形；无边界不规则的囊肿可能为淋巴管瘤等。

六、临床价值

产前超声对腹部肿块敏感性高，特别对于囊性肿块，可以在孕早期发现，但对于实质性肿块，特别与正常组织声阻抗差别不大时，产前超声容易漏误诊，且此类肿块往往宫内生长快，因此实质性或混合性腹部肿块常常在晚孕期发现并且发现时体积较大。胎儿期腹部肿块以良性病变为主，即使是恶性病变，生后新生儿和小儿也有不同转归，如神经母细胞瘤生后可以自愈。良性的肝血管瘤因体积巨大，数量多，也可以造成早产及新生儿死亡。因此对于产前超声发现的腹部肿块，根据不同的部位、性质、大小、血流状态、孕周、与周围脏器关系、是否有合并畸形等方面行多学科讨论，产前产后一体化管理，严密监测复查，以期提高患儿生存质量和得到最合理诊治。

第七节　腹腔积液

一、病因学

胎儿水肿是一种多病因疾病，指胎儿体内过多液体积聚，出现两处及两处以上的不同体腔液体异常积聚，目前根据病因分为免疫性与非免疫性两大类，其中90%为非免疫性因素造成。

胎儿腹腔积液分为伴水肿腹腔积液和单纯性腹腔积液。伴水肿腹腔积液病因复杂，常见的病因如下。

（1）胎儿畸形　心血管系统异常、胎儿心血管系统以外的其他结构异常。

（2）胎儿贫血、宫内感染、淋巴系统异常、遗传代谢性疾病如胎儿染色体异常，双胎如TTTS、TRAP等。

（3）胎盘、脐带异常　如胎盘绒毛膜血管瘤、胎盘发育不良、脐动脉瘤、脐带缠绕、脐带扭转、脐带真结等。

（4）母体因素　孕妇有严重妊娠期糖尿病、高血压、严重贫血、甲状腺功能亢进症、系统性红斑狼疮等可引起胎儿腹水。

（5）还有一部分不明原因腹腔积液称为特发性腹腔积液。

二、病理解剖与病理生理

胎儿腹水的可能病理机制包括：① 原发病变造成脏器功能受损和回心血量增加。心脏结构异常时右心负荷增加，导致腔静脉压增加，影响心脏回流障碍；胎儿心律失常引起心室舒张期充盈不足；肺部占位性病变引起动静脉血流受阻；肝静脉充血引起肝功能异常及白蛋白合成减少。② 宫内感染导致毛细血管渗透性增加；贫血引起高输出性心功能衰竭、髓外造血及肝功能异常；淋巴管发育异常及淋巴管梗阻导致水囊瘤；先天性疾病导致渗透压降低等。以上这些异常会引起血管与组织间隙之间体液分布的不平衡，组织间隙体液增加或淋巴液回流减少而造成腹腔内积液。

三、临床特征

伴水肿的胎儿腹腔积液，常常胎儿心功能不全、胎盘增厚、羊水过多或过少，出生后新生儿全身水肿、腹围增大、腹壁血管怒张等全身多脏器表现。腹腔少量积液的胎儿部分在宫内或生后可自愈，临床表现不明显。

四、典型病例超声图像特征及诊断要点

① 胎儿腹腔内见游离液性暗区，可伴肝脾大、心脏增大、胸腔积液，常合并胎儿宫内发育迟缓、胎儿肢体短小等（图8-25、图8-26），严重时导致死胎。

② 腹围增大［图8-25（d）］。

③ 可伴羊水多或少，胎盘厚或无羊水。

④ 发现胎儿腹腔积液要进行详细超声检查，排除伴发畸形，彩色多普勒表现心功能不全改变如脐动脉反向或消失，脐静脉增宽或搏动波，大脑中动脉流速高，静脉导管波反向，二、三尖瓣反流等（图8-25）。

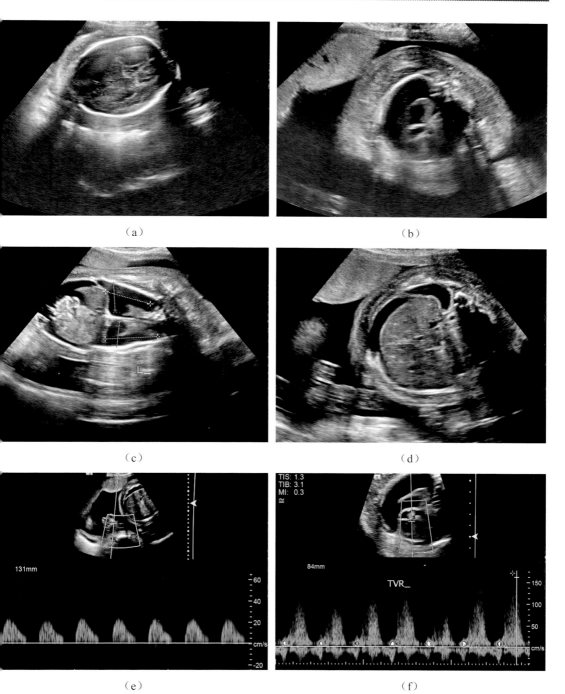

（a）

（b）

（c）

（d）

（e）

（f）

图8-25 胎儿全身皮肤水肿，胸腹腔积液，心脏增大，三尖瓣反流，孕32^{+2}周。（a）头皮水肿；（b）胸壁水肿伴胸腔积液；（c）胸腹腔积液；（d）腹围增大，腹壁水肿，肝脏周围腹水；（e）脐动脉舒张期血流缺失；（f）心脏增大，三尖瓣反流

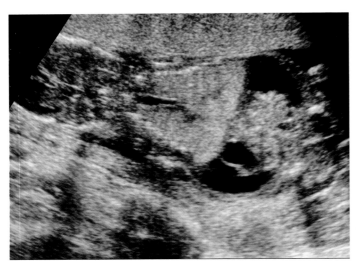

图8-26　高位气道梗死综合征腹
　　　　腔积液，孕17周

五、超声图像鉴别诊断

　　与腹腔内巨大囊性肿块鉴别。腹水是游离的无回声区或局灶性无回声区，无包膜和占位效应。

六、临床价值

　　产前超声对于腹腔积液诊断与鉴别诊断并不困难，当发现腹水后查明原因，产前可通过抽取胎儿脐带血或腹腔积液进行生化检查，并详细检查胎儿结构排除胎儿畸形及染色体异常。产后关于腹水诊断、治疗的手段和方法更多，单纯腹水预后良好。

参考文献

[1] 李胜利，廖伊梅．胎儿消化系统畸形的诊断思维方法．中华医学超声（电子版），2018，15（5）：321-329.

[2] Xiuqing Ji，Qiong Pan，Yan Wang，et al. Prenatal Diagnosis of Recurrent Distal 1q21.1 Duplication in Three Fetuses With Ultrasound Anomalies. Front Genet，2018，9：275.

[3] David Schwartzberg，Sathyaprasad C Burjonrappa. Pseudo Double Bubble：Jejunal Duplication Mimicking Duodenal Atresia on Prenatal Ultrasound. J Neonatal Surg，2013，2（4）：42-45.

[4] Gembruch U，Baschat A A，Gloeckner-Hoffmann K，et al. Prenatal diagnosis and management of fetuses with liver hemangiomata. Ultrasound Obstet Gynecol，2002，19（5）：454-460.

[5] Li Jiao-ling，Geng Xiu-ping，Chen Kun-shan，et al. Huge fetal hepatic Hemangioma：prenatal diagnosis on ultrasound and prognosis. BMC Pregnancy Childbirth，2018，18（2）．

[6] 王银，李胜利，陈琮瑛，等.胎儿胆囊异常的产前超声诊断及意义.中华医学超声杂志（电子版）2012，9（5）：433-438.

[7] 张爱红，王露芳，梁艳，等.中晚孕妊娠胎儿胆囊容积的变化。中华超声影像学杂志，2013. 22（3）：273-274.

[8] Ochshorn Y，Rosner G，Barel D，et al. Clinical evaluation of isolated nonvisualized fetal gallbladder. Prenat Diagn，2007，7（8）：699-703.

[9] Moon M H，Cho J Y，Kim J H，et al. Inutero development of the fetal gallbladder in the Korean population. Korean JR Radiol，2008，9（1）：54-58.

[10] 李胜利，罗国阳.胎儿畸形产前超声诊断学.北京：科学出版社，2017.

[11] Kin Wai Edwin Chan，Kim Hung Lee，Hei Yi Vicky Wong，et al. Cystic meconium peritonitis with jejunoileal atresia：Is it associated with unfavorable outcome？ World J Clin Pediatr，2017，8：6（1）：40-44.

[12] Jeong Yeon Cho，Young Ho Lee. Fetal tumors：prenatal ultrasonographic findings and clinical characteristicsUltrasonography. Ultrasonography 2014，33（4）：240-251.

[13] Jung-Sun Kim，Suk-Joo Choi，Soo-young Oh，et al. Prenatal diagnosis of congenital mesoblastic nephroma. Obstet Gynecol Sci，2015，58（5）：405-408.

[14] 杨芳，徐彩玲.胎儿水肿病因学分析及诊治进展.中华产科急救电子杂志，2018，7（1）：25-29.

[15] 张晓波，顾依群，汪颖南，等.非免疫性胎儿水肿的临床病理学分析.中华妇幼临床医学杂志（电子版），2014，10（5）：61-63.

[16] 蔡成，龚小慧，裘刚.非免疫性胎儿水肿10例临床分析.临床儿科杂志，2017，35（9）：658-661.

[17] Balaganesh Karmegeraj，Sushmita Namdeo，Abish Sudhakar，et al. Clinical presentation，management，and postnatal outcomes of fetal tachyarrhythmias：A 10-year single-center experience. Ann Pediatr Cardiol，2018，11（1）：34-39.

[18] Aruna Nigam，Manisha Kumar，Shilpa Gulati，et al. Fetal ascites and hydrometrocolpos due to persistent urogenital sinus and cloaca：a rare congenital anomaly and review of literature. BMJ Case Rep，2014，1-3.

第九章　胎儿泌尿系统异常

第一节　肾积水

一、病因学

肾积水是最常见的先天性肾脏畸形，约占肾脏畸形的54.7%，胎儿期肾积水的超声检出率为1%～2%。

肾积水最常见的病因是肾盂输尿管连接处梗阻、膀胱输尿管反流、后尿道瓣膜以及重复肾的梗阻，部分罕见病因如肾下极的迷走血管压迫肾盂和输尿管连接部造成梗阻的发生率很少，多发生在较大儿童，胎儿期罕见。

在大多数情况下，产前检查出肾积水是暂时性或生理性的，没有临床意义。

二、病理解剖和生理学

胎儿肾盂正常容量为1mL以内。肾积水一旦发生，则尿液排出受阻，为了克服梗阻，肾盂蠕动加强，肾盂肌肉发生代偿性肥厚，如梗阻继续加重，则出现失代偿现象，如出现肾盏积水，则肾实质受到压迫。肾盂、肾盏积水明显，肾实质受压变薄，肾实质厚度在4mm以下者，肾小球、肾小管和细胞结构的病理改变明显，肾脏破坏严重，肾功能受损。

三、临床特征

目前临床对于胎儿产前及产后肾积水的管理意见差别较大。先天性肾积水在产前尚无有效的药物治疗，因此，仅能根据积水严重程度、胎龄、孕妇及家属的意愿等具体情况进行产检随访、胎儿手术干预、早期剖宫产或终止妊娠。一般产前诊断出胎儿肾积水，建议在出生后48h至1个月进行超声随访。

四、典型病例超声图像特征及诊断要点

胎儿肾积水指产前胎儿或产后胎儿尿路梗阻导致肾盂和肾盏扩张的状态。梗阻部位可在肾盏、肾盂、输尿管、膀胱和尿道的任何部位。

胎儿肾积水的诊断标准可参照美国2014年《胎儿产前及产后泌尿系扩张的多学科共识》包含七个超声参考指标：肾盂前后径值（APD）、肾盏扩张（需区分中央和外周）、肾实质表现、肾实质厚度、输尿管表现、膀胱表现、无法解释的羊水减少，并对照尿道扩张分级系统（urinary tract dilation classification system，UTD）进行细致的产前及产后胎儿肾积水分级。

（一）产前胎儿肾积水分级

1.胎龄为16～27周

（1）正常标准 ① APD<4mm；② 无肾盏扩张；③ 肾实质厚度正常；④ 肾实质表现正常；⑤ 输尿管正常；⑥ 膀胱正常；⑦ 无不明显原因羊水减少。

（2）UTD A1级 ① 4mm≤APD<7mm；② 中央肾盏扩张或无扩张；③ 肾实质厚度正常；④ 肾实质表现正常；⑤ 输尿管正常；⑥ 膀胱正常；⑦ 无不明显原因羊水减少（图9-1）。

（3）UTD A1～A2级 ① APD≥7mm或以下任意一项异常：② 外周肾盏扩张；③ 肾实质厚度异常；④ 肾实质表现异常；⑤ 输尿管异常；⑥ 膀胱异常；⑦ 或无法解释的羊水减少（图9-2）。

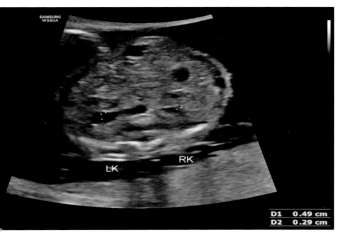

图9-1 肾积水分级：胎龄26周，4mm≤APD<7mm，无其他异常，UTD A1级

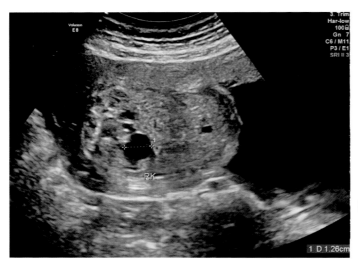

图 9-2　肾积水分级：胎龄 25 周
APD≥7mm，无其他异常
UTD A1 ～ A2 级

2.当胎龄≥28周

（1）正常标准　① APD<7mm；② 无肾盏扩张；③ 肾实质厚度正常；④ 肾实质表现正常；⑤ 输尿管正常；⑥ 膀胱正常；⑦ 无不明显原因羊水减少。

（2）UTD A1级　① 7mm≤APD<10mm；② 中央肾盏扩张或无扩张；③ 肾实质厚度正常；④ 肾实质表现正常；⑤ 输尿管正常；⑥ 膀胱正常；⑦ 无不明显原因羊水减少（图9-3）。

（3）UTD A1 ～ A2级　以下任意一项异常：① APD≥10mm；② 外周肾盏扩张；③ 肾实质厚度异常；④ 肾实质表现异常；⑤ 输尿管异常；⑥ 膀胱异常；⑦ 无法解释的羊水减少（图9-4）。

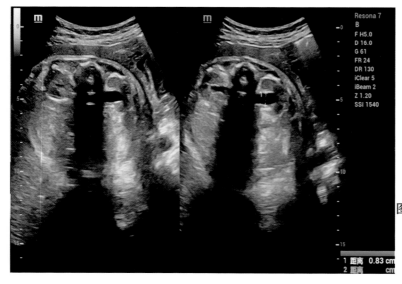

图 9-3　肾积水分级：孕龄 35 周
7mm≤APD<10mm，无
其他异常，UTD A1 级

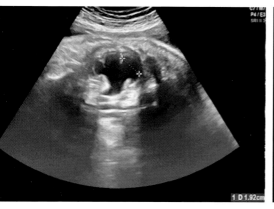

（a）

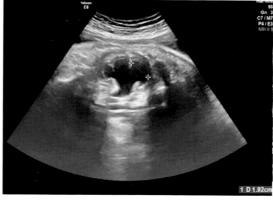

（b）

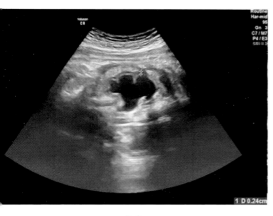

（c）

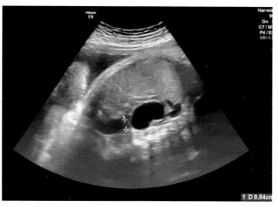

（d）

图9-4　肾积水分级：胎龄36周。（a）、（b）APD≥10mm，外周肾盏扩张；（c）肾实质变薄；（d）输尿管扩张。UTD A1 ~ 2级

二）产后（新生儿）肾积水分级

（1）正常　①APD<10mm；②无肾盏扩张；③肾实质厚度正常；④肾实质表现正常；⑤输尿管正常；⑥膀胱正常。

（2）UTD P1　①10mm≤APD<15mm；②仅中央肾盏扩张；③肾实质厚度正常；④肾实质表现正常；⑤输尿管正常；⑥膀胱正常（图9-5）。

（3）UTD P2　①APD≥15mm；②或外周肾盏扩张；③肾实质厚度正常；④肾实质表现正常；⑤或输尿管异常；⑥膀胱正常（图9-6）。

（4）UTD P3　①APD≥10mm；②外周肾盏扩张；③输尿管异常和（或）以下任意一项异常：④肾实质表现异常；⑤肾实质厚度异常；⑥膀胱异常（图9-7）。

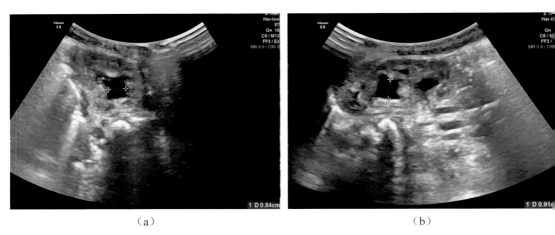

（a） （b）

图9-5　产后肾积水分级：（a）APD<10mm；（b）伴有中央肾盏扩张，UTD P1级

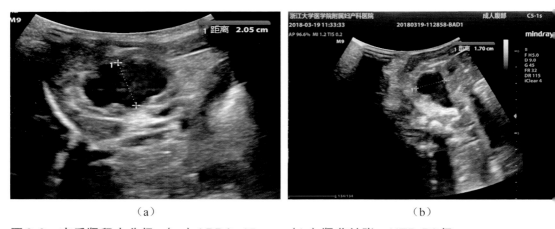

（a） （b）

图9-6　产后肾积水分级：（a）APD≥15mm；（b）肾盏扩张，UTD P2级

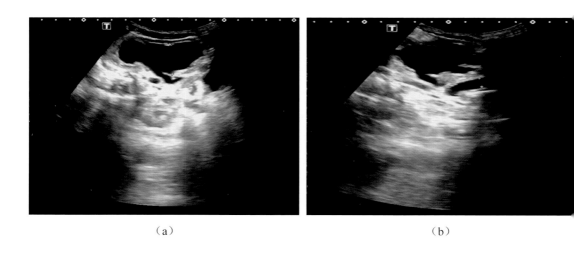

（a） （b）

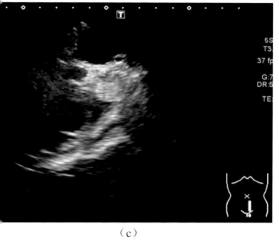

（c）

图9-7　产后肾积水分级：(a)肾盂扩张；
　　　　(b)输尿管扩张；(c)膀胱内囊肿，
　　　　UTD P3级

　　需注意的是UTD分级是基于最为关注的特征；如APD值在4～7mm，通常归为低风险组，但如果伴有输尿管扩张或实质异常等情况，则将其归为增加风险组；APD值在TD P1范围，但如果伴有外周肾盏扩张则归为UTD P2级。另外测量强调，理想的APD测量结果是基于胎儿或儿童肾脏前后横断面的图像，最佳可视视角为其脊柱应显示在12或6点钟位置测量肾盂最大直径。产后评估时，建议测量俯卧位横断面前后径值。

　　UTD分级系统设计用于孤立的尿路扩张，不应用于独特的情况或异常的肾脏，如孤立肾、异位肾、多囊性发育不良肾或肾脏的其他囊性疾病。

五、超声图像鉴别诊断

　　（1）肾外积水（壶腹型肾盂）　壶腹型肾盂指部分肾脏形态变异，肾盂大且饱满并直接与肾小盏相连，而没有肾大盏。两者超声下均可显示饱满的肾盂，但壶腹型肾盂无肾盏扩张且肾小盏杯口存在，而积水常伴肾小盏扩张，肾乳头变平，排尿后无改变，故可与其鉴别。

　　（2）肾静脉　肾静脉起自肾门，在同名动脉前方横向内侧注入下腔静脉，故探及与下腔静脉连续或彩色血流图显示有血流信号即可与肾积水鉴别。

　　（3）多囊肾　婴儿型多囊肾，是一种常染色体隐性遗传病，双侧肾呈一致性增大，包膜光滑完整，超声切面上，在肾实质内集合管囊状扩张呈放射状排列，类似海绵断面。相同点，两者均可有肾回声增强，伴有明显囊肿或羊水过少，但肾积水时可探及彼此与肾盂相互沟通的数个无回声区（扩张肾盏导致），如输尿管扩张，两者相连续，即可鉴别。

六、临床价值

影像学的发展使得医生能够在孕 10 ～ 14 周通过超声检查肾脏和膀胱，诊断出绝大多数胎儿肾积水。通过基于超声检测的 UTD 分级系统，可以将胎儿肾积水明确分级，将产前泌尿道扩张与产后泌尿系统疾病严重程度关联起来，以便于临床医生能根据疾病的严重程度、胎龄、孕妇及家属的意愿等具体情况进行产检随访、胎儿手术干预、早期剖宫产或终止妊娠等措施。

第二节　肾脏囊性疾病

一、婴儿型多囊肾

（一）病因学

常染色体隐性遗传性多囊肾又称婴儿型多囊肾［auto-somal recessive（infantile polycystic kidney disease，ARPKD］（Potter Ⅰ型），是一种常染色体隐性遗传病，本病致病基因位于 6 号染色体短臂。该病少见，国外资料估计其发生率为 1/（40000 ～ 50000）。

（二）病理解剖和病理生理

ARPKD 患者双侧肾脏呈一致性增大，包膜光滑完整。切面上，在肾实质内集合管囊状扩张呈放射状排列，类似海绵断面。本病除肾脏受累外，常累及肝脏，表现为不同程度的门静脉周围纤维化和胆管发育不良，且肾与肝受累程度呈典型反比关系，肾囊性病变越严重，肝脏纤维化病变就越轻，但预后越差；肾脏囊性病变越轻，肝纤维化病变越严重，预后相对较好。如能在产前被检出者是本病最严重的一种类型。

（三）临床特征

ARPKD 者孕中晚期出现肾功能不全，继而导致羊水减少，产前超声检查发现肾脏增大伴有回声弥漫性增强、囊肿、羊水过少者，应考虑婴儿型多囊肾。但许多其他疾病亦可表现为肾脏增大，回声增强，可伴有或不伴有明显囊肿及羊水过少，因此，早期诊断较困难。有作者认为，在 12 周做超声检查，由于肾脏回声增强而使肾脏很好地显示与分辨，应想到有 ARPKD 可能，此时应密切追踪检查，观察肾的大小及回声变化情况，一般每 2 ～ 4 周应观察测量 1 次。

（四）典型病例图像特征及诊断要点

① 双侧肾脏对称性、均匀性增大（图9-8）。孕晚期胎儿双侧肾脏常显著增大，达正常肾脏的3～10倍，充满整个腹腔。

② 双侧肾脏回声增强。由于本病肾内囊肿极小，普通超声成像条件下不能分辨出这些囊性结构，但正是由于有大量小囊，其囊壁提供了超声界面反射，而使肾脏回声明显增强。如果使用高分辨率超声探头（如7～10MHz），则可将这些小囊显示出来，表现为肾实质内均匀分布的、大小为1～2mm的大量小囊，偶可有8～10mm大小的小囊出现。

③ 肾周围皮质部分低回声表现。ARPKD是由于肾髓质内集合管扩张、肾髓质增大导致肾脏明显增大和回声增强，因此，肾脏回声增强主要在肾髓质部分，而肾周围皮质部分则表现为低回声。仔细探测此种特征，对鉴别诊断较有帮助。

④ 羊水过少。由于ARPKD早期肾脏可以大小在正常范围，后期肾脏才明显增大，早期羊水量亦在正常范围，因此上述超声征象多在24周以后才出现，在24周以前超声表现正常，许多病例在16～19周可无异常。

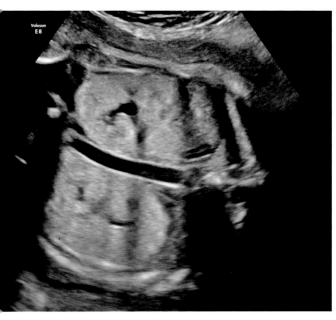

图9-8 ARPKD表现为双肾对称性、均匀性增大，回声增强

（五）超声图像鉴别诊断

本病主要与成人型多囊肾相鉴别，详见下文。

（六）临床价值

本病预后与肾脏病变的严重程度有关。围生期即表现有严重肾脏病变者，预后差，多数患儿在新生儿期死亡。随着肾脏病变的减轻，其预后也变好。远期合并症有高血压、尿路感染和门静脉高压。

二、常染色体显性遗传性（成人型）多囊肾

（一）病因学

常染色体显性遗传性多囊肾又称成人型多囊肾［auto-somal dominant（adult polycystic kidney disease，ADPKD］（Potter Ⅲ型），是一种常染色体显性遗传病，本病发生率约1/1000。目前的研究认为，本病的发病基因有3个，90%与位于16号染色体短臂上的PKD1基因有关，1%～4%与位于4号染色体的PKD2基因有关，此外，PKD3基因的确切部位尚不清楚。

（二）病理解剖和病理生理

本病的主要病理特征是肾单位的囊状扩张及肾脏增大，表现为肾实质内大小不等的囊肿，但肾髓质无明显大，大部分病例不引起胎儿肾功能不全，因此，羊水量在正常范围。

（三）临床特征

ADPKD临床上多在成人期才表现出临床症状，开始出现症状的平均年龄约为40岁，主要表现为高血压和肾功能衰竭。但本病亦可在小儿甚至胎儿期表现出来，ADPKD小儿仅有轻度肾脏疾病表现（明显与ARPKD小儿不同）。

ADPKD患者父母有一方常有此病，因此，当怀疑ADKPD时，应对父母双方均进行检查，如果父母一方患有此病，则对本病的诊断很有帮助，如果父母双方均无此病，则ADPKD可能性不大。

（四）典型病例图像特征及诊断要点

① 本病超声表现与ARPKD相似，亦表现肾脏增大，回声增强（图9-9），内可见大小不等的囊肿。

② 父母一方有多囊肾是诊断胎儿ADPKD的有力依据。

（五）超声图像鉴别诊断

① 本病超声表现与ARPKD相似，但与ARPKD相反的是，ADPKD可较好地显示

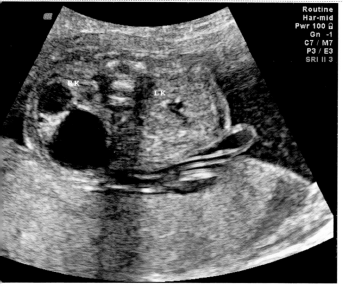

图9-9　ADPKD表现为双肾增大，
　　　　形态不规则，回声增强，
　　　　髓质回声正常，内可见大
　　　　小不等的囊肿

回声的髓质，且肾髓质无明显大。

② 由于ADPKD不引起胎儿肾功能不全，因此，羊水量在正常范围，而ARPKD则常在24周后出现羊水中度或严重过少。

③ 父母一方有多囊肾超声表现是诊断胎儿ADPKD的有力证据，此外，可以通过基因诊断加以鉴别。

六）临床价值

ADPKD其预后尚不完全清楚。文献报道的结果也相差较大。产前诊断本病者，约3%病例在1岁内死亡，存活者中69%发生高血压，约3%在3岁内出现严重肾功能衰竭。患本病的多数成人患者在40岁之前可无任何临床症状，50岁后可出现高血压和肾功能不全。

三、多囊性发育不良肾

一）病因学

多囊性发育不良肾（multicystic dysplastic kidney，MCDK）（Potter Ⅱ型）是较常见的一种肾脏囊性疾病，其发生率约为1/3000。本病无遗传，典型多囊性发育不良肾，由于早期输尿管完全闭锁，同时肾盂亦常呈漏斗状闭锁，肾单位诱导停止，集合小管分化受损，几乎无正常肾单位发育，无尿液生成。结果导致集合小管增大，小管末端部分随意发育成异常的囊腔。肾动脉常较细小或缺如。此外，其他部位梗阻，如输尿管肾盂连接处梗阻、输尿管膀胱连接处梗阻等，也可导致肾囊性病变的形成。如果这些梗阻发生早且严重，也可形成前述典型的多囊性发育不良肾。

（二）病理解剖和病理生理

受累肾脏形态明显异常，由大小不等、数量不一的囊腔构成，多时像一串葡萄，无肾脏基本形态。肾蒂血管发育不良，多数变细。输尿管发育不良、闭锁、缺如等，亦可有输尿管盲端、扩张、中段闭锁等异常。肾盂亦有发育不良、闭锁等改变。

正常肾脏的发育依赖于输尿管芽与后肾原基之间的相互作用。由于早期宫内梗阻干扰了这过程，即导致肾发育异常，这种异常的严重程度取决于梗阻发生的时间与完全性。一般来说，梗阻发生时间越早、越完全，对肾脏发育的影响越大。

（三）临床特征

本病以男性胎儿多见，常为单侧发病，对侧肾脏多发育正常。但双侧发病者亦可高达23%，单侧多囊性肾发育不良，若对侧肾功能正常，常不影响胎儿存活，但有引起高血压或恶变的危险，双侧多囊性肾发育不良，常伴有严重的羊水过少，胎儿多不能存活，应及早终止妊娠。

由于肾小球的残余过滤功能，肾脏超声图像及其大小可在各次检查中出现明显的不同。如果肾单位仍有残存肾功能，囊内液体可逐渐增加而囊肿增大；如果这些有残余功能的肾单位被破坏或消失，囊内液体不但不增加，反而会被再吸收。因此，大多数病例在肾单位完全消失之前随孕周的增大而增大，在肾单位完全消失之后，肾脏逐渐缩小甚至完全消失，即使尸检也可能检不出肾脏、输尿管及肾动脉。

（四）典型病例图像特征及诊断要点

① 病变侧无正常形态的肾脏图像，代之以多房性囊性包块，其内的囊肿大小不等、形态各异，囊与囊之间互不相通，随机分布 [图9-10（a）、（b）]。周边较大的囊增大可使肾轮廓扭曲变形。

② 肾脏中央或囊之间常可见团状或小岛样实质性组织，但肾周围无正常的肾皮质，亦不能显示正常的集合系统回声。

③ 如为双侧多囊性发育不良肾，则常有羊水过少及膀胱不显示等特征。

④ 彩色多普勒显示肾内肾动脉分支紊乱，主肾动脉难显示 [图9-10（c）]，动脉频谱为高阻型频谱。

⑤ 若梗阻发生10周之后、38周之前，多囊性发育不良肾表现为非典型的肾盂积水形态。虽然病理学上的改变与上述典型者极相似，但肾盂及漏斗部不闭锁，肾盂扩张并与周围囊相通，肾脏形态较典型者扭曲较少，超声较难与肾盂积水区分。当梗阻或中断过程局限于某一部分时，则可发生罕见的局部或部分多囊性发育不良肾，尤其在重复

肾畸形的上极部分和交叉融合肾中形成部分多囊性发育不良肾。有特征性超声表现者，产前诊断较容易，但有肾脏萎缩、囊肿较小或者破裂者，产前诊断相对较困难。

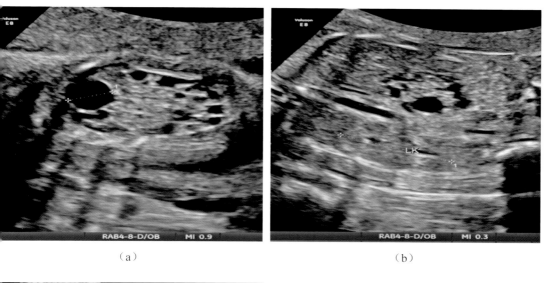

（a）　　　　　　　　　　　　　　　　（b）

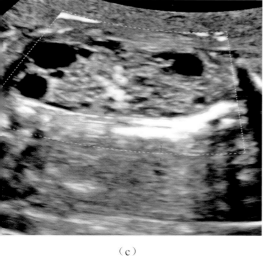

图9-10　多囊性发育不良肾表现为患肾失去正常结构，布满囊肿，囊肿大小不等，且囊与囊之间互不相通，彩色多普勒显示肾内肾动脉分支紊乱

（c）

（五）超声图像鉴别诊断

本病主要应与肾盂积水相区别，尤其在多囊性发育不良肾表现为中央较大囊肿而周边囊肿较小时，有时声像图上酷似肾盂积水。但肾盂积水周边的小囊为扩张的肾盏，均与肾盂相通，且肾的形态正常，周边有正常的肾皮质可区别。而多囊性发育不良肾则无正常肾的形态，囊与囊不相通，周边无正常的肾实质，而中央或囊之间都见小岛样实质

回组织。

（六）临床价值

单侧多囊性发育不良肾患者，如果对侧肾脏发育正常，预后好；如果对侧肾脏异常，则预后取决于这个肾脏畸形的严重程度。如果合并有肾外畸形，则预后不良。双侧多囊性发育不良肾预后不良，因常伴羊水过少，引起肺严重发育不良而导致新生儿死亡。单侧者在出生后应定期随访观察，一般认为1岁内每3个月1次，然后每半年1次随访至3岁，以后应每年1次超声检查随访。

单侧病变者长期随访结果发现18%患者在1岁内病变消失，13%在随访后2年内，23%在5岁内消失，44%在5岁后维持不变，估计20年后均会消失。

四、其他囊性肾脏疾病

（一）单纯性肾囊肿

1.病因学

其他囊性肾脏疾病中以单纯性肾囊肿最常见，单纯性肾囊肿是发生于肾实质内先天性发育异常，是与肾盂肾盏不相通的单纯性囊肿。多为单侧单发，少有单侧多发，双侧发生则少见。本病多见于成年人，亦可见于胎儿。

2.病理解剖及病理生理

单纯性肾囊肿出现肾内孤立囊肿，囊腔与肾盂不相通，囊外肾组织正常，囊内无肾单位，囊腔内衬单层上皮，外周有纤维包膜。

3.临床特征

单纯性肾囊肿多无临床症状，囊肿较大时可压迫肾盂、肾实质等，影响肾功能，出现肾积水等征象。

4.典型病例图像特征及诊断要点

超声表现为肾内囊状无回声，单发或多发，多呈圆形，大小不等，壁薄（图9-11）。囊肿合并出血感染时，囊内呈点状强回声。位于肾盂旁的囊肿可压迫肾盂，引起肾积水，也称为肾盂旁囊肿。

5.超声图像鉴别诊断

单纯性肾囊肿主要与肾外囊肿加以鉴别，囊肿体积小时极易被误为肠管而漏诊，二者可占据胎儿腹腔，难辨囊肿来源。

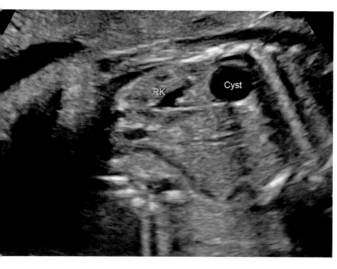

图9-11　单纯性肾囊肿表现为肾内囊状无回声，以单发多见

6.临床价值

单纯肾囊肿在不合并其他畸形或染色体异常的情况下，预后良好，大多可在产前逐渐自然吸收，即使出生仍然存留，也多无症状，可以在出生后择期行囊肿穿刺治疗。但胎儿期单纯肾囊肿有可能是肾脏多囊性病变的早期表现，故一旦超声发现，就应定期随访监测。

（二）其他

除前述肾脏囊性疾病外，尚有许多其他肾脏疾病。当检出一种综合征的某些特征性征象时，可做出这种综合征的具体诊断。例如，当同时检出脑膜膨出及六指（趾）畸形时，肾脏增大与回声增强应是Meckel-Gruber综合征中的一种表现。当检出中央唇裂、前脑无裂畸形、心脏畸形、六指（趾）及肾脏增大时，则应考虑13-三体综合征的可能。在此两种综合征中，前者更常出现羊水过少，为常染色体隐性遗传病；后者则可通过胎儿染色体检查确诊。Beckwith-Wiedeman综合征则以巨体、肝脏肿大、巨舌、肾脏增大、脐膨出为特征，羊水可正常或增多。而肾脏增大伴短肢畸形、长骨无弯曲者则提示窒息性胸廓发育不全。

巨细胞病毒感染是肾脏回声增强的一个常见原因，如果检出脑积水，脑室周围钙化灶、小头畸形时，则明显提示此种感染的可能性。

当检出肾脏增大、回声增强，又不能明确其具体原因时，可以根据羊水和胎儿其他结构特征进行排除性诊断，以缩小肾脏疾病诊断的范围。例如，如果肾脏增大回声增强而羊水量正常时，ARPKD、Meckel-Gruber综合征的可能性较小。如果胎儿其他结构无异常表现，13-三体综合征、Meckel-Gruber综合征、窒息性胸廓发育不全的可能性不大。

如果羊水正常、胎儿父母肾脏无异常时，则ADPKD的可能性极小。

应指出的是，有些胎儿肾脏表现为强回声，其结果可能完全正常，尤其是当肾脏大小在正常范围时，其最终结果常无异常，因此，当肾脏表现为回声增强时，应进行严密的追踪检查，才做最后诊断。对于上述情况新生儿期及儿童期进行密切随访观察是必要的。

第三节　异位肾

一、病因学

肾脏发育后未达到正常肾脏的位置称为异位肾。在胚胎第6周到第9周期间后肾从盆腔的位置上升直到肾脏获得肾动脉，约孕12周到达最终的腰位。在肾脏从盆腔上升的过程中，肾脏需向内侧旋转90°使得肾门在肾窝的前内侧，发育过程中因肾血管位置异常或供应血管的起源异常使肾脏上升过程中发生障碍均可造成异位肾。异位肾是一种相对常见的先天畸形，发生率约1/1200。

二、病理解剖与病理生理

根据异位肾所在的位置，分为盆腔异位肾，交叉异位肾和胸腔异位肾（图9-12）。

（1）盆腔异位肾　最常见，约占异位肾的55%。胚胎早期双肾均在盆腔内，以后上升至腰部，可一侧或双侧不上升，形成单侧或双侧盆腔肾。多数比正常肾小，且往往旋转不良，输尿管较短，在同侧进入膀胱。肾血管可来源于主动脉，亦可来源于髂总动脉或髂外动脉，少数可合并一根或多根迷走动脉。异位肾可合并肾盂积水、多囊性肾发育不良等。

（2）交叉异位肾　约占异位肾的44%。一侧输尿管芽异常地伸至对侧的生后肾组织的下端，在输尿管芽的诱导下生出2个肾脏，两肾上下极可融合或不融合，各有各的输尿管，2根输尿管可互相交叉，输尿管可因此受压而积水。一侧两肾的输尿管开始在肾的同侧快到盆腔时异位肾的输尿管仍回到缺如的一侧入膀胱，另一侧的生后肾组织由于缺少输尿管芽的诱导，逐渐萎缩至消失，形成肾缺如。左侧肾脏交叉异位到右侧较常见。

（3）胸腔异位肾　极少见。肾的部分或全部通过横膈进入胸腔。于胸腔异位肾的肾蒂和输尿管往往正常，因肾和肾蒂血管均进入胸腔，因此输尿管往往被拉长，但是多能正常进入膀胱。

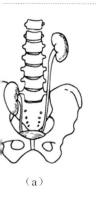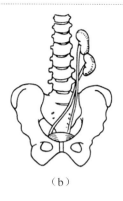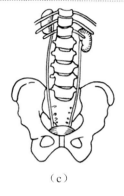

图9-12　异位肾类型示意：
（a）盆腔异位肾；
（b）交叉异位肾；
（c）胸腔异位肾

（a）　　　　　　　　（b）　　　　　　　　（c）

三、临床特征

异位肾如发育正常，多数无明显临床症状，偶有下腹痛或下腹扪及包块，有的可合并泌尿系统感染，出现相应表现。

四、典型病例图像特征及诊断要点

（1）盆腔异位肾　在一侧肾区不能显示肾脏，并有同侧肾上腺"平卧"征，对侧肾脏可正常大或较大。异位肾位于盆腔或腹腔内，肾脏多数比较小，可被肠包绕，超声检查往往不易被发现。彩色多普勒可显示腹主动脉上肾动脉分支位置低于对侧肾动脉（图9-13），有时盆腔肾的血流也可来自髂动脉的分支。合并泌尿系统其他畸形时，有相应的表现（图9-14）。

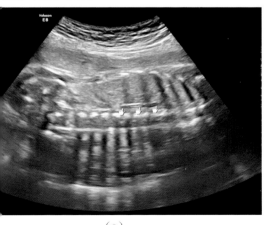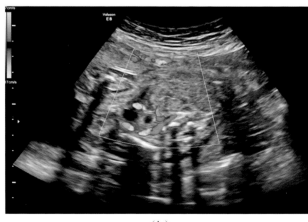

（a）　　　　　　　　　　　　　　　　（b）

图9-13　盆腔异位肾。（a）右肾床区未见肾脏回声，可见肾上腺长轴与脊柱平行（箭头），呈"平卧"征；（b）膀胱右上方可见右肾回声，彩色多普勒显示肾动脉发出位置较低（箭头），进入右肾

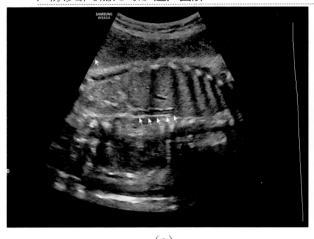
（a）

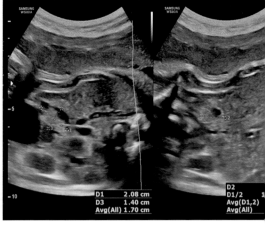
（b）

图9-14　盆腔异位多囊性发育不良。（a）右肾床区可见肾上腺"平卧"征（箭头）；（b）膀胱右后方见是肾脏样回声（箭头），内见多个囊性暗区，互不相通

（2）交叉异位肾　一侧有两个肾脏、两集合系统及两根输尿管，两肾因下极融合而增大，也可呈双叶状，或完全独立的两个肾脏，多位于右侧，积水时还可见输尿管扩张。彩色多普勒血流显示腹主动脉一侧肾脏可见两条肾动脉，对侧肾动脉不显示。另一侧肾窝区不显示肾脏且同侧肾上腺呈"平卧"征。

（3）胸腔异位肾　在胸腔纵隔内检出肾脏，而正常肾床区未见肾脏，应考虑本病的可能，肾蒂和输尿管往往正常。

五、超声图像鉴别诊断

（1）单侧肾缺如　与单侧盆腔肾极易混淆。单侧盆腔肾由于受到肠管和髂骨回声的影响而不能被发现而误诊为单侧肾缺如。只有在妊娠中晚期时，可发现位于盆腔内的肾脏而鉴别。彩色多普勒可帮助鉴别异位肾，并帮助定位。

（2）马蹄肾　是指双侧肾脏下端向中线靠拢且相连，呈蹄形铁（U形），横跨于脊柱前方，双肾位置较低。声像图上显示双侧肾脏位置较低，双肾下端在脊柱前方相连。

六、临床价值

产前超声检查可以实时、多切面地观察胎儿肾脏，是诊断胎儿肾脏畸形的重要手段，对胎儿泌尿系统发育相对滞后，后期随访中有重要诊断价值。异位肾临床预后较好，但盆腔异位肾和交叉异位肾在出生后泌尿系统感染发生概率明显增加，伴有多系统畸形，如VACTERL联合征者（脊柱、肛门、心脏、气管和食管、肾脏、肢体畸形），则预后不良。

第四节　肾缺如

一、病因学

本病是由于一侧或双侧输尿管芽不发育，不能诱导后肾原基使其分化为后肾，从而导致一侧或双侧肾缺如。肾血管缺如是指肾和输尿管均缺如。双侧肾缺如发生率为/4000，是泌尿系统最严重的畸形。

肾缺如为散发性，但亦可为常染色体隐性、显性及X连锁等遗传综合征的病症之一。

二、病理解剖和生理学

单侧肾缺如患侧仅为一完全无肾组织的结缔组织小团块，该侧肾血管亦缺如，而对侧肾脏代偿性增大。单侧肾缺如时，如果对侧肾脏发育正常则不影响泌尿功能，羊水生成正常，不影响胎儿及其出生后的正常生长发育；当合并对侧肾脏发育异常且无功能时，后果如同双肾缺如。双肾缺如无尿液产生，孕17周后可出现严重羊水过少，由此导致一系列严重后果，危及胎儿生存。

三、临床特征

肾缺如合并羊水过少时，致使胎儿受压及活动受限，产生一系列胎儿异常，如耳低立、眼距过远、小下颌畸形、扁平鼻、内眦赘皮、皮肤皱褶、四肢痉挛、足内翻畸形、短头畸形、肺发育不良等，形成典型的波特综合征（Potter综合征）。双侧肾缺如者40%为死胎。活婴体重在2.5kg以下。产后患儿迅速出现尿毒症而死亡。

四、典型病例图像特征及诊断要点

一）双侧肾缺如

（1）双侧肾不显示　双侧肾床区、盆腔、胎儿腹腔其他部位及胸腔内均不能显示胎儿肾脏图像（图9-15）。彩色多普勒血流显像不能显示双侧肾动脉（图9-16）。

（2）肾上腺"平卧"征　由于肾不发育，肾上腺相对增大，肾上腺缺乏肾脏的压迫与支撑而变得长而扁平。呈长条状结构似"平卧"在腰部肾床区腰大肌的前方。超声图像上肾上腺表现两条平行低回声带，中央呈线状高回声（肾上腺髓质）。

（3）胎儿膀胱不显示（图9-17）　胎儿膀胱长时间不充盈，超声不能显示无尿液的膀胱，60～90min后再次检查，亦无膀胱充盈证据。

（4）严重羊水过少　此种征象常在17周之后出现。由于16周之前肾脏产生的尿液不是羊水的唯一来源，因此在16周之前，双侧肾缺如可不伴有羊水过少，也就是说，16周之前羊水量正常不能除外肾缺如，亦不代表双肾发育正常。

（5）合并畸形时，可出现合并畸形的声像特征。

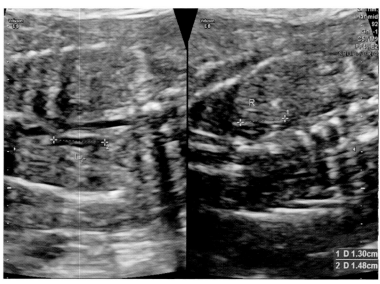

图9-15　胎儿双肾缺如：孕22周，胎儿双侧肾上腺"平卧"，双肾区未见明显正常肾脏回声。R为右；L为左

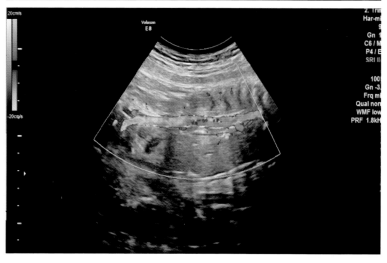

图9-16　胎儿双肾缺如：孕3周，双肾动脉均未显示

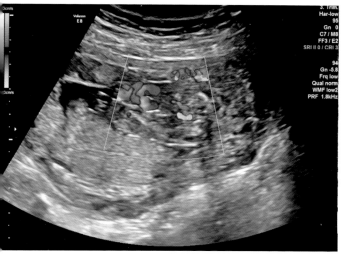

图9-17　胎儿双肾缺如：孕17
周，未见明显充盈膀胱
回声

二）单侧肾缺如

① 一侧肾区未探及肾脏，肾上腺"平卧"征：该肾床区、盆腔、腹腔均未探及相应
肾脏图像（图9-18）。由于肾不发育，该侧肾上腺相对增大，肾上腺缺乏肾脏的压迫与
支撑而变得长而扁平。呈长条状结构似"平卧"在腰部肾床区腰大肌的前方。

② 对侧肾代偿性增大，肾内结构正常。

③ 患侧膀胱无尿流喷射，无肾动脉。

④ 对侧肾脏正常者无羊水过少，胎儿膀胱显示正常，如对侧肾脏发育异常影响肾功
能，可出现膀胱不显示，羊水过少。

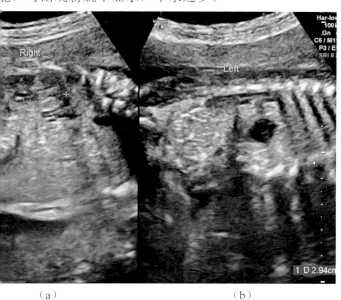

图9-18　胎儿左肾缺如：孕33
周，右肾正常（a），左
肾区未见明显肾脏样回
声，可见肾上腺"平
卧"（b）。Right为右；
Left为左

（a）　　　　　　　　　　　　（b）

271

五、超声图像鉴别诊断

（1）肾发育不良　单侧肾发育不良时，一侧肾明显缩小，肾盂肾盏缩小甚至超声显示困难，但形态正常，同侧输尿管存在。对侧肾可代偿性增大。

（2）异位肾　大多数异位肾处于盆腔内，又称为盆腔肾，也可位于对侧，极少数位于胸腔及其他位置。因此正常位置未见肾脏回声时，应仔细检查是否肾脏异位，排除异位肾后方能诊断肾缺如。

六、临床价值

双侧肾缺如胎儿在宫内的新陈代谢通过胎盘完成，可存活较久甚至足月，而出生后由于胎儿肺发育不良、无肾功能，造成新生儿死亡。故一旦明确诊断应尽早终止妊娠。单侧肾缺如者，产前保健无特殊要求，可正常分娩。

第五节　重复肾

一、病因学

胚胎期输尿管芽迅速增长，近端将形成输尿管，远端发育为肾盂、肾盏、集合管。在此过程中如输尿管芽远端分出两支，则形成重复肾。在发育过程中，如中肾管下端又有另一条输尿管发出，与正常输尿管并列上升，则发生完全性输尿管畸形，如分化过早，则形成不完全性输尿管。而远端原始肾组织块形成两个肾。常有家族史。可为单侧，也可为双侧者，双侧占10%～20%，女性多于男性。

二、病理解剖和生理学

重复肾外观为一体，由上部的重肾（上肾段）和发育近似正常的下肾（下肾段）组成，两肾实质相连，各自有肾盂、肾盏、输尿管。95%上肾段小于下肾段，上肾段大多一个肾大盏，多伴有肾发育不良或肾积水。重复肾血供来源于一个肾蒂，主干进入下肾段，上肾段血管相对较少。

按输尿管的不同，重复肾可分为以下几种类型（图9-19）。

（1）分叉肾盂型 两个肾盂肾盏系统在肾盂输尿管连接处融合，仅有一条输尿管［图9-19（a）］。

（2）分叉输尿管型 分叉输尿管在进入膀胱前融合为一［图9-19（b）］。

（3）双输尿管型 两个肾段有各自的肾盂肾盏系统和输尿管，分别开口于尿道或生殖道［图9-19（c）］。

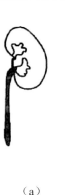

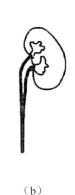

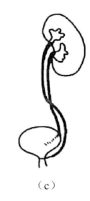

（a） （b） （c）

图9-19 重复肾按输尿管分型（图取自《临床胎儿学》俞钢）

三、临床特征

部分重复肾存在膀胱输尿管反流，出生后70%有反复泌尿道感染症状，以下肾段的输尿管多见。这类患者中20%对侧肾脏有反流。由于重复肾上肾段常合并输尿管异位囊肿，泌尿系梗阻80%发生在此段。

四、典型病例图像特征及诊断要点

（1）肾脏长径增大（图9-20），外形正常或有切迹，集合系统分为上下两部分，上部常较小，个别略呈葫芦状（图9-21）。

（2）肾盂扩张多数是上肾盂扩张，下肾盂大小正常，上、下两个肾盂互不相通（图9-22）。

（3）输尿管扩张 下腹部输尿管呈蛇形弯曲状扩张（图9-23）。

（4）输尿管囊肿 位于膀胱后方（输尿管开口异常）突向膀胱的囊性结构，排尿时可见尿液排出的现象，并随排尿的节律变化而表现出大小的不同（图9-24）。因输尿管开口狭窄，输尿管入膀胱段肌层薄弱，尿液排出不畅，输尿管下段黏膜逐渐膨大，突入膀胱内形成囊肿。

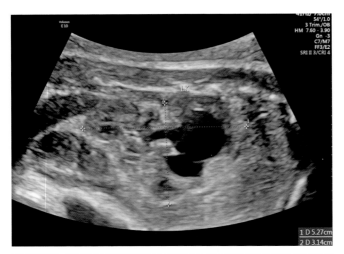

图9-20 重复肾：孕30⁺周，肾脏
长径5.3cm，肾脏增大

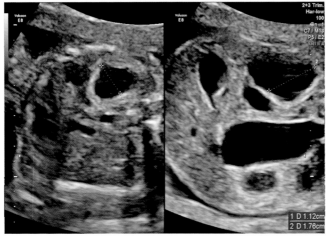

图9-21 重复肾：集合系统分为两
部分，上部较小

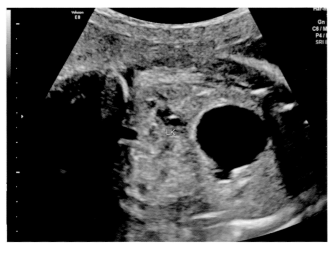

图9-22 重复肾：肾盂扩张，上
下两肾盂互不相通

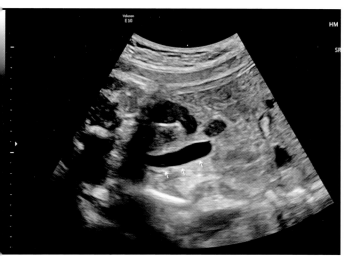

图9-23　重复肾伴输尿管扩张，箭头所指为输尿管扩张

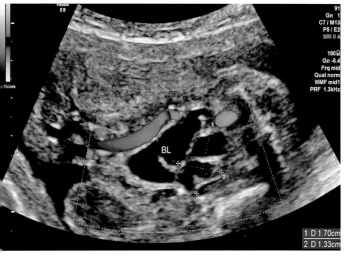

图9-24　重复肾伴输尿管囊肿，输尿管突向膀胱的囊性结构

五、超声图像鉴别诊断

（1）多囊肾　多囊肾胎儿肾实质周围存在大量薄壁囊肿，大小不等，囊肿互不相通，改变探头方向找不到与之相连的输尿管管道回声，可与重复肾相鉴别。

（2）单纯肾盂及输尿管扩张　明确肾内肾盂及输尿管的数目，扩张的肾盂位于肾脏上方还是肾脏的中央，扩张输尿管的走形。重复肾常合并肾盂积液，但两个肾盂不相连。

（3）输尿管原位囊肿　是输尿管口先天性狭窄、功能性挛缩或输尿管壁发育不全导致输尿管下段呈囊肿状突入膀胱内，发育不良肾也可出现输尿管原位囊肿，膀胱内均可见囊性结构，但输尿管原位囊肿仅一个肾脏，一套肾盂及输尿管，可加以鉴别。

六、临床价值

无指征对重复肾进行产前干预。生后1周行超声检查，在6～12周超声复查确诊，并评估肾功能。对无并发症的重复肾，不需治疗。有合并症的患儿，可根据肾功能受损而定。对患侧肾功能不全的，可行重复肾切除手术。本病有家族史，应对家庭成员进行检查，尽早诊断、以便在症状出现前治疗，如反复出现泌尿系统感染，药物不能控制者，多采用手术治疗，将重肾、重复输尿管切除，效果较好。

第六节　梗阻性尿路疾病

一、病因学

梗阻性尿路疾病一般是由一侧或双侧输尿管、膀胱颈、尿道或尿道口狭窄或闭塞所致，需排除由神经源性病因引起的尿道扩张的情况。常见的有一侧或双侧输尿管扩张，肾盂积水，输尿管积水，输尿管发育不全，巨输尿管，肾盂输尿管连接、输尿管膀胱连接或膀胱尿道连接的梗阻，后尿道瓣膜，前尿道瓣膜和尿道瓣膜等。

二、病理解剖与生理学

尿道梗阻可以引起肾盂积水和肾脏发育不良。宫内尿路梗阻会引起尿液潴留在肾单元内，并引起肾源性多发囊肿，扩张的肾囊肿伴有肾小管的高度扩张，易引起肾脏发育障碍，这些扩张的肾囊肿和临近的肾小管可抑制新的肾单元的形成。因梗阻引起肾小管上皮细胞的凋亡加速是肾损伤的潜在形成机制。故组织学上的肾脏病变表现为肾髓质纤维化、小囊肿、肾单元减少和原发性导管存在。尽早疏通尿路会不同程度地挽回肾功能。

三、临床特征

梗阻性尿路疾病轻度可无明显临床表现，严重者因积水压迫可引起胎儿肾脏损害、继发羊水过少、肺部发育异常等，进一步发展为胎死宫内。根据不同疾病类型，临床预后差别详见表9-1。

表9-1　常见梗阻性尿路疾病的超声诊断及结局

疾病	流行病学	单侧/双侧	病理生理学	超声特点	结局
暂时性/生理情况下	50%～70%	单侧/双侧	可能是由于胎儿成熟后肾盂输尿管连接处短暂性狭窄引起	通常是比较轻微肾盂积水	通常自愈
膀胱输尿管反流	10%～40% 男：女＝1：2	60%双侧	继发于尿液从膀胱逆行进入上泌尿系统的肾盂积水	不同程度的肾盂积水，也可出现在膀胱输尿管梗阻或者严重的后尿道瓣梗阻	轻微患者可自愈
肾盂输尿管连接处梗阻	10%～30% 男：女＝3：1	10%～20%双侧	内源性狭窄（75%）或者外源性压迫（输尿管插入异常或副肾动脉穿越）	肾盂肾盏扩张，不伴有输尿管膀胱扩张，严重的可引起肾周尿性囊肿和肾盏破裂	20%需要外科手术
输尿管膀胱连接处梗阻（非巨输尿管或膀胱输尿管反流）	5%～15% 男：女＝2：1	30%～40%双侧 左侧多于右侧	局部输尿管功能障碍或者输尿管末端梗阻	肾盂积水，输尿管扩张，膀胱和羊水指数正常	60%可自愈但需依据病因和严重程度
多囊性肾病	2%～5% 男＞女	通常单侧	通常表现为肾发育不良	多个薄壁囊性腔，无正常肾组织。典型"葡萄症"，输尿管缺如	主要引起肾萎缩。双侧预后差
输尿管疝（包括异位输尿管和重复肾）	2% 男：女＝1：3	10%～15%双侧	膀胱或输尿管末端囊性扩张，与异位输尿管（75%）和重复肾（80%～90%）相关	肾盂积水，输尿管积水并伴有膀胱基底部囊性结构。重复肾通常发生在上极	大部分需要外科手术
后尿道瓣梗阻	1% 男性	双侧	泌尿生殖器隔膜持续存在，可完全或者部分梗阻	尿道膀胱扩张引起"钥匙孔"征，伴有肾盂输尿管积水	肾衰竭，严重者可伴有肺发育不全
其他尿路疾病（尿道闭锁，巨膀胱症，先天性巨尿道症）	少见	双侧	依据具体情况而定	低位尿路梗阻征象。视具体情况而定	通常宫内死亡或者预后差

四、典型病例图像特征及诊断要点

（1）肾积水　图9-25、图9-26，详见第一节。

（2）多囊性肾病　详见第二节。

（3）肾盂输尿管连接处梗阻　肾盂肾盏扩张，不伴有输尿管膀胱扩张，严重的可引起肾周尿性囊肿和肾盏破裂。

（4）膀胱输尿管连接处梗阻　梗阻一般指扩张的输尿管直径大于7mm。主要由于局部输尿管功能障碍或者输尿管末端梗阻，从而引起肾盂积水，输尿管扩张，一般膀胱和羊水指数正常。

（5）输尿管囊肿　膀胱内输尿管的囊性扩张，通常与双重集合系统的上极相关，另外一个相关原因为异位输尿管。一般超声表现为肾盂积水，输尿管积水并伴有膀胱基底部囊性结构（图9-27）。

（6）膀胱输尿管反流　膀胱通过输尿管反流引起的不同程度的肾盂积水，也可出现在膀胱输尿管梗阻或者严重的后尿道瓣梗阻，轻微患者一般可自愈。

（7）后尿道瓣膜（PUV）　泌尿生殖器隔膜持续存在，可完全或者部分梗阻，尿道膀胱扩张引起"钥匙孔"征，伴有肾盂输尿管积水（图9-28）。PUV是严重阻塞性尿路病的最常见原因。

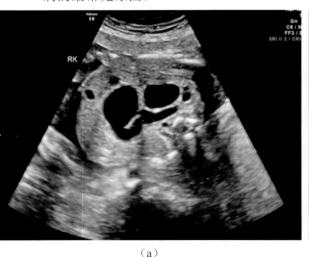
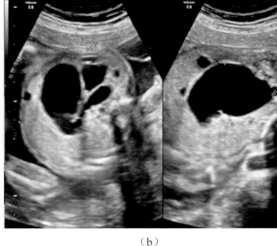

（a）　　　　　　　　　　　　　　　　　　（b）

图9-25　右肾重复肾伴肾积水：孕25周，胎儿右肾实质回声偏强，可见上、下两个集合系统，下集合系统分离，可见多个肾盏扩张，肾脏上极见多个大小不等暗区，互不相通 [（a）]，右肾下方可见迂曲扩张输尿管 [（b）]，似与上集合系统相通

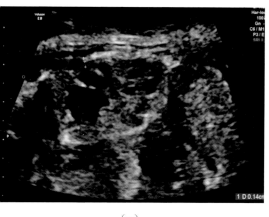
（a）

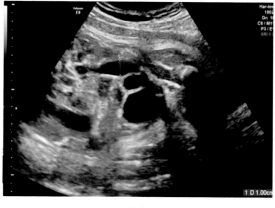
（b）

图9-26 右肾积水伴输尿管扩张：孕38周，胎儿右肾集合系统稍分离，见数个肾盏扩张，肾皮质较薄［（a）］，右肾下方见扩张输尿管［（b）］，羊水过少

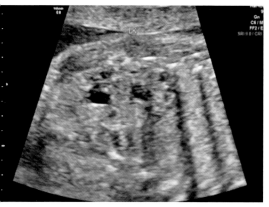
（a）

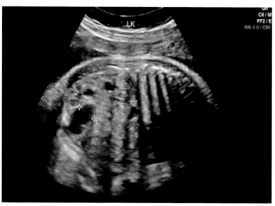
（b）

（c）

图9-27 胎儿左肾重复肾伴输尿管扩张、输尿管囊肿：孕30周，胎儿实质回声稍增强，皮髓质分界欠清，见上、下两个集合系统互不相通，上、下极集合系统分离，输尿管迂曲扩张，似与上极集合系统相连；膀胱内见一囊性暗区（考虑输尿管囊肿）

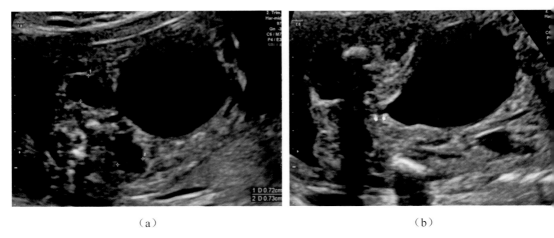

（a）　　　　　　　　　　　　　　（b）

图9-28　后尿道瓣膜：孕22周，双侧集合系统分离 [（a）]，膀胱增大似呈"钥匙孔"征 [（b）]，半小时后复查无明显变化

五、超声图像鉴别诊断

（1）梅干腹综合征（Prune-Belly syndrome，PBS）是一种罕见的先天性发育畸形，由腹壁肌肉缺损、尿路异常、双侧隐睾构成三联征。该综合征的尿路异常与尿路性梗阻疾病类似，但胎儿梅干腹综合征主要超声表现为腹部异常隆起，故超声显示在胎儿躯体纵切面腹部较胸部明显突起时，应警惕该综合征可能。

（2）神经性膀胱功能障碍（neurogenic bladder dysfunction，NBD）由神经系统病变导致的膀胱和（或）尿道功能障碍。胎儿NBD的常见病因包括脊髓发育不良、脊髓脊膜膨出、脊髓栓系、脊髓损伤、脊柱裂合并脂肪瘤以及骶骨发育不良等，脊髓脊膜膨出是由于脊髓神经管闭合不全椎管内容物由缺损处膨出，最常见于腰骶部，可引起膀胱神经功能障碍，导致进行性膀胱和上尿路损害，从而引起双肾积水、膀胱扩张等尿路梗阻症状，该疾病一般有基础疾病诱发，找出诱发原因是鉴别的关键。

（3）巨膀胱-小结肠-肠蠕动不良综合征（megacystis-microcolon-intestinal hypoperistalsis syndrome，MMIHS）是非常罕见的常染色体隐性遗传性疾病，是由于肠道发育不良、肠道短、小结肠及肠蠕动功能低下造成假性肠梗阻，膀胱扩张，上尿道张力低下，出现非梗阻性上尿道、肾盂积水等，常常误诊为肠梗阻或先天性巨结肠。该疾病的产前诊断主要依靠超声，但产前诊断MMIHS具有一定难度，在妊娠第16周超声发现膀胱增大和肾盂积水所致胎儿腹部无回声区，但缺乏特异性。产前很少出现肠管扩张。然而羊水量会随着梗阻程度不同而有较大变化，当伴有尿路梗阻的同时，羊水量然正常或者较多，则提示MMIHS。

"钥匙孔"征是胎儿后尿道瓣梗阻或者尿道闭锁的超声特征表现。如无此征，需鉴别多种疾病，且应多种辅助检查共同分析鉴别。

六、临床价值

产前超声对胎儿的泌尿系统畸形有较高的检出率，尽早筛查出胎儿泌尿系统畸形，可为临床处理提供可靠的超声依据，在需要时进行真实的预测和及时的新生儿干预。阻塞性尿路疾病的产前诊断可提前监测和进行早期新生儿泌尿系统疾病的治疗，防止肾病恶化的进展。

第七节　肾肿瘤

一、病因学

胎儿肾肿瘤（fetal renal tumors）罕见，活产儿中肾肿瘤发生率约为1/125000，其中肾中胚层瘤（mesoblastic nephroma）来源于中胚叶组织，是一种的低度恶性成纤维细胞性肾肿瘤，好发于胎儿，亦是新生儿期最常见的原发性肾肿瘤。而胎儿肾Wilms瘤（肾母细胞瘤）极为罕见，是一种胚胎性恶性肿瘤，有一定的家族性发生倾向。

二、病理解剖和生理学

① 肾中胚层瘤以中胚层组织为主，良性为主。是一种肾梭形细胞肿瘤，表现为一致性的梭形细胞，部分显示肌纤维母细胞分化，组织学分为经典型、细胞型及混合型。

② 肾Wilms瘤起源于后肾胚基，肾母细胞增生复合体转化成肾母细胞。WT1基因的突变和肾母细胞瘤的发生有关。肾母细胞瘤主要含有胚基、间质和上皮三种主要成分。

三、临床特征

并无特殊临床表现，部分较大肿瘤会导致母胎间循环障碍，伴发羊水过多。

四、典型病例图像特征及诊断要点

① 实性较为常见，部分肿瘤内可见不规则小液性暗区。肿瘤大小不一，但可迅速增大，受累肾脏轮廓失常，可见部分正常肾脏组织回声，部分可见集合系统回声及肾上腺回声。肿块边界多清晰，包膜完整，内部多呈低回声（图9-29）。

② 彩色多普勒示瘤体周边及内部可见丰富血流信号。

③ 侵犯输尿管者可引起输尿管扩张，肿瘤常压迫肠管。

④ 70%以上伴羊水过多。

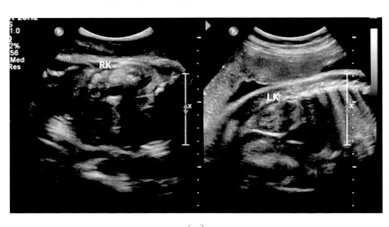 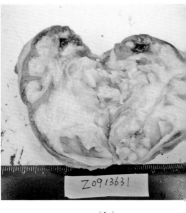

（a）   （b）

图9-29　右肾畸胎瘤：36周，胎儿右肾实性为主的囊实性占位，呈卵圆形，边界清楚 [（a）]，出生后5月，术后肿块大体标本 [（b）]

五、超声图像鉴别诊断

（1）胎儿型多囊肾　肾肿瘤需与婴儿型多囊肾鉴别。前者一般可见部分正常肾脏组织。后者肾脏弥漫性增大，皮质、髓质分界显示不清，肾实质内可见广泛成簇的强回声，弥漫性分布，后伴彗星尾，伴有不同程度的肝大、脾大，肝脏纤维化，部分患儿可伴肝内胆管囊状扩张。

（2）肾上腺肿瘤及肾上腺血肿　肾上腺肿瘤多位于肾脏上极，声像图多表现为圆形或类圆形结节，边界多明亮，内以低回声或等回声为主，当肿瘤因坏死、出血时，会出现不规则无回声区。一般腺瘤体积较小，回声均匀，直径常常小于3cm，彩色多普勒示血流信号稀少，而恶性病变体积较大，常大于6cm，内部回声不均匀，彩色多普勒示血流丰富。肾上腺因血供丰富，胎儿期也会因各种原因出现血肿，有时血肿边缘清晰需与肿瘤鉴别，但血肿内部和边缘CDFI无血流。

六、临床价值

迅速及时手术是胎儿肾肿瘤主要的治疗方法，预后取决于胎龄大小，肿瘤发展程度和是否有相应并发症出现。尽管大多数肾肿瘤预后很好，但大约10%的有某些组织病理学特征的患儿预后不良。而且一些患儿有高复发率和病死率。

第八节　外生殖器发育异常

一、病因学

外生殖器发育异常具体病因尚不明确，目前许多研究报道与以下因素显著相关。
① 基因遗传因素：常见的染色体异常是13-三体、三倍体、13q-综合征、XP21重复、p23缺失等。
② 激素影响：可因胚胎发育第5 ～ 12周，睾丸发育不全，缺乏雄激素引起。
③ 环境等诸多因素影响。

二、病理解剖和生理学

人胚胎在12周时受雄激素的影响，生殖结节伸长形成阴茎，尿生殖褶沿阴茎的腹侧面，从后向前合并成管，形成尿道海绵体部。左、右阴唇阴囊隆起移向尾侧，并相互靠拢，在中线处合成阴囊。胎儿生殖器在20周后94% ～ 100%可正确辨认。

胎儿外生殖器畸形种类较多，最常见的有尿道下裂，其他还有阴茎阴囊转位、两性畸形、隐睾、阴茎缺如、隐匿阴茎、蹼状阴茎、短阴茎、阴茎下弯、双阴茎等。尿道下裂解剖表现为：① 尿道开口异常；② 阴茎向腹侧屈曲畸形；③ 阴茎背侧包皮正常而腹侧包皮缺乏；④ 尿道海绵体发育不全，从阴茎系带部延伸到异常尿道开口，形成一条粗的纤维带。

三、临床特征

大多数单一的生殖器畸形，预后比较好，可通过外科手术改善矫正。

（1）尿道下裂　由于患儿尿道开口不在正常位置而在阴茎腹侧或会阴，从而表现阴茎弯曲，是男性外生殖器常见畸形。活产儿中发生率为0.02%～0.41%。染色体异常患儿中发病率更高，达0.946%。

临床分型如下。

① 阴茎头型：尿道开口在冠状沟腹侧中央。此型除尿道开口较窄外，一般不影响排尿及性交功能，可不手术治疗。

② 阴茎型：尿道外口开自阴茎腹侧，需手术矫正。

③ 阴茎阴囊型：尿道外口位于阴囊阴茎交界处，阴茎严重弯曲。

④ 阴囊型：尿道外口位于阴囊，具有尿道下裂一般特征，其内有时无睾丸。

⑤ 会阴型：尿道外口位于会阴，外生殖器发育极差，阴茎短小且严重下曲，阴囊对裂，形如女性外阴（图9-30）。

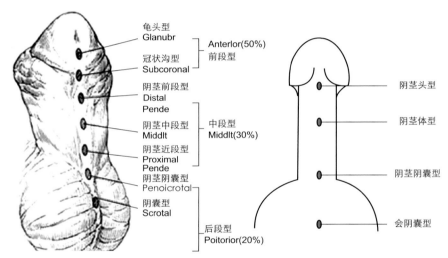

图9-30　尿道下裂分类示意（阴茎头型、阴茎体型、阴茎阴囊型、会阴囊型）

（2）阴茎阴囊转位　表现为阴囊两侧翼皱襞上方高于阴茎根部，是一种罕见的男性外生殖器畸形。临床分为完全性和部分性两类。

（3）两性畸形　分为假两性畸形和真两性畸形。假两性畸形又可再分为女性假两性畸形和男性假两性畸形。女性假两性畸形的染色体核型为46XX，性腺为卵巢，而外生殖器有男性表现，如阴蒂增大，尿道下裂，大阴唇闭合等。男性假两性畸形的染色体核型为46XY，HY抗原阳性，性腺为睾丸，但无男性生殖管道，外生殖器呈女性表现，且有女性体态。真两性畸形是在机体内同时存在卵巢和睾丸组织，染色体核型可为正常男性型、女性型或嵌合型，生殖导管和外生殖器表现为两性畸形。

九、典型病例图像特征及诊断要点

产前超声可以通过外生殖器冠状切面及会阴部正中矢状切面观察阴囊与阴茎的位置及关系来观察外生殖器的形态。

（1）尿道下裂 阴茎图像失常，阴茎头变钝，略呈圆球状，阴茎不同程度弯曲。下尿道显示不连续，未达到阴茎头。严重的尿道下裂，如阴囊型尿道下裂，表现为典型的"郁金香"征，钝而曲的阴茎位于两侧阴囊皱褶间（图9-31～图9-33）。

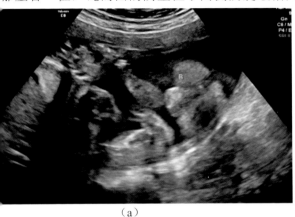
（a）

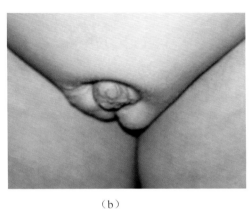
（b）

图9-31 尿道下裂：36岁孕妇，妊娠38⁺周，产前超声检查外生殖器冠状切面［(a)］示双侧阴囊分开，双侧阴囊间可见阴茎回声，呈"郁金香"征，阴茎短小（箭头所示）；染色体+Arrary核型分析"未见明显异常"；剖宫产，患儿照片［(b)］示阴囊型尿道下裂

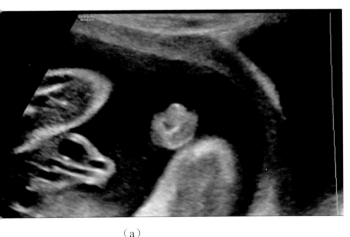
（a）

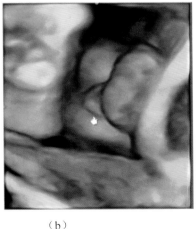
（b）

图9-32 尿道下裂：小而反常的阴茎头形状，二维超声检查外生殖器冠状切面［(a)］；三维超声检查外生殖器冠状切面［(b)］

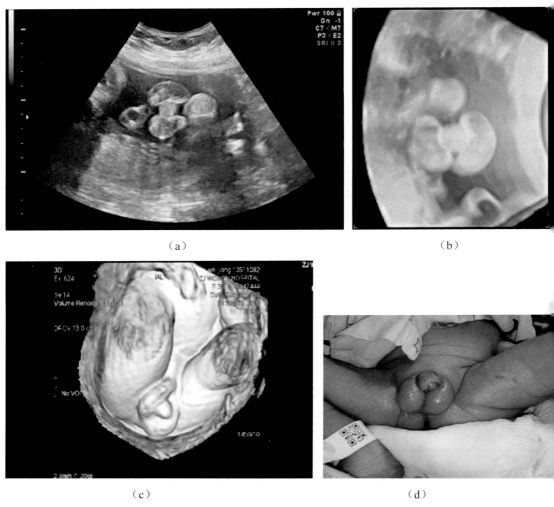

（a）　　　　　　　　　　　　　　　　　（b）

（c）　　　　　　　　　　　　　　　　　（d）

图9-33　尿道下裂：双侧阴囊分开，双侧阴囊间见阴茎回声，表现为"郁金香"征。二维超声检查外生殖器冠状切面 [（a）]；三维超声检查外生殖器冠状切面 [（b）]；三维MRI [（c）]；出生后患儿照片 [（d）]

（2）阴茎阴囊转位　外生殖器冠状切面及会阴部正中矢状切面表现阴茎完全位于阴囊后方或阴茎部分位于阴囊后方，阴茎短小并指向尾侧。

（3）短阴茎　阴茎短小，但有此表现仍需高度怀疑尿道下裂可能（图9-34）。

（4）两性畸形　外生殖器冠状切面与矢状切面不能显示特征性的阴囊及其内部的睾丸回声，且难以辨别是阴囊还是肥大阴唇回声，阴茎短小或阴蒂肥大在声像图上难以区分（图9-35）。

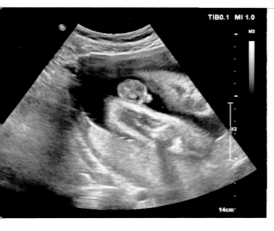

图9-34 短阴茎：36岁孕妇，妊娠32+周，产前超声检查外生殖器冠状切面示阴茎短小。剖宫产，产后新生儿考虑短阴茎

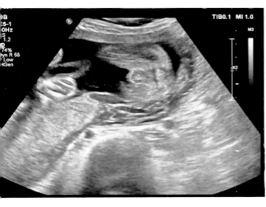
（a）

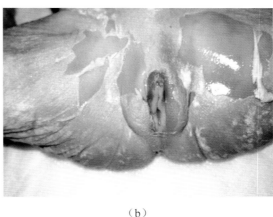
（b）

图9-35 两性畸形：38岁孕妇，妊娠37⁺周，产前超声检查外生殖器冠状切面[（a）]示外生殖器性别特征不明显，引产后考虑两性畸形[（b）]

五、超声图像鉴别诊断

尿道下裂需要与单纯性过小阴茎、阴蒂肥大、泄殖腔畸形、先天性肾上腺增生（由于染色体异常导致的女性胎儿假两性畸形）等鉴别。

六、临床价值

影像学的发展使医生能够及早发现和评估胎儿宫内情况及异常影像学表现。有文献报道超过40%的外生殖器异常，产前超声检查不能做出诊断或仅是一个假阳性的诊断。

任何怀疑外生殖器异常，均需进行胎儿染色体检查确定性别，进而对胎儿外生殖器异常进行更深入分析，尤其在两性畸形诊断中更是如此。

目前主要是通过超声检查对胎儿进行产前评估，彩色多普勒、三维超声、MRI可增加诊断的准确性。胎儿生殖器异常的预后与是否合并其他结构异常、染色体异常及其畸形程度密切相关，通过产前超声诊断评估，临床医生可更精确地预测胎儿预后及预判手术效果，同时结合胎儿畸形的疾病本身类型，如肾上腺性综合征，给予早期干预治疗，预后较好。由此可更充分地与孕妇及家属告知与沟通，以帮助其决定是否继续妊娠或选择提前终止妊娠。

参考文献

[1] Kremsdorf R. Commentary to 'Multidisciplinary consensus on the classification of prenatal and postnatal urinary tract dilation（UTD classification system）'. Journal of Pediatric Urology，2014，10（6）：998-999.

[2] 徐佩莲，鲁红. 胎儿畸形产前超声. 北京：人民军医出版社，2008.

[3] 姜玉新，张运. 超声医学. 北京：人民卫生出版社，2015.

[4] 李胜利，罗国阳. 胎儿畸形产前超声诊断. 北京：科学出版社，2017.

[5] 王正滨. 泌尿生殖系统疾病超声诊断与鉴别诊断学. 北京：人民卫生出版社，2010.

[6] 谢红宁. 妇产科超声诊断学. 北京：人民卫生出版社，2005.

[7] 王纯正，徐智章. 超声诊断学. 第3版. 北京：人民卫生出版社，2013.

[8] 俞钢. 临床胎儿学. 北京：人民卫生出版社，2016.

[9] Down，C. J.，et al. "Practical Management of Fetal Obstructive Uropathy. " Journal of Fetal Medicine，2017，5（1）：37-44.

[10] Quintero，R. A. "Fetal obstructive uropathy. " Clinical obstetrics and gynecology，2005，48（4）：923-941.

[11] Gilboa Y，Perlman S，Kivilevitch Z，Messing B，Achiron R. Prenatal Anogenital Distance Is shorter in fetuse with Hypospadias. Journal of Ultrasound in Medicine，2017，36（1）：175-182.

第十章　胎儿骨骼系统发育异常

第一节　致死性骨发育不良

一、Ⅱ型成骨发育不全

一）病因

成骨发育不全（osteogenesis imperfecta，OI）又称脆骨病或脆骨 - 蓝巩膜 - 耳聋综合征，是一种严重的先天性骨骼发育不全，多为常染色体显性遗传疾病。成骨发育不全的病因是由于胶原蛋白的形成、分泌或功能紊乱，密质骨被纤维样不成熟的骨代替所致。

二）病理解剖和生理学

成骨发育不全分4种类型。

Ⅰ型：常染色体显性遗传、蓝巩膜、骨质脆、耳聋、体重身高正常、无骨折。

Ⅱ型：常染色体隐性遗传、蓝巩膜、长骨极短弯曲、骨折、胸腔狭小、颅骨钙化差。

Ⅲ型：常染色体隐性、显性遗传、巩膜正常、长骨短弯曲、骨折、颅骨钙化差。

Ⅳ型：常染色体显性遗传、蓝巩膜以后渐渐消失。长骨长度正常。股骨稍弯曲。

其中，Ⅱ型胎儿成骨发育不全是产前最易发现的类型，常导致死胎、死产、新生儿死亡，成骨发育不全均有不同程度的短肢及骨折。Ⅱ型表现典型，较为严重，四肢严重短小，长骨短而粗，弯曲，且有多处骨折声像，骨折后成角，弯曲变形，骨折愈合后局部变粗，钙化差；其他三型畸形轻者，预后较好。

三）临床特征

成骨发育不全的临床特征为骨折、蓝巩膜和牙本质发育不全，发病率约为：28500，共分为四种类型，其中最严重的是致死性的Ⅱ型，发生率1：54000。胎儿成骨发育不全时骨密度减低，骨皮质变薄，极易骨折及因骨折造成骨畸形。Ⅱ型成骨发育不全是致死性畸形,任何孕周确诊后都应终止妊娠。

（四）典型病例图像特征及诊断要点

① 长骨极短、弯曲,以股骨短小最为明显（图10-1）,常有成角弯曲,即胎儿骨折（图10-2）。有时可见骨痂形成（图10-3）。

② 颅骨钙化差,因而颅内结构显示异常清晰,以脑室尤为明显。颅骨易变形,用探头稍加压即可使颅骨形态改变（图10-4）。

③ 胸廓狭小时,胸廓呈"铃状"或"啤酒瓶状"。

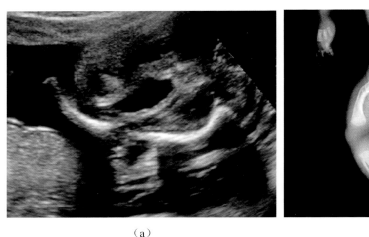
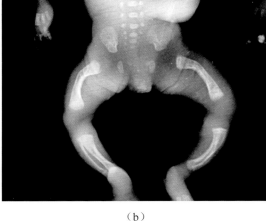

（a）　　　　　　　　　　　　　　　　（b）

图10-1　成骨发育不全胎儿长骨短小。（a）显示成骨发育不全胎儿长骨短小、弯曲;（b）为引产后X线片

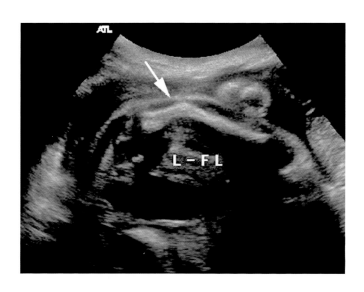

图10-2　成骨发育不全胎儿骨折:胎儿长骨成角弯曲（箭头所指）

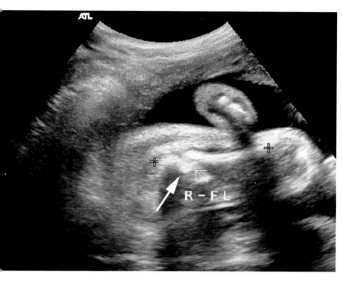

图 10-3　成骨发育不全胎儿骨痂形成：胎儿长曲短小、形态失常，可见骨痂不规则回声附着在长骨上（箭头所指）

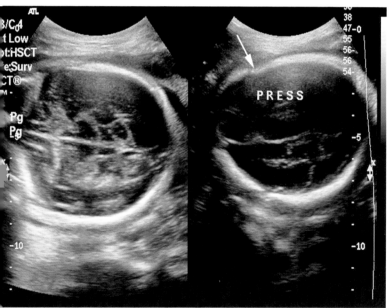

图 10-4　成骨发育不全胎儿颅骨受压易变形

二、软骨发育不全

一）病因

软骨发育不全是致死性软骨营养障碍，属常染色体隐性遗传性疾病，该病是常染色体新的显性基因突变引起，基因位点为COL2A1 12q13.11，病因尚不明确。

（二）病理解剖及生理学

其病理解剖特征为四肢短小，躯干短小，胎头相对较大，颅骨、脊柱无（低）钙化、长骨极短、胸腔狭小等。主要病变发生在长骨骨骺，软骨的骨化过程发生障碍，骨骺增大。胎儿以严重短肢畸形、窄胸、头大为特征，可合并脑积水、面裂、心脏和肾脏畸形，出生儿发病率为1/40000。30%的胎儿可有全身水肿、浆膜腔积液、颈部水囊瘤等表现。50%的病例有羊水过多，可合并脑积水、唇腭裂、心脏及肾脏等畸形。软骨发育不全是致死性畸形，任何孕周确诊后都应终止妊娠。

（三）临床特征

① 由于软骨不发育，生长板较薄，缺乏支架，所以骨化差，但骨膜下骨沉积正常使骨骼能够达到正常的横径。

② 软骨不发育可分为两型：软骨不发育Ⅰ型有严重短肢畸形，颅骨、脊柱、骨盆骨化差，伴多处肋骨骨折，为常染色体隐性遗传；软骨不发育Ⅱ型与Ⅰ型比较，颅骨、脊柱、骨盆骨化较好，不伴肋骨骨折。

（四）典型病例图像特征及诊断要点

① 四肢长骨短而粗，回声增强，尤其是肱骨和股骨短小（图10-5），但无成角、骨折现象。

② 颅骨骨化程度低，颅骨容易变形，颅内结构异常清晰（图10-6）。

③ 脊椎骨化差（图10-7）。

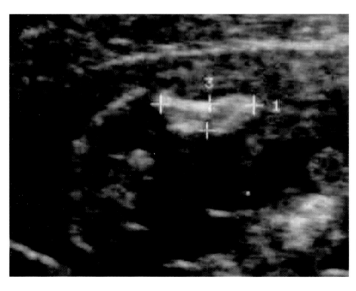

图10-5　软骨发育不全胎儿：四肢长骨短而粗

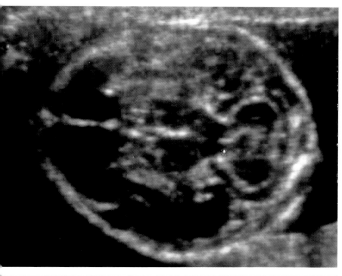

图 10-6　软骨发育不全胎儿：颅骨骨化程度低

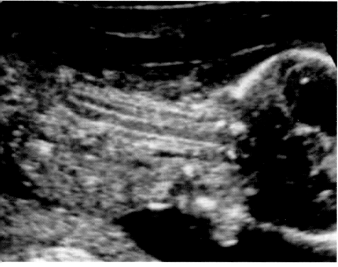

图 10-7　软骨发育不全胎儿：脊椎骨化程度低

三、致死性侏儒

一）病因

致死性侏儒（thanatophoric）是一种致死性骨发育异常，病因不明，为常染色体隐性发病或散发性发病，发病率为1/4000 ～ 1/30000。

（二）病理解剖与生理学

致死性侏儒分为两型。Ⅰ型：约占85%，此型股骨短而弯曲，呈"电话筒"样改变，不伴三叶草形头。Ⅱ型：有典型的三叶草头型，长骨轻度缩短和弯曲，此型不到20%。致死性侏儒属致死性畸形，任何孕周确诊后都应终止妊娠。

（三）临床特征

临床表现为长骨极短、弯曲，呈"电话筒"样改变，尤其是肱骨和股骨，胸廓狭小，头颅相对较大，脊柱椎体扁平，椎间隙增宽，前额突出，鞍状鼻。致死性侏儒由于颅缝早闭，头颅呈苜蓿叶状，还存在脑室扩张或脑积水。

（四）典型病例图像特征及诊断要点

① 长骨极短小、弯曲，呈"电话筒"样改变，以股骨和肱骨最为明显（图10-8）。

② 胎头相对较大，冠状切面呈苜蓿叶状或三叶草状（图10-9），前额凸出。常合并脑室扩张或脑积水。

③ 胸廓狭小（图10-10）。

④ 还可合并肾发育异常和房间隔缺损等畸形。

（五）超声图像鉴别诊断

致死性成骨发育不全与致死性软骨发育不全和致死性侏儒都表现为长骨短小、弯曲和胸廓狭小，其鉴别诊断详见表10-1。一般而言，如果有长骨成角（骨折），为成骨发育不全；如果脊椎和颅骨骨化差、颅骨变形，则多为软骨发育不全；如果胎头呈三叶草状，则多为致死性侏儒。

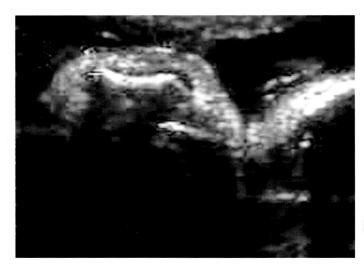

图10-8 致死性侏儒：长骨呈"电话筒"样改变

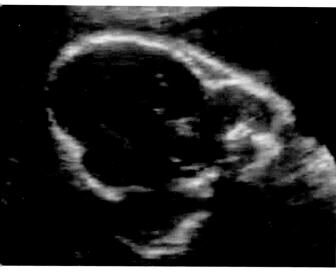

图 10-9 致死性侏儒：胎头冠状
切面呈三叶草状

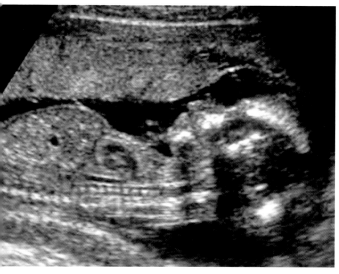

图 10-10 致死性侏儒：胎儿胸廓
狭小

表 10-1 成骨发育不全与软骨发育不全和致死性侏儒的鉴别

鉴别点	成骨发育不全	软骨发育不全	致死性侏儒
长骨成角	可有，可有骨痂形成	一般无	一般无
骨化差	以颅骨骨化差为主，偶见椎体骨化差	以颅骨和脊椎骨化差为主，尤以脊椎骨化差	一般无
颅骨受压变形	可有	有	胎头呈三叶草状
胸廓狭小	可有	可有	常见

第二节　脊柱椎体畸形

一、脊柱侧凸

（一）病因

脊柱侧凸（scoliosis）是指脊椎一侧发育不良（即半椎体）而导致脊椎侧向弯曲，其发生原因是胚胎第6周体节发育不良所致，椎体和（或）椎弓发育不良，形成半椎体畸形。

（二）病理解剖和生理学

半椎体是椎体畸形中最为常见者，易单发，亦可多发。半椎体畸形在活产儿中发生率为0.05%～0.1%，可发生在任一或多个椎体。半椎体畸形在胸椎多见，腰段亦可遇到。实际上此类畸形并不局限于椎体，因此半椎体用词并不准确，尽管此称谓在国内骨科界流行。Nasca曾将椎体畸形分为以下六型。① 单纯剩余半椎体：即相邻的两椎节之间残存一个圆形或卵圆形骨块，易与相邻的椎体相融合。② 单纯楔形半椎体：指在X线正位片上椎体呈楔形外观者。③ 多发性半椎体：指数节连发者。④ 多发性半椎体合并一侧融合。⑤ 平衡性半椎体：即2节或多节的畸形左右对称，以致畸形相互抵消，除躯干短缩外，并不引起明显侧弯外观。⑥ 后侧半椎体：指椎体后方成骨中心发育而中央成骨中心不发育，以致从侧面观椎体形成楔形畸形外观。

（三）临床特征

半椎体临床特征多表现为脊柱侧凸。单纯椎骨畸形无脊神经受损者可以没有明显症状，预后也较好；如果存在脊神经受损或合并其他畸形则有相应临床病状，预后较差，其中体蒂异常是致死性的。

（四）典型病例图像特征及诊断要点

① 脊柱侧凸表现为在矢状切面上脊柱生理弯曲消失，走行弯曲，脊柱向侧向成角弯曲；在横断面上椎体品字结构消失；在冠状切面上可见小于正常椎体的不规则形骨性强回声呈楔形嵌入正常椎体间，脊柱侧弯或成角畸形（图10-11）。

② 三维超声可直观、形象地显示脊柱的冠状面和矢状面，有助于脊柱侧凸的诊断（图10-12和图10-13）。

③ 部分单发半椎体矢状面常因上下椎弓相互靠拢，导致声像图未出现缺失处的距离

大，极易被检查医生忽略，因此半椎体的二维超声检查应通过矢状面、横断面、冠状面综合分析，其中冠状面是诊断的重要切面。

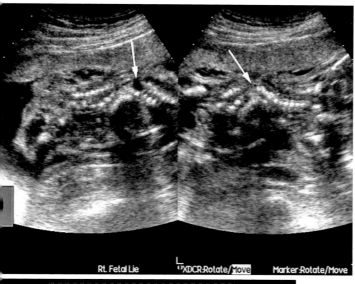

图 10-11　脊柱侧凸的二维声像图表现，脊柱的冠状切面显示脊柱侧凸（箭头所指）

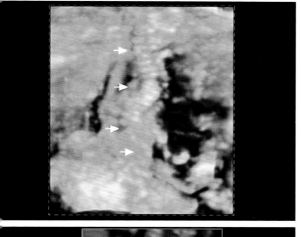

图 10-12　脊柱侧凸的三维超声表现（箭头所指）

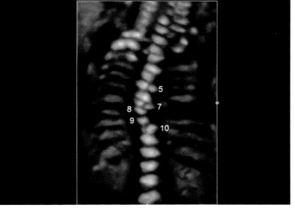

图 10-13　三维超声显示多发半椎体：胎儿第 5、7 胸椎椎体中间可见裂隙样回声，第 8、9、10 胸椎椎体呈半椎体样改变

二、蝴蝶椎

（一）病因

蝴蝶椎是一种脊柱椎体畸形，蝴蝶椎的产生是由于椎体中央有脊索或脊索周围隔残存，沿矢状面分布时，形成椎体矢状裂隙。常发生在胸椎或腰椎。

（二）病理解剖和生理学

蝴蝶椎是一种脊柱椎体畸形，是椎体的两个软骨中心联合异常，椎体成为左右对称的两个三角形骨块，称为矢状椎体裂，在正位 X 线片上形似蝴蝶的双翼，故称蝴蝶椎。如果一侧的软骨中心不发育，则成为半椎体。

（三）临床特征

蝴蝶椎一般没有明显症状。单发蝴蝶椎脊柱后凸不明显，一般无症状，预后较好。如有慢性腰痛，可做小范围椎体融合术。蝴蝶椎如伴有其他椎体畸形或脊髓纵裂，则预后较差，且偶见与一些综合征相关，如 Alagille 综合征。因此，超声发现蝴蝶椎应同时仔细检查胎儿椎体，确定有无合并其他异常并建议产妇进行进一步的产前诊断。

（四）典型病例图像特征及诊断要点

① 矢状切面病变椎体多呈前窄后宽的楔形，多发者可见脊柱后凸（图10-14）。

② 冠状切面可见病变椎体呈两个尖端相对的楔形或三角形，邻近椎体可增大，向病变椎体中央变细部凸出。

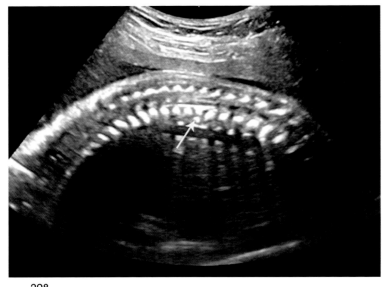

图10-14　二维超声正中矢状切面显示第9胸椎连续性中断（箭头所示）

③ 横切面显示椎体中部矢状裂缝，椎体分离成左、右两部分，呈楔形，两个骨块大相等，有时也可见其中一个发育不良。由胎儿矢状面结合冠状面及横切面可以显示排列紊乱、椎体变小等改变，典型的可见椎体呈蝴蝶形改变、脊柱弯曲度异常如侧成角等超声表现，可较好地帮助诊断蝴蝶椎。

④ 三维超声最大透明立体成像能够显示脊柱是否连续的提示信息，直观显示脊柱发生的部位和程度，且三维超声可以通过肋骨及脊柱的关系清晰定位病变椎体（图5和图 10-16）。

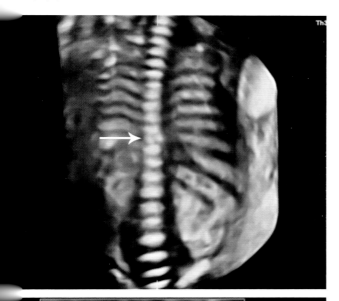

图 10-15　三维超声显示第9胸椎呈"蝴蝶状"（箭头所示）

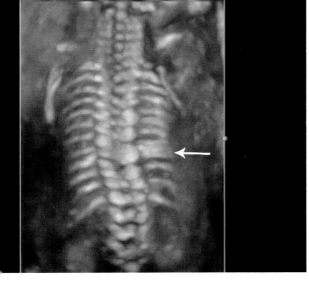

图 10-16　三维超声显示胎儿右侧第7～9肋骨融合

第三节　上肢骨畸形

一、桡骨缺失和桡骨发育不良

（一）病因

一般认为与颈7神经根或桡神经的引导生长受抑有关。

（二）病理解剖和生理学

桡骨缺失（aplasia of radius）和桡骨发育不良（hypoplasia of radius）是指没有桡骨或者桡骨短小，伴手姿势异常，有时伴有尺骨短小、弯曲，它是纵行肢体缺陷的一种是由于桡骨先天性发育不全或不发育所致，可单侧或双侧发生。桡骨完全缺如最常见桡骨完全未发育，腕骨由于缺乏桡骨的支持而导致严重的桡偏畸形，手可成直角或接近前臂桡侧表面。同时舟状骨、大多角骨、第一掌骨、拇指均缺如而导致严重的手畸形或拇指缺如。

（三）临床特征

胎儿桡骨缺失和桡骨发育不良不会影响胎儿生存，但患儿患肢出现功能障碍。

（四）典型病例图像特征及诊断要点

肱骨正常，桡骨极其短小或不显示，手形态异常，手腕突向桡侧呈锐角弯曲（图10-17和图10-18）。尺骨正常或短小。

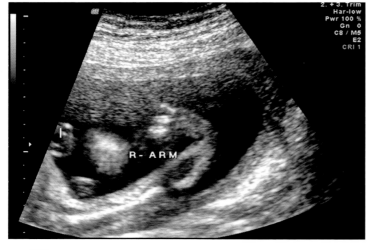

图10-17　桡骨缺失的二维声像图表现

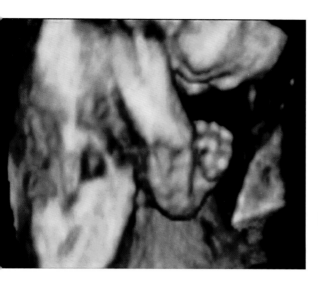

图 10-18　桡骨缺失的三维超声表现：
胎儿前臂短小，手腕突向桡
侧呈锐角弯曲，手姿势异常

（1）桡骨完全缺失　声像图表现为前臂短小和桡侧偏手畸形，前臂只能显示 1 根骨骼回声。

（2）桡骨发育不良　声像图表现为前臂长度尚正常，桡侧偏手畸形，前臂可显示 2 根骨骼回声，但一长一短。

二、肢体缺失

（一）病因

羊膜束带往往是肢体缺失的主要原因，在早孕期羊膜破裂并缠绕肢体，常常就会导致肢体缺失。

（二）病理解剖和生理学

肢体缺失（Limb reduction defect）可以一侧或双侧上肢或下肢缺失，可以完全缺失，也可以部分缺失或残留少许残端。

（三）典型病例图像特征及诊断要点

一侧或双侧肢体完全缺失，或部分缺失，或仅残留少许残端（图 10-19）。

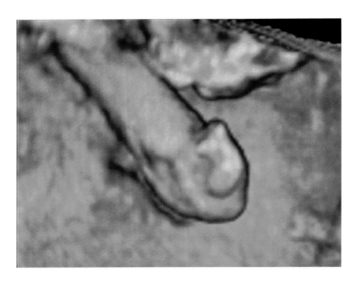

图10-19　胎儿肢体缺失的三维超
声表现：胎儿前臂部分
缺失而仅存少许残端

三、胎儿海豹肢畸形

（一）病因

（1）药物致畸　海豹肢通常发生于大量摄取沙利度胺（反应停）的孕妇，反应停所造成的胎儿畸形为20世纪最大的药物导致先天畸形的灾难性事件，反应停对人与动物的一般毒性极低，但其对胚胎的毒性明显大于母体，其对胎儿的致畸作用可高达50%～80%，如在妊娠第3～8周服用，其后代畸形发生率可高达100%。有关研究表明，反应停对胚胎的毒性有明显的时间性，即敏感期。在不同的孕期服用反应停，可引起不同的畸形。如停经后34～38天服药，可引起无耳畸形与脑神经的畸形；如停经后36～45天服药，可引起心脏与血管的畸形；而缺臂、短脚则是在停经后38～47天服药所致。

（2）X线　X线辐射可诱导形成海豹肢畸形。

（3）基因异常。

（二）病理解剖和生理学

又称假反应停综合征，是一种常染色体隐性遗传病。

（三）临床特征

其临床特征是肢体畸形和颜面部畸形同时存在，可合并有小头畸形及宫内生长迟缓；肢体畸形为海豹肢样（臂腿缺如、手足直接与躯干相连），上肢较下肢更严重；颜面部畸形主要有唇腭裂、切牙骨前凸、眼距增宽、突眼、角膜浑浊、小下颌畸形、颜面部毛细血管瘤等。海豹肢畸形大部分出生后死亡，死亡者除严重肢体畸形外，尚有严重的智力低下。海豹肢畸形为染色体疾病，预后较差，应建议孕妇终止妊娠，下次妊娠时应检查胎儿染色体是否异常。

四）典型病例图像特征及诊断要点

①胎儿四肢长骨均未显示，仅见极为短小的四肢肢芽残端（图10-20和图10-21）。

②海豹肢畸形的典型超声表现为桡骨缺如伴严重短肢畸形，上肢较下肢更明显，严重肢体畸形可为海豹肢样（臂腿缺如，手足直接与躯干相连）。

③可合并有小头畸形及宫内生长迟缓。

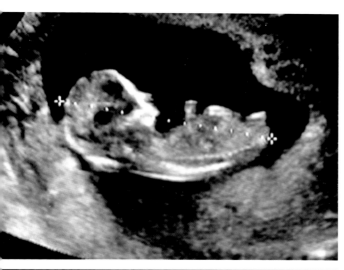

图10-20　海豹肢畸形的二维声像图表现：超声多次扫描显示胎儿四肢长骨未显示，仅见极短小四肢肢芽残端

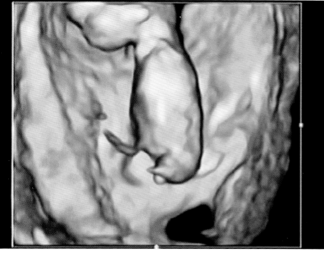

图10-21　海豹肢畸形的三维声像图表现：仅可见胎儿短小四肢肢芽残端，未见正常肢体

四、手（脚）畸形

（1）多指、多趾（polydactyly） 多见于多发性畸形或有家族史的病例，表现为手指和足趾不止五个（图10-22和图10-23），于大拇指（趾）侧或小拇指（趾）侧多出一个或多个异常指（趾）。

（2）缺指、缺趾（ectrodactyly） 缺失范围可以从单根指（趾）至大部分指（趾）（图10-24），甚至手掌裂或脚掌裂，而呈"龙虾爪"样改变（图10-25）。

（3）指骨缺失（absent phalanx of finger） 最常见的是小指的中节指骨缺失（图10-26），常见于21-三体综合征或18-三体综合征。

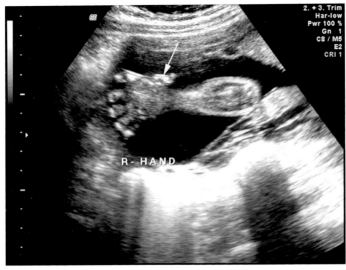

图 10-22　胎儿多指的二维声像图表现：胎儿大拇指侧多指（箭头所指）

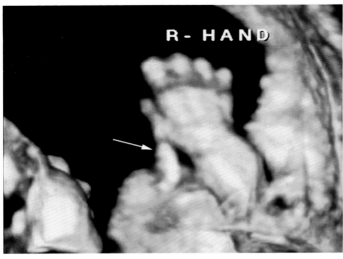

图 10-23　胎儿多指的三维超声表现（箭头所指）

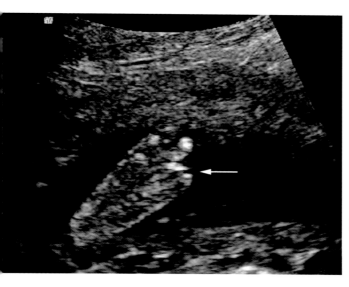

图 10-24　胎儿缺趾：胎儿仅有两
　　　　　根脚趾，缺少第 3、4、
　　　　　5 趾（箭头所指）

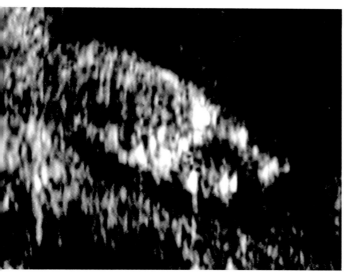

图 10-25　胎儿缺趾呈"龙虾爪"
　　　　　样改变

　　（4）并指（趾）畸形（syndactyly）　是指胎儿手指或脚趾不能分开（图 10-27 和图 10-28），但需仔细观察并耐心等待手指张开才能作出诊断。

　　（5）屈曲指（camptodactyly）　又称为三体综合征手或重叠指，是指染色体异常特有的手异常，尤其是 18-三体综合征。表现为手指重叠，中指在最低位（图 10-29 和图 10-30），常合并多发性畸形。

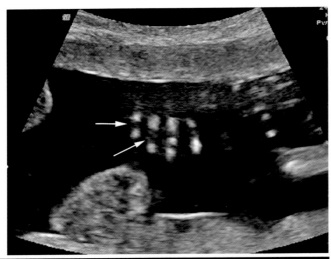

图 10-26　胎儿指骨缺失：胎儿无名指和小指第2指骨缺失（箭头所指）

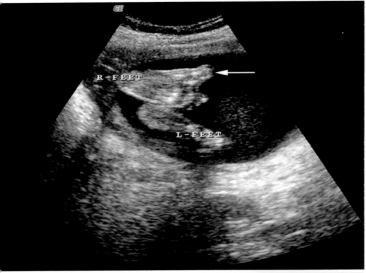

图 10-27　并趾畸形的二维声像图表现（箭头所指）

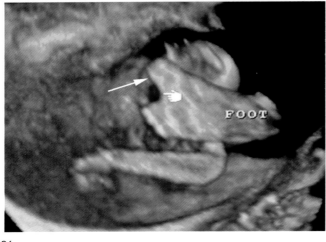

图 10-28　并趾畸形的三维超声表现（箭头所指）

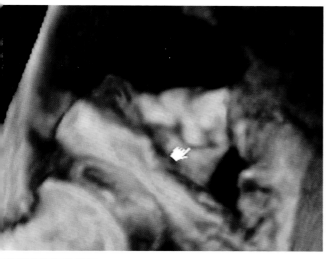

图 10-29 屈曲指的三维超声表现

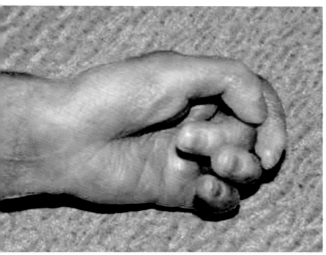

图 10-30 屈曲指的大体照片

第四节 下肢骨畸形

一、胎儿人体鱼序列征

（一）病因

胎儿人体鱼序列征的形成可能与血管窃血现象有关。

（二）病理解剖和生理学

又称为并腿畸胎序列征，因其形体与神话中的美人鱼相似而得名。发病率为1/24000～1/67000，男女比例为3：1。合并糖尿病的孕妇生育人体鱼胎儿的概率为正常孕妇的200～250倍。一条由卵黄动脉衍化而来的粗大畸形血管起自高位腹主动脉，行使脐动脉的功能，将血液从脐带输送到胎盘，而腹主动脉常较小且无分支，粗大畸形血管将腹主动脉内大量血液"盗走"进入胎盘，致使其起始部以远的腹主动脉血液明显减少，胎儿各结构出现严重血液供应不足，而导致脊柱、下肢、肾脏、下消化道、泌尿生殖道等严重畸形。

（三）临床特征

人体鱼序列征的临床表现包括双下肢融合，足缺如或发育不良，形似鱼尾，双下肢完全融合、部分融合，可仅有软组织融合，也可有下肢骨性融合，骨盆骨发育不全；腰骶-尾椎骨发育不全或缺如；其他畸形如肛门闭锁、直肠不发育、双肾不发育，膀胱、输尿管、子宫缺如，内、外生殖器官异常等；偶可伴有先天性心脏病、肺发育不全、桡骨和拇指缺如等。因为孕早期羊水主要是母体血清经胎膜进入羊膜腔的渗透液，而17周以后胎儿尿液成为羊水的主要来源。该畸形胎儿双肾缺如或肾多囊性发育不良，因此中晚期胎儿无羊水或羊水极少。取决于畸形程度，严重者出生后不久即死亡，存活的婴儿通常智力正常，但需要接受多次泌尿和矫形外科的治疗。

（四）典型病例图像特征及诊断要点

① 双肾缺如或多发性囊性肾发育不良。

② 膀胱缺如而不显像，但超声不能区分因双肾缺如或发育不全导致膀胱不充盈还是真正的膀胱缺如。

③ 双下肢融合不分开，胎动时双下肢同步运动。

④ 双足畸形，可表现为足缺如，或双足存在但呈一侧融合状，或仅有单一足结构而形态结构不正常。

⑤ 脊柱异常，腰椎下部不同程度缺如及脊柱远端节段异常。

⑥ 腹部及下肢血管异常，腹部可检出畸形粗大的盗血血管，起自高位腹主动脉，经脐带达胎盘，腹主动脉本身变细，畸形粗大的盗血血管和细小的腹主动脉的检出是区分本病和其他原因所致的羊水过少的重要特征之一，由于畸形血管多为一条，故脐带内多为单脐动脉。

⑦ 由于羊水过少常可致肺发育不良。人体鱼序列征常是致死性的，严重的羊水过少导致肺发育不良。

最重要的声像图特征是胎儿双下肢融合，彩色多普勒可见起自腹主动脉的畸形动脉和一侧脐动脉的血流连接（图10-31～图10-34）。

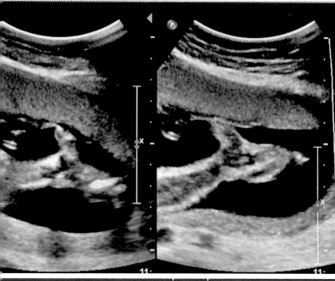

图 10-31　超声扫描显示胎儿双下
肢融合

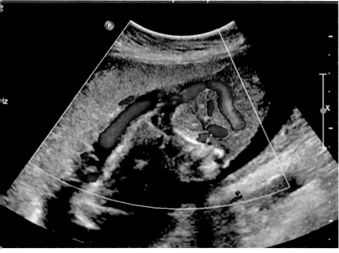

图 10-32　彩色多普勒显示起自腹
主动脉的畸形动脉和一
侧脐动脉相连

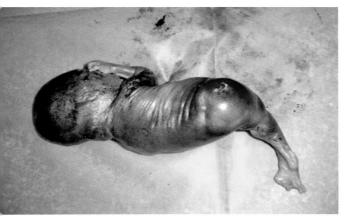

图 10-33　引产标本可见引产儿未
见正常双下肢

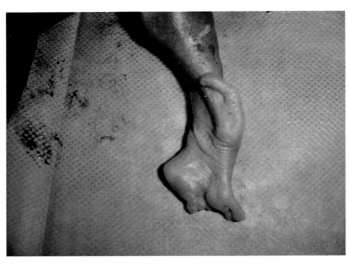

图 10-34　引产标本可见引产儿双
　　　　　下肢融合

二、足内翻

（一）病因

病因不明。

（二）病理解剖和生理学

足内翻（club foot）又称为马蹄内翻足，是最常见的足部异常，发生率为1：250～1：1000。胎儿脚掌从踝部开始偏移中线，向内侧翻转，并固定在这个位置上，运动受限。足内翻可为单侧发病，也可双侧发病；可单纯存在，也可见于一些综合征（18-三体综合征）。

（三）临床特征

马蹄内翻足的临床表现为跟骨和其他跗骨之间关系异常，主要受累的跗骨有距骨、跟骨舟骨及骰骨，从而导致前足内收、跟骨内翻、足底和踝跖屈。足内翻如不合并其他畸形，预后良好，出生后立即矫正，绝大多数胎儿能恢复正常，功能和形态均可恢复正常。合并其他畸形的马蹄内翻足需检查有无染色体的异常。

（四）典型病例图像特征及诊断要点

小腿长轴与脚掌可以在同一切面上显示（图10-35、图10-36）。足内翻有特征性声像图表现，诊断较明确，但需除外因胎儿足部抵住宫壁而导致一过性足向内侧翻转的情

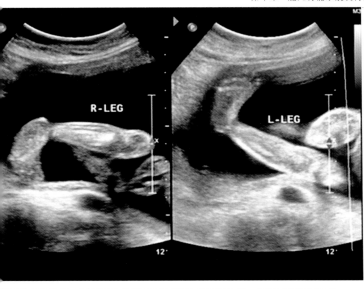

图 10-35　足内翻的二维声
像图表现：胎儿
双足内翻，小腿
长轴和脚掌显示
在同一切面上

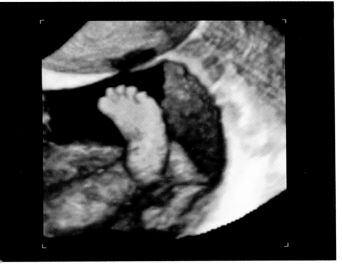

图 10-36　足内翻的三维超声表现

兄。孕晚期羊水相对较少时，胎足容易受子宫的限制与压迫，而使足处于一种内翻姿势，此时应等待胎儿足运动后或离开子宫壁的压迫后再观察，以排除假阳性。因此，诊断足内翻时应多次复查，如果小腿长轴与脚掌始终在一个切面上显示才能诊断。

三、摇椅足

一）病因

常与染色体畸变有关，特别是18-三体综合征和13-三体综合征。

（二）病理解剖和生理学

摇椅足（rocker-bottom foot）是一种少见的踝关节先天性畸形，又称畸形性距舟关节脱位、先天性凸形外翻足，是先天性扁平足的一种类型，它以一系列足和踝关节畸形为特征：跟骨呈马蹄外翻状、距骨跖屈、前足内曲、背部肌腱附着在踝关节中线上。

（三）临床特征

其临床表现包括以足和踝关节畸形为特点：距骨跖屈、跟骨马蹄外翻状、前足内曲、背部肌腱附着在踝关节中线上。胎儿摇椅足多与染色体异常相关，建议产前诊断咨询。胎儿摇椅足多伴发染色体畸形时，提示预后较差，应建议孕妇终止妊娠。

（四）典型病例图像特征及诊断要点

① 踝关节前移，足底呈跖屈状，足弓呈反弧形。
② 足跟部在下肢矢状面上明显后凸，足跟大且圆（图10-37～图10-39）。

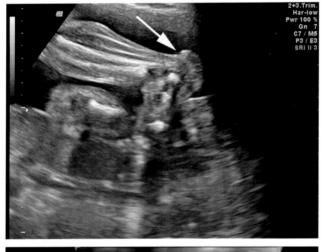

图10-37　摇椅足的二维声像图表现：足跟部在下肢矢状面上明显后凸（箭头所指）

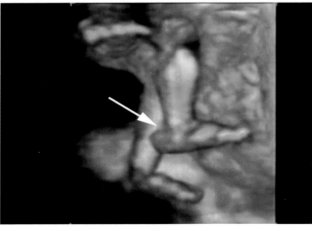

图10-38　摇椅足的三维超声表现（箭头所指）

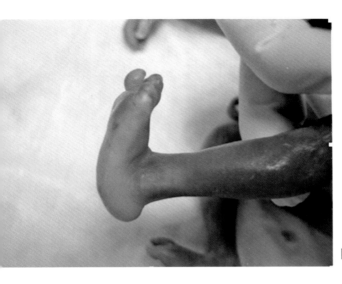

图10-39 摇椅足的大体照片

参考文献

[1] 徐金锋，毓星，熊奕，等. 计划生育超声诊断学. 第4版. 北京：人民军医出版社，2015.

[2] 郑静，焦阳，王慧芳，等. 11～13⁺⁶孕周超声筛查胎儿肢体畸形. 中国医学影像技术，2014（8）：1230-1233.

[3] 黄林环，方群. 常见胎儿骨骼发育异常的产前诊断. 中华妇产科杂志，2006，41（11）：779-782.

[4] 向红，赵琴，古鲁斯坦. 胎儿期致死性侏儒的超声表现. 中华超声影像学杂志，2004，13（03）：75.

[5] 杨太珠. 胎儿骨骼系统畸形的超声诊断. 中国实用妇科与产科杂志，2005，21（09）：20-22.

[6] 方群，黄林环. 胎儿常见短长骨畸形的产前诊断. 中国实用妇科与产科杂志，2007，23（5）：333-336.

[7] 任远，卢彦平，孟元光. 软骨发育不全的产前诊断及出生后治疗进展. 中华妇产科杂志，2016，51（10）：785-787.

[8] 魏秋菊，蔡爱露，王晓光，等. 产前三维超声诊断胎儿椎体形成障碍. 中国超声医学杂志，2014，30（6）：548-554.

[9] 魏秋菊，蔡爱露，王晓光，等. 产前三维超声诊断及评价胎儿半椎体. 中国医学影像技术，2014，30（7）：1076-1079.

[10] 何惠丽，万静，于岚，等. 三维超声诊断胎儿肢体畸形. 中国医学影像技术，2016，32（11）：1714-1718.

第十一章　胎儿其他异常

第一节　胎儿水肿综合征

一、病因学

胎儿水肿的病因较复杂，一般按有无溶血分为免疫性水肿（immune-related HF，IHF）和非免疫性水肿（nonimmune-related HF，NIHF）两大类。

IHF病因明确，是因孕妇和胎儿血型不合引起，是一种同族血型免疫性溶血性疾病，在胎儿水肿中约占13%。

NIHF是指非红细胞同种免疫性原因引起的胎儿水肿，是多种疾病的晚期表现，在胎儿水肿中约占87%。目前报道的病因大约有150种，包括胎儿、胎盘或脐带、母体三方面的因素。最常见的病因为胎儿心血管疾病（约占NIFH的21.7%），其次是胎儿染色体异常（约占NIFH的13.4%）。排名第三位的可能是胎儿血液系统异常（约占NIFH的10%～27%），包括各种原因引起的红细胞丢失过多和红细胞生成过少。部分病例可有多种病因共存，共同导致水肿的发生。

二、病理解剖和病理生理

目前认为胎儿水肿是各种疾病进展到终末期通过一种共同的机制引起的临床表现，其发生发展主要是由于胎儿间质液体产生过多或淋巴回流受阻，引起体内积聚的液体多于排出的液体，从而导致体液代谢不平衡。其发生途径主要包括各种原因引起的：① 水钠潴留使毛细血管内外液体交换失衡；② 充血性心力衰竭；③ 血浆胶体渗透压下降；④ 毛细血管通透性增加；⑤ 静脉或淋巴回流受阻等。

三、临床特征

胎儿水肿产前一般通过超声检查得以检出，最早可在孕早期发现。水肿的胎儿可合并有原发病表现，水肿的进展及胎儿预后与原发病的病程及严重程度相关，极少数情况下水肿自行消退。

水肿的胎儿总体预后较差，治疗性或死胎引产的比例增高，早产及剖宫产的比例上升，围生儿存活率仅为40%～50%，宫内干预后围生儿存活率有可能提高到92%，围生儿死亡率为60%～90%，合并严重结构畸形时死亡率增高。

镜像综合征虽罕见，一旦发生可能出现母体水肿-胎儿水肿-胎盘水肿三联征，预后极差。

四、典型病例超声图像特征及诊断要点

① 胎儿至少一处的浆膜腔积液伴有皮肤水肿或两处浆膜腔积液不伴皮肤水肿，其中浆膜腔积液是指腹腔、胸腔或心包腔等任一浆膜腔的积液（图11-1～图11-4）；皮肤水肿以皮肤及皮下组织增厚≥5mm为诊断标准（图11-5）。

② 胎儿肝脾大，肝脏大小占腹腔1/3以上，腹围大于相应孕周，腹围/头围比值增大。

③ 羊水增多或减少，羊水最大垂直深度≥8cm为羊水过多，羊水最大垂直深度≤2cm为羊水过少。

④ 胎盘增厚，一般认为孕中期胎盘厚度≥4cm或孕晚期胎盘厚度≥6cm时可考虑为病理性，且胎盘大小与胎儿受累程度有很好的相关性。

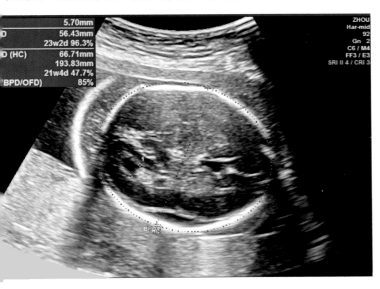

图 11-1　胎儿水肿：胎儿头围平面，见枕部头皮明显增厚

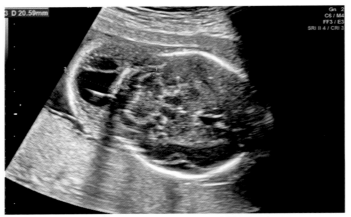

图 11-2　胎儿水肿：胎儿小脑平面，颈项软组织厚度为 20.6mm

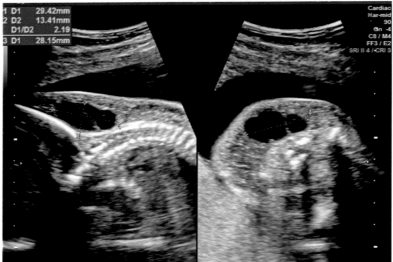

图 11-3　胎儿水肿：胎儿颈部水囊瘤大小约 29mm × 28mm × 13mm 内见分隔（测量键所示）

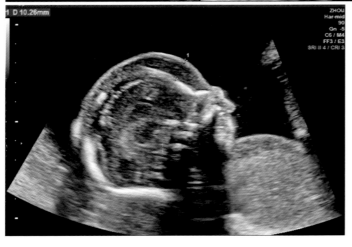

图 11-4　胎儿水肿：胎儿额前皮肤水肿，厚约 10.3mm

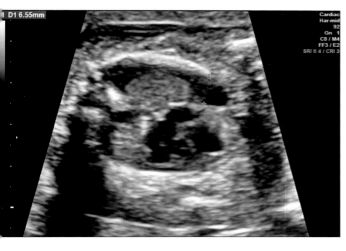

图 11-5　胎儿水肿：胎儿右侧胸腔积液宽约 6.6mm

五、超声图像鉴别诊断

（1）假性腹水　胎儿腹壁的皮下结缔组织、皮下脂肪层、背部腹壁肌层及膈肌均呈低回声，这些结构围绕在肠管周围可能会被误诊为腹水。真性腹水其形态及分布都随腹膜腔的各间隙的形态不同而变化，且环绕于整个腹腔的周边，无论胎儿体位怎样改变，从任何角度都能看到。因此，改变探测方向有助于鉴别诊断。

（2）假性心包积液　与假性腹水相似，低回声的心肌肌层有可能被误认为是心包积液。当心包部位无回声区宽度＞3mm或心包呈膨胀状，且其形状不随心脏活动而改变时，可判断为心包积液。

（3）单发性腹水　可因泌尿道或胃肠道的梗阻与穿孔引起，如膀胱或肾集合系统破裂引起的腹水、胎粪性腹膜炎引起的腹水。超声检查动态观察可与水肿鉴别。

（4）骨骼发育不良并见冗长皮肤　多余的折叠的皮肤（crocodile skin）有可能与胎儿皮肤水肿相混淆。

（5）巨大儿之皮下脂肪　巨大儿其皮下脂肪增厚，偶尔与皮肤水肿混淆。

（6）其他　正常的胎儿头发或头皮增厚、靠近体表的脐带等可能与皮肤水肿混淆，胎儿胸部囊肿型的CCAM、胃泡疝入胸腔的先天性膈疝以及支气管囊肿等需要与胸腔积液鉴别，胎儿腹部梗阻后扩张的肠管、腹部囊肿、泌尿道梗阻也需与腹水鉴别。

六、临床价值

在胎儿水肿的检出和诊断确立中，超声是最常用、最重要、最经济、最便捷的影像学方法。在胎儿水肿的病因查找、病程监测、宫内诊断、宫内治疗方面，超声也发挥了非常重要的作用。但对于极少量的浆膜腔，需要注意鉴别诊断。

第二节　羊膜束带综合征

一、病因学

羊膜束带综合征是一种罕见的先天性畸形，发病率为1/1200 ~ 1/15000，是由于羊膜的纤维束与胎儿的部分肢体或组织粘连或缠绕所致。病因不明，以往认为可能与宫内感染有关，现认为可能与一些细胞因子（如转化生长因子-b1）的活化作用有关，也有认为是一种常染色体隐性遗传病。

二、病理解剖和病理生理

羊膜束带综合征的病理机制亦不明，主要有三种假说。其一为"内源型模型"，认为是原始胚胎或外胚层发育异常。其二为"外源学说"，认为是由于妊娠早期羊膜破裂，中胚层形成纤维束缠绕胎儿肢体等部位。其三认为是多因子引起或多基因病。羊膜束带可以成束或成片或互相缠绕，累及或不累及胎儿，因此病变的个体差异较大。

三、临床特征

由于羊膜束带影响胎体的时间和孕周可能不同，是否累及或累及范围也不同，因此本病的临床表现差异较大。轻者仅表现为羊膜腔存在羊膜束带，胎儿可不被累及；严重者造成多处或致死性胎儿畸形。胎儿畸形根据发生的部位，一般可分为头部畸形、躯干畸形和四肢畸形。同时出现头颅-面部-四肢畸形者，称为"羊膜束带序列征"。下列三项畸形中至少出现两项时，又称为"肢体体壁综合征（limb-body-wall complex）"：① 脊髓脊膜膨出或尾椎退化；② 胸腹裂或腹裂；③ 肢体畸形。脐带受累时表现为脐带绞窄。

早孕期发生的羊膜束带多导致胎儿严重畸形，预后极差。妊娠12周以后形成的羊膜束带可能仅造成肢体狭窄环或截肢。维持至妊娠晚期者围生儿死亡率升高，早产、小于孕龄儿、低出生体重儿等发生率增加。大部分病例为散发的，复发风险低。

四、典型病例超声图像特征及诊断要点

① 诊断的关键是找到羊膜束带或"羊膜片",一般在二维超声上表现为羊水内一条或数条漂浮的带状回声,二维或三维超声的特定切面可显示片状的"羊膜片"回声(图11-6～图11-8),累及胎儿时可见羊膜束带从胎儿体表一侧连接至胎盘一侧。

② 胎儿不受累及时,胎儿形态结构可能无异常发现,胎儿姿势无异常。

③ 胎儿被累及时,可能出现某一部位结构畸形,也可能出现胎儿多处、大范围的结构畸形,胎儿肢体、关节或躯干部位受牵拉而姿势异常。

④ 胎儿结构畸形主要表现为不对称的体表畸形或正常组织缺失,其中胎儿肢体畸形多表现为马蹄内翻足、膝关节异常屈曲、肢体不同水平的截断、并指(趾)畸形,肢体有狭窄环时呈"藕节"状;胎儿头部畸形可表现为头颅环状强回声不规则缺损,脑组织不规则缺损,甚至无脑儿;胎儿面部可能出现唇裂或合并腭裂;胎儿躯干可能出现胸腹壁裂、脊柱畸形等。

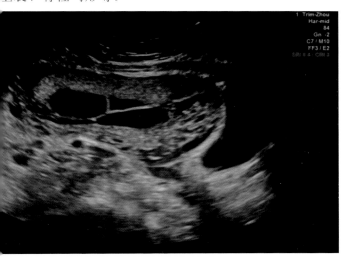

图 11-6 羊膜束带综合征:羊膜腔内见数条带状回声、由前壁胎盘连至后壁且相连

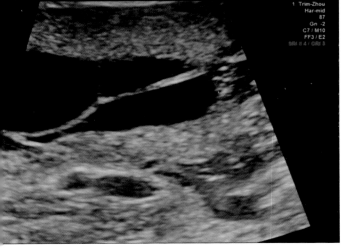

图 11-7 羊膜束带综合征:羊膜腔内见 Y 形带状回声

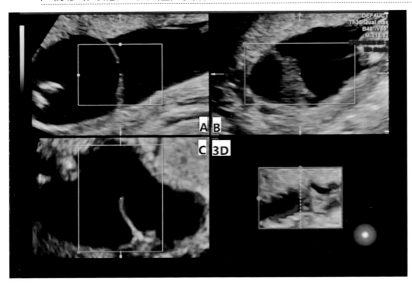

图 11-8 羊膜束带综合征：三维超声 A 平面及 C 平面显示羊膜腔内带状回声，三维超声 B 平面和三维重建图显示羊膜腔内片状回声

五、超声图像鉴别诊断

（1）胎儿腹壁缺损内脏外翻 羊膜束带造成胎儿腹壁缺损时需与本病鉴别。本病系胚胎发育过程中脐旁的腹壁全层缺失而使腹部脏器外翻，一般为腹壁脐带入口右侧的单一缺口，羊水中找不到羊膜束带。

（2）胎儿泄殖腔外翻 羊膜束带造成胎儿腹壁缺损、腹壁结构紊乱时亦需与本病鉴别。本病是以脐膨出（omphalocele）、膀胱外翻（exstrophy）、肛门闭锁（imperforate anus）和脊柱异常（spinal defects）首字母命名的一组复合畸形。是否有羊膜束带可能为唯一鉴别点。

（3）胎儿单纯肢体或指（趾）畸形 发现胎儿有肢体或指（趾）畸形时，应寻找有无羊膜束带。

（4）子宫畸形合并妊娠 妊娠期，子宫有不全纵隔或斜隔时可于羊膜腔内探及带状回声，但一般为单一一条且有一定宽度。如未孕时未经超声检查或诊断相应子宫畸形，鉴别诊断有一定困难。

六、临床价值

羊膜束带在声像图上较细小，且在胎儿畸形时多与胎体缠绕而无法区分，因此产前超声直接诊断的价值有限。但超声发现的有关胎儿畸形，有助于提示进一步查找羊膜束带。产前超声对本病多为间接推断，鉴别诊断较困难，确诊依赖产后诊断。

第三节　梅干腹综合征

一、病因学

梅干腹综合征（prune-belly syndrome，PBS）又称Obrinsy综合征、Triad综合征、Engle-Barret综合征等，是一种罕见的先天性发育异常，发病率为1/30000～1/50000。病因不明，可能与遗传或环境因素有关，辅助生育技术可能是本病发生的协同高危因子。

二、病理解剖和病理生理

关于PBS的发病机制存在较多争议，主要有以下三种假说。

（1）胚源性假说或中胚层缺陷理论　认为是中胚层在胚胎期发育停滞，导致前腹壁和膀胱的肌层发育不全或缺陷，合并有腹壁腱膜、直肠肌肉等的发育障碍。

（2）尿道梗阻序列征或高压性尿道梗阻反流理论　认为是早期的尿道梗阻导致尿道和膀胱极度扩展，巨大的膀胱妨碍睾丸下降而导致双侧隐睾。

（3）卵黄囊理论　认为是尿囊憩室过度生长后抛弃卵黄囊并与体蒂连接，其进一步长大并突入尿道内形成多余而且增大的脐尿管、膀胱、尿道前列腺部。

除了典型的"腹肌发育不良-泌尿系统畸形-双侧隐睾"三联畸形，PBS常常合并先天性髋关节脱位、肠旋转不良、肛门直肠闭锁及足畸形等。目前更多的学者认为PBS的多系统异常与胚胎期中胚层发育障碍有关，而尿路梗阻则是因膀胱壁发育不良所致的"巨膀胱"所导致的阻塞性梗阻。

三、临床特征

由于膀胱壁的缺陷可能在胚胎期形成，PBS胎儿在孕11周早孕期筛查时即可显示"巨膀胱"征。但大部分病例主要在中孕期得到诊断。胎儿预后与发病早晚有关，也与合并的畸形有关，合并轻微的泌尿道畸形时无需干预，出现严重的泌尿生殖器官畸形或肺部畸形时可能导致死产。围生儿死亡率约为20%。

PBS的临床表现差异较大，可分为三型。① Ⅰ型，预后最差，以合并肺发育不良、气胸、羊水过少、肾发育不良、尿道梗阻、开放性脐尿管、足内翻为特征；② Ⅱ型，包括中到重度的严重肾功能损害，而肺功能正常，最终倾向于发生肾衰；③ Ⅲ型，为中间型，肺和肾功能均未严重受损。

四、典型病例超声图像特征及诊断要点

① 典型表现为"巨膀胱"，孕早期膀胱前后径＞7mm，孕中期膀胱前后径大于40mm，孕晚期膀胱前后径＞50mm，膀胱壁无明显增厚，动态观察45min膀胱大小无明显变化（图11-9、图11-10）。

② 合并泌尿道梗阻或畸形，如双侧肾盂积水、输尿管扩张、双肾发育不良或回声增强等。

③ 腹部膨隆、腹壁菲薄。

④ 会阴部见阴茎，但无睾丸显示。

⑤ 合并羊水少或足内翻等其他畸形。

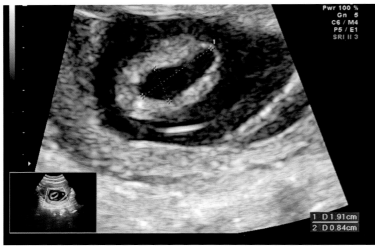

图11-9　PBS：孕12周0天，早孕期筛查发现胎儿膀胱增大，前后径为19mm

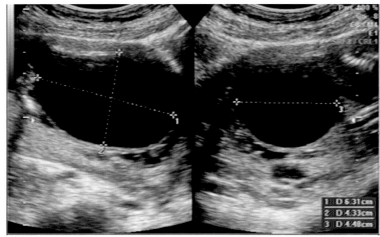

图11-10　与上图同一胎儿，孕16周3天，超声发现下腹部膀胱部位一囊性肿块长径为63mm，与早孕期比较无明显缩小；最大羊水池深度9mm，双肾无法显示

五、超声图像鉴别诊断

（1）后尿道瓣膜 因后尿道同时扩张呈"钥匙孔"征，膀胱壁一般增厚。

（2）盆腹腔巨大囊肿 囊肿双侧无脐动脉及其血流信号，动态观察可在下腹部探及正常膀胱。

（3）尿道闭锁 超声亦表现为膀胱增大、肾积水和羊水少等征，鉴别诊断困难。

六、临床价值

产前超声较易发现巨膀胱，对泌尿系统异常的检出率亦较高，但对隐睾的诊断率较低，对腹壁肌肉发育异常无法直接诊断。因此，要注意鉴别诊断及引产后或出生后的确诊。但产前发现的巨膀胱，对于临床咨询及干预（如膀胱羊膜囊分流术）具有重要价值，对改善胎儿预后有重要意义。

第四节　宫内感染

一、病因学

胎儿宫内感染是指孕妇受到病原体感染后的胎儿感染，往往由多种微生物混合感染。病原体包括各种病毒、细菌或寄生虫，如人细小病毒B19（human parvovirus B19，HPVB19）、链球菌、钩端螺旋体、肝炎病毒A、李斯特菌、巨细胞病毒（cytomegalovirus，CMV）、柯萨奇病毒、风疹病毒、人类疱疹病毒、梅毒、弓形体、水痘病毒、非洲锥虫、呼吸道合胞病毒、淋巴细胞脉络丛性脑膜炎病毒等。

宫内感染的发病率为55.4%～60.0%，但在发展中国家和发达国家之间差异较大，主要和地区卫生状况以及经济发展水平有关，由此造成母胎结局也差异较大。

二、病理解剖和病理生理

宫内感染的发生与各种微生物的入侵有关，与人体的免疫应答能力也有关。在贫困地区，卫生条件差，孕妇因营养不良而免疫力下降、对感染的易感性增加。

宫内感染导致胎儿异常的途径主要有两个：① 上行性感染，母亲泌尿生殖道感染上行所致羊膜炎、脐带炎、胎盘炎及胎儿感染；② 母亲 - 胎儿垂直感染，病原体通过胎盘屏障而致胎儿感染。

因病原体不同、感染部位不同、感染时间不同、病情发展不同，宫内感染造成的胎儿异常包括胎儿感染性疾病、畸形、流产、胎儿胎盘功能不全、胎儿宫内生长发育迟缓、死产等一系列胎儿异常，其致病机制极其复杂。如宫内细菌感染时引起的绒毛膜羊膜炎可造成死产；HPVB19病毒感染时，可通过破坏红细胞前体细胞、损伤胎儿肝脏和胎盘、引起胎儿脉管炎等机制协同作用而引起胎儿贫血和水肿。

三、临床特征

宫内感染缺乏特异性临床表现，可能出现流产、早产、死产或宫内生长发育迟缓、胎儿畸形、胎儿心律失常、胎儿水肿等一系列异常，并可导致新生儿脑损伤、败血症等不良结局。

当胎儿大于20周后行诊断性脐静脉穿刺检测胎儿血中病毒DNA、血清抗原特异性IgG及IgM抗体等，可能检出致病原因。对母亲进行针对TORCH（弓形体、其他病原体、风疹病毒、巨细胞病毒、单纯疱疹病毒）、梅毒、HPVB19病毒等感染的血清检测，有助于确定诊断。

在发展中国家，死产或死胎中超过一半由宫内感染引起，而在发达国家只占10% ～ 25%。早产中，宫内感染病例约占70%；围生儿死亡中，宫内感染病例占2% ～ 65.6%。

四、典型病例超声图像特征及诊断要点

① 胎儿无典型的声像图改变。

② 胎儿颅脑及躯干内部显示点状或斑片状强回声，胎儿侧脑室壁以及肝内静脉管壁呈强回声（图11-11 ～图11-13）。

③ 胎儿小于孕周。

④ 胎儿肝脾大、心脏增大、肠管强回声、水肿。

⑤ 羊水过少。

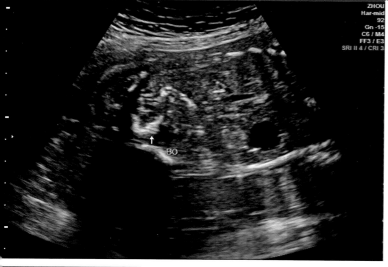

图 11-11　胎儿肠管局部
呈强回声

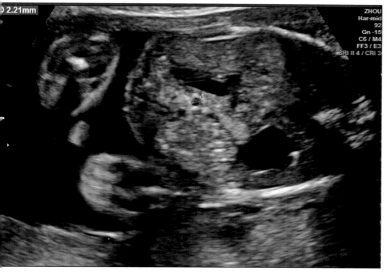

图 11-12　胎儿局部肠管
壁回声增强

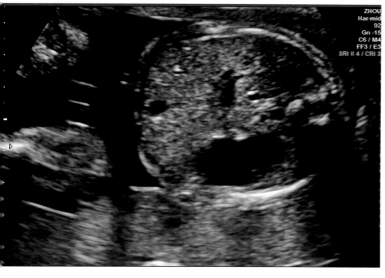

图 11-13　胎儿胃泡壁和
部分肝内脉管
壁呈强回声

五、超声图像鉴别诊断

（1）肠管强回声　单纯肠管强回声是一种染色体异常的软标记。宫内感染时除了肠管回声增强外，胎儿体内多处可见强回声。

（2）胎儿水肿　需与其他原因引起的胎儿水肿鉴别，详见本章第一节。

（3）先心病心脏增大　应有先心病原发病表现。

六、临床价值

胎儿宫内感染可能显示各种声像图改变，也可能不显示明显的声像图异常，超声直接诊断较难，诊断价值有限。超声发现肝脏回声增强等异常征象，为诊断宫内感染的线索，对诊断的确立有重要意义。超声可用于对水肿及胎儿心功能的监测。

参考文献

[1] Eeva K，Johanna S，Yrjänä N，et al. Congenital Constriction Band Syndrome With Limb Defects. J Pediat Orthop，2015，35：100-103.

[2] Barros M，Gorgal G，Machado A P，et al. Revisiting amniotic band sequence：a wide spectrum of manifestations Fetal Diagn Ther，2014，35：51-56.

[3] Tonni G，Ida V，Alessandro V，et al. Prune-Belly Syndrome：Case Series and Review ofthe Literature Regardin Early Prenatal Diagnosis，Epidemiology，Genetic Factors，Treatment，andPrognosis. Fetal and Pediatri Pathology，2013，32（1）：13-24.

[4] Gupta A，Sehgal A A，Vasdev N，et al. Antenatal Diagnosis of Prune Belly Syndrome. J Fetal Med，2016，3（2）：93-96.

[5] Smiianov V A，Vygovskaya L A. Intrauterine infections-challenges in the perinatal period（literature review）Wiad Lek，2017，70（No. 3Part1）：512-513.

[6] Shcherbina N A，Vygivska L A. The state of immunity in pregnancies complicated by intrauterine infection of th fetus. Dev Period Med，2017，21（4）：384-389.

第十二章 双胎妊娠

第一节 双胎妊娠生理

一、病因学

双胎妊娠（twin pregnancy）是指一次妊娠宫腔内同时有两个胎儿的妊娠。近20年，双胎妊娠发生率明显增高。

二、解剖和生理学

双胎的胚胎发生分为两种，一种是双卵双生，即双胎来自两个受精卵。双胎大多数为双卵双生，它们有各自的胎膜和胎盘，性别可以是相同的，也可以是不同的。另一种是单卵双生，即双胎来自同一个受精卵，这种双胎的遗传基因完全一样。单卵双生的成因可能是：① 从受精卵发育出两个胚泡。它们分别植入，两个胎儿有各自的羊膜腔和胎盘。② 一个胚泡内出现两个内细胞群，各发育为一个胚胎，它们位于各自的羊膜腔内，且共享一个胎盘。③ 一个胚盘上出现两个原条与脊索，诱导形成两个神经管，发育为两个胚胎，同位于一个羊膜腔内，也共享一个胎盘。

三、临床特征

绒毛膜性质不同，双胎妊娠结局的风险也不一样。在临床上，与双绒毛膜双胎相比，单绒毛膜双胎因容易发生双胎输血综合征、双胎反向动脉灌注综合征等严重并发症而使围生期的发病率和病死率更高。

四、超声图像特征及诊断要点

（一）单绒毛膜双羊毛膜囊双胎

① 子宫增大，宫腔内可见1个孕囊。

② 囊内查见2个胎芽及两个卵黄囊，可见胎心搏动（图12-1）。

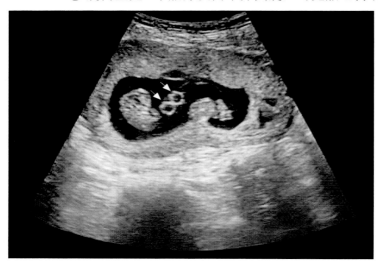

图12-1　单绒毛膜双羊膜囊双胎：孕9⁺周，一个孕囊里查见两个卵黄囊（箭头）

（二）单绒毛膜单羊毛膜囊双胎

① 子宫增大，宫腔内可见1个孕囊。

② 囊内查见2个胎芽及1个卵黄囊，可见胎心搏动（图12-2）。

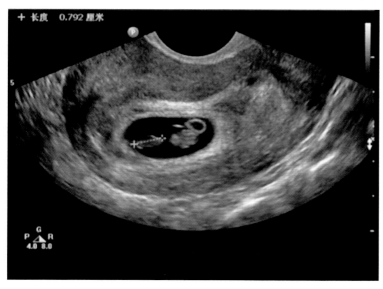

图12-2　单绒毛膜单羊毛膜囊双胎：孕7周，一个孕囊里查见两个胎芽、一个卵黄囊

三）双绒毛膜双羊毛膜囊双胎

① 子宫增大，宫腔内可见2个孕囊。

② 每个孕囊内查见1个胎芽，可见胎心搏动（图12-3）。

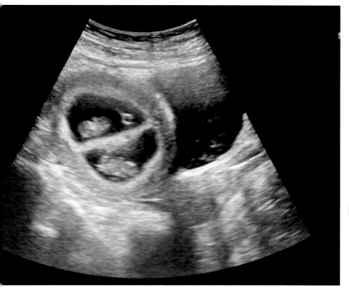

图12-3　双绒毛膜双羊毛膜囊双胎：孕8周，两个孕囊、两个胎芽及两个卵黄囊

五、超声图像鉴别诊断

单胎合并孕囊周边出血：孕囊周边出现不规则暗区，内可有不规则强回声（血块），无血流信号。

六、临床价值

超声检查是确定双胎妊娠诊断的唯一安全可靠的方法。可以为临床医生在产前咨询和临床干预时提供重要依据。

第二节　双胎妊娠超声检查规范

超声检查对于双胎绒毛膜性与羊膜性的判定、胎儿结构异常的筛查、生长发育的监测、血流多普勒及羊水量的评估、双胎妊娠并发症的诊断等具有重要价值，可用于监测及鉴别双胎不良妊娠结局。

一、人员要求

从事双胎常规超声检查的医师必须具有执业医师资格，从事胎儿颈项透明层（NT）厚度检查、早孕及中孕期系统产前超声检查的医师还必须接受过产前超声诊断系统培训，了解双胎妊娠相关知识，熟悉掌握双胎并发症的诊断标准。

二、设备条件

配备彩色超声诊断仪，具有完善的图像记录及图文管理系统。

三、双胎妊娠的超声筛查与转诊

（一）估计孕周

① 自然妊娠的双胎：通过较大胎儿顶臀长（CRL）估计孕周。
② 辅助生殖技术的双胎：通过取卵日或胚胎移植日估计孕周。

（二）确定绒毛膜性及羊膜性

早孕期是评价双绒毛膜性和羊膜性的最佳时期，超声评价绒毛膜性主要根据妊娠囊、羊膜囊和卵黄囊的数目（表12-1）。

表12-1　早孕期超声判断双胎绒毛膜性和羊膜性

绒毛膜及羊膜性	妊娠囊	卵黄囊	胚胎/囊	羊膜囊
双绒毛膜双羊膜囊	2	2	1	2
单绒毛膜双羊膜囊	1	2	2	2
单绒毛膜单羊膜囊	1	1或部分分裂	2	1

注：引自Peter W. Callen. 妇产科超声学. 第5版. 北京：人民卫生出版社.

孕中晚期确定绒毛膜性包括观察胎儿性别、胎盘隆起和分隔膜的特征。如果两个胎儿的性别不同或是两个独立的胎盘，那么可以确定是双绒毛膜-双羊膜囊双胎。如果两个胎儿性别相同且只有一个胎盘，那么胎盘的类型可能会是双绒毛膜-双羊膜囊双胎、

单绒毛膜 - 双羊膜囊双胎、单绒毛膜 - 单羊膜囊双胎或单绒毛膜联体双胎，这时就需要评估双胎儿间分隔膜的超声特征。如果插入胎盘处两个羊膜间沟槽变厚时，形成"λ"征或"双胎峰"（图 12-4），出现这种征象可能是双绒毛膜 - 双羊膜囊胎盘。如果插入胎盘处羊膜较薄、纤细并且清楚地显示成为"T"征（图 12-5），出现这种征象可能是单绒毛膜 - 双羊膜囊胎盘。另外，羊膜厚度及羊膜层次也有助于判断绒毛膜性。

不能明确绒毛膜性的双胎，应按照单绒毛膜双胎进行动态监测。

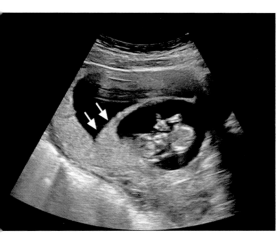
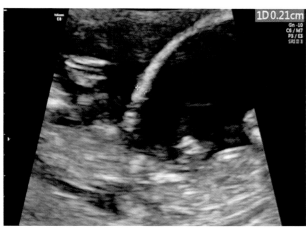

（a） （b）

图 12-4 孕 12 周，双绒毛膜双羊膜囊双胎。（a）双绒毛膜双羊膜囊双胎，双胎儿间查见隔膜，隔膜与胎盘连接处呈"λ"征（箭头）；（b）隔膜较厚，约 0.21cm

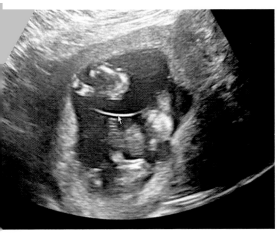
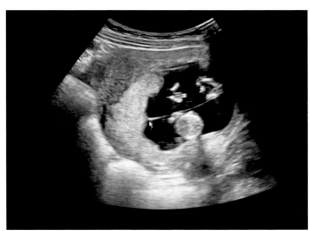

（a） （b）

图 12-5 孕 13 周，单绒毛膜双羊膜囊双胎。（a）单绒毛膜双羊膜囊双胎，双胎儿间查见纤细隔膜（箭头）；（b）隔膜与胎盘连接处呈"T"征（箭头）

（三）双胎儿标注

根据胎儿的位置对胎儿进行标注（如上、下、左、右），尽可能多地描述每一胎儿特征，如胎盘及脐带插入口等。双胎儿的超声标记应遵循可靠及持续性策略，并在孕妇就诊记录中明确登记。

（四）孕 11 ～ 13^{+6} 周筛查

行胎儿NT及早孕期胎儿结构筛查，可能发现某些胎儿严重结构异常。

检查内容：孕妇仰卧位，测量胎儿顶臀长、颈项透明层（nuchal translucency，NT）、胎盘厚度、羊水深度；同时使用标准化切面对胎儿的基本结构进行早期观察。

胎儿基本结构早期观察使用的标准化超声筛查切面包括：① 胎儿纵切面，显示鼻骨、脊柱及表面皮肤；② 颈项矢状切面，显示颈项透明层，观察有无颈项透明层增厚；③ 颅脑横断面，在不同水平胎儿颅脑横切面上，正常时显示完整的颅骨强回声环、完整的脑中线、蝴蝶形脉络丛、双侧丘脑和小脑；④ 胸部切面，观察四腔心位置，有无膈疝表现等；⑤ 腹部切面，观察腹部是否完整，显示胃泡、脐带腹壁入口；⑥ 膀胱切面，显示膀胱充盈及两侧脐动脉；⑦ 双上肢 / 双下肢切面，完整显示双侧上肢 / 下肢的三段骨骼强回声，动态观察其活动。检查时应放大至胎儿头部、胸部、腹部占屏幕的1/3以上，胎儿肢体占屏幕的1/2以上。

（五）孕中期胎儿结构筛查

推荐孕 18 ～ 22 周进行胎儿超声结构筛查，有条件的医院可进行系统产前超声检查及胎儿心脏超声检查。

胎儿基本结构中期观察使用的标准化超声筛查切面包括：① 头颈部，颅骨强回声环、脑中线、透明隔腔、侧脑室、小脑、小脑延髓池、颈项部皱褶厚度（中孕早期）；② 面部，面部矢状切面、双侧眼眶、上嘴及鼻部；③ 胸部，正常形态表现，双肺形态、大小，心脏的位置、大小及形态，四腔心、主动脉、肺动脉和左、右心室流出道；④ 腹部，腹壁完整性、肝脏、胃、双肾、膀胱、脐带（血管数目）；⑤ 脊柱（矢状面，必要时增加横切面及冠状面）；⑥ 四肢长骨及手足；⑦ 胎盘、羊水、宫颈长度；⑧ 测量指标包括双顶径、头围、腹围、股骨干长度等。

（六）双胎妊娠超声动态监测

双绒毛膜双胎：孕 20 周起，1 次 /4 周，评估指标有胎儿生长发育、多普勒脐动脉血流。见图12-6。

单绒毛膜双胎：孕 16 周起，1 次 /2 周，评估指标：胎儿生长发育、多普勒脐动脉血流，评估胎儿大脑中动脉收缩期峰值血流速度（MCA-PSV）（孕 20 周起）。见图12-7。

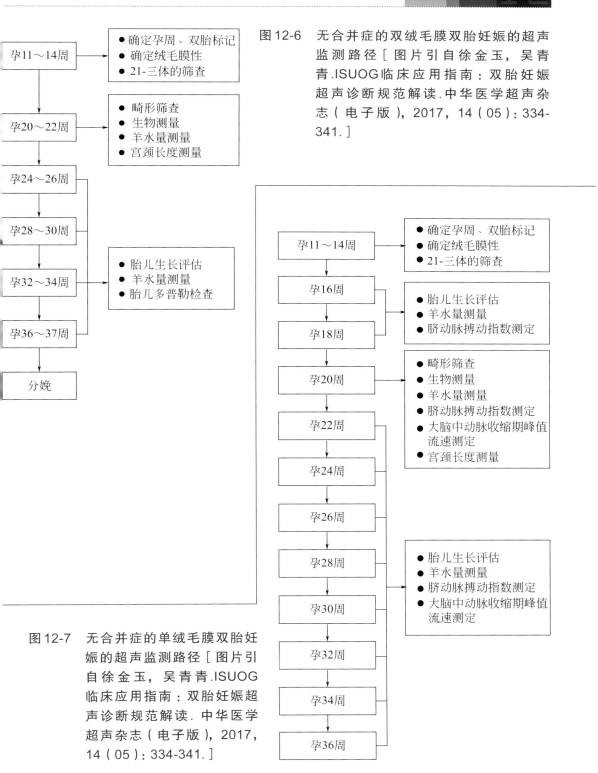

图 12-6　无合并症的双绒毛膜双胎妊娠的超声监测路径［图片引自徐金玉，吴青青.ISUOG临床应用指南：双胎妊娠超声诊断规范解读.中华医学超声杂志（电子版），2017，14（05）：334-341.］

图 12-7　无合并症的单绒毛膜双胎妊娠的超声监测路径［图片引自徐金玉，吴青青.ISUOG临床应用指南：双胎妊娠超声诊断规范解读.中华医学超声杂志（电子版），2017，14（05）：334-341.］

若双胎妊娠出现并发症，应根据病情增加超声检查频率。

（七）双胎妊娠并发症的诊断与动态监测

见相关章节。

（八）双胎妊娠的转诊

双胎妊娠超声检查发现可疑或确定并发症，应及时将孕妇转诊至产前诊断中心、母胎医学中心或胎儿医学中心进行专业的咨询与管理。

双胎妊娠超声检查转诊指征如下。

① 无法确定双胎绒毛膜性及羊膜性。

② 双胎生长不一致：顶臀长（CRL）差异 ≥10%、NT差异 ≥20%、体重差异 ≥25%或一胎生长受限。

③ 脐动脉血流异常。

④ 羊水量异常：羊水过多（羊水最大深度>8cm）或羊水过少（羊水最大深度<2cm）。

⑤ 胎儿大脑中动脉（MCA）血流异常。

⑥ 胎儿畸形。

⑦ 双胎之一死亡。

⑧ 单绒毛膜单羊膜囊双胎。

⑨ 其他异常。

四、临床价值

双胎妊娠超声检查技术规范可使双胎妊娠的超声筛查、并发症诊断及监测随访规范地进行，必要情况下可及时将可疑或确定有双胎妊娠并发症的孕妇转诊至有资质的上级医院进一步诊治，提高妊娠质量及胎儿存活率。

第三节　双胎生长不协调

一、病因学

选择性宫内生长受限（selective intrauterine growth restriction，sIUGR）影响 10% ～ 15%的单绒毛膜双胎妊娠。特别是在妊娠中期出现的sIUGR是一种严重的妊娠期并发症，对生长受限及发育正常的胎儿都有较高的风险，可能导致宫内死亡或神经系统不良结局。

二、病理解剖和生理学

sIUGR 的临床发展受到胎盘份额不均、胎盘血管吻合支及胎盘植入部位血供等多种因素影响。

胎盘份额不均：在单绒毛膜双胎中，出现 sIUGR 的主要原因是双胎儿所对应的胎盘区域出现较大差异（胎盘份额比值 ≥ 1.5）。胎盘份额比越大，双胎儿间体重相差越明显。

胎盘血管吻合支：不同胎儿的血管吻合的模式可能存在着显著的差异，具有较多的胎儿间血管吻合及血液交换的病例临床表现更轻，预后更好；而具有少量吻合和很少血液交换的胎盘通常与更严重的临床过程相关。

胎盘植入部位血供：sIUGR 的双胎中部分胎儿出现脐带边缘附着，这是对胎盘原始植入位置血供减少作出的适应性改变，胎盘移向营养环境更好的位置。胎盘绒毛在血供减少区域出现萎缩退化，而在血供丰富的区域强化增殖。另有研究发现，sIUGR 的胎盘会出现螺旋动脉血流阻力增强，这可能是因为滋养层侵袭受损，而致使母体螺旋动脉出现重铸障碍。

三、临床特征

sIUGR 的临床发展受到胎盘份额不均、胎盘血管吻合支及每个胎盘部分的植入质量等多种因素影响，预后差异很大，因此对具有相似临床发展路径的胎儿进行分类十分有助于临床管理。迄今为止，最能达到这一目标的临床技术是 IUGR 双胎脐动脉多普勒超声。

sIUGR 的主要风险之一是双胎儿中较小的胎儿宫内死亡，死后尸检发现这与从正常胎儿到死胎的急性双胎输血相关。在这种情况下，20% ～ 30% 的较大胎儿也会随之死亡，而幸存的胎儿中 15% ～ 20% 会出现严重的神经系统损伤。此外，即使两个胎儿都是活着的，sIUGR 也有可能使胎儿出现神经系统损伤。虽然这种风险可以通过胎儿早产率较高来部分解释，但主要的因素被认为是发生在子宫内的急性胎儿输血，特别是存在较大的动脉 - 动脉吻合支的情况下。

四、典型病例超声图像特征及诊断要点

① CRL 相差 ≥ 10%（图 12-8）。
② NT 相差 ≥ 20%。

③ 双胎儿体重不一致（相差≥25%）（图12-9）。

④ 一胎儿生长受限可能（图12-10）。

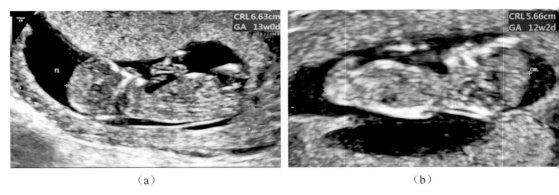

（a）   （b）

图12-8 早孕期双胎儿生长不一致：（a）、（b）显示双胎儿CRL不一致

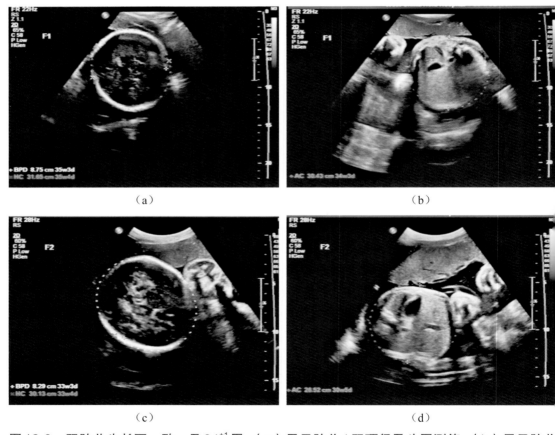

（a）   （b）

（c）   （d）

图12-9 双胎儿生长不一致，孕34^{+1}周：（a）显示胎儿1双顶径及头围测值；（b）显示胎儿1腹围测值，EFW为2482±362g；（c）显示胎儿2双顶径及头围测值；（d）显示胎儿2腹围测值，EFW为1751±256g

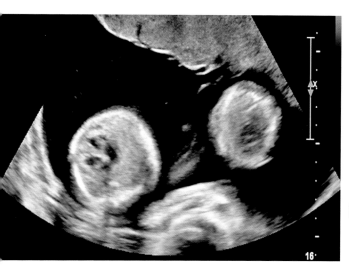

图 12-10　早孕期双胎儿生长不一致（双胎儿胸部横切面对比）

（五）单绒毛膜双胎选择性胎儿生长受限分型

1. Ⅰ型

脐动脉血流频谱正常（图 12-11）。

Ⅰ型通常预后较为良好，目前报道的胎儿宫内死亡率为 2% ～ 4%。这种情况下一般采用期待治疗，并密切随访（每周或隔周一次超声检查）以排除后期演变为Ⅱ型多普勒模式。在大多数情况下，IUGR 胎儿将保持正常的多普勒模式，直到孕 34 ～ 35 周进行选择性分娩。

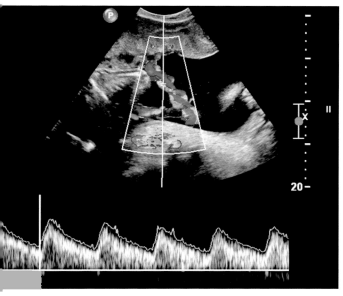

图 12-11　Ⅰ型多普勒模式脐动脉血流多普勒，舒张期为正向频谱

2. Ⅱ型

脐动脉舒张末期血流持续缺失或反向（图12-12）。

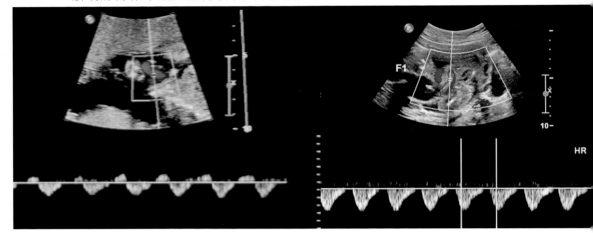

图12-12　Ⅱ型多普勒模式脐动脉血流多普勒，在舒张期为持续缺失或反向

与Ⅰ型不同，绝大多数Ⅱ型胎儿在宫内情况会持续恶化。最终90%的胎儿会出现静脉导管频谱a波反向及胎儿生物物理评分异常。与单胎或双绒毛膜双胎不同的是，单绒毛膜双胎从发现血流频谱异常到出现情况恶化经历的时间更长，平均为10周（前者为3～4周），大多数妊娠在30周以前必须选择性分娩。只有少数胎儿在子宫内存活超过32周。因此在单绒毛膜双胎中，发现Ⅱ型多普勒模式不是预测胎儿会马上宫内死亡的指针，而应继续密切随访静脉导管频谱（DV正常每周一次超声检查，DV的PI值大于两个标准差时增加检查频率）。适宜孕周可同时监测胎儿生物物理评分。

3. Ⅲ型

脐动脉舒张末期血流间歇性缺失或反向（图12-13）。

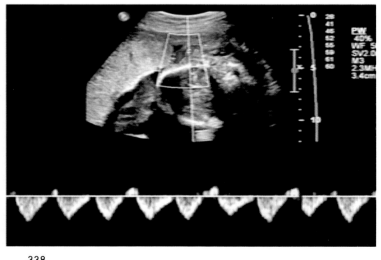

图12-13　胎儿脐动脉血流多普勒频谱为舒张期间歇性缺失或反向血流

Ⅲ型多普勒模式：较小的胎儿脐动脉血流多普勒频谱为舒张期间歇性缺失或反向血流。这一多普勒模式的特征是脐动脉频谱正向与反向或缺失交替出现，通常（但不一定）是周期性的。

Ⅲ型表明胎盘有一个大的动脉-动脉吻合，它促使收缩波形通过脐带从一个胎儿到另一个胎儿。动脉-动脉吻合在双胎儿间起到了功能性动脉-静脉吻合的作用，对IUGR胎儿的自然历史有很强的影响。单绒毛膜双胎从发现血流频谱异常到出现情况恶化经历的时间更长，在大多数情况下，大动脉-动脉吻合的补偿效应可使IUGR胎儿存活至妊娠晚期而不出现明显的低氧恶化迹象。在这些方面，这种行为可能类似于Ⅰ型。然而，与Ⅰ型的情况相反，Ⅲ型出现sIUGR胎儿突然宫内死亡及正常胎儿脑损伤的风险显著增加。可能是由于IUGR胎儿突然出现心率过缓或低血压是双胎儿间动脉-动脉吻合引起胎儿急性输血综合征的缘故。

五、临床价值

sIUGR是妊娠中期出现的严重并发症，IUGR和正常生长的双胎具有子宫内死亡或神经不良结局潜在的重大风险。超声诊断sIUGR及对其进行分类为临床提供了预测临床病程和围生期预后的合理工具。

第四节　双胎之一死亡

一、病因学

双胎妊娠中发生一胎死亡的情况并不罕见。有研究发现妊娠22周前的单胎死亡在双绒毛膜双胎妊娠中发生率为0.7%，在单绒毛膜双羊膜囊双胎妊娠中发生率为0.9%。妊娠22周及以后的单胎死亡在双绒毛膜双胎妊娠中发生率为0.6%，在单绒毛膜双羊膜囊双胎妊娠中发生率为1.7%。双胎妊娠中发生双胎之一死亡的病因包括以下方面。① 胎儿因素，如胎儿畸形；② 孕妇因素，如妊娠期高血压、心脏病、妊娠期肝内胆汁淤积症、妊娠期糖尿病等；③ 胎盘及脐带因素，如TTTS、脐带过短、脐带扭转、单脐动脉、胎盘早剥等；④ 医源性因素，如减胎、激光治疗等；⑤ 其他不明原因等。

二、病理解剖和生理学

由于单绒毛膜双胎间存在胎盘血管吻合，单绒毛膜双胎的一胎发生宫内死亡时，存活胎儿的血液就会大量流入死胎的低压血管系统中，从而引起存活胎儿发生急性低血压、贫血和缺血，进而导致其也发生并发症或死亡。双绒毛膜双胎妊娠时，一胎死亡可能是由于宫内环境不良，虽然这种环境也会将另一胎置于风险当中，但相对风险低很多。

三、临床特征

有研究显示，当一胎宫内死亡后，单绒毛膜双胎和双绒毛膜双胎妊娠的另一胎发生宫内死亡的概率分别为15%和3%。单绒毛膜双胎和双绒毛膜双胎妊娠的早产率分别为68%和54%。单绒毛膜双胎和双绒毛膜双胎妊娠胎儿出生后，头颅影像学检查异常率分别为34%和16%。单绒毛膜双胎和双绒毛膜双胎妊娠时另一胎神经系统发育受损的概率分别为26%和2%。与单胎妊娠相比，双胎中一胎死亡后另一存活胎的其他风险还包括：平均出生体重下降120g、分娩小于胎龄儿的风险增加以及早产风险增加。

四、典型病例超声图像特征及诊断要点

① 宫内查见双胎儿图像。

② 死亡胎儿未见胎心搏动［图12-14（a）］，可伴有全身水肿、胸腹腔积液、骨骼形态改变等。

③ 存活胎儿可见胎心搏动［图12-14（b）］。

④ 存活胎儿可合并神经系统等其他发育异常［图12-14（c）］。

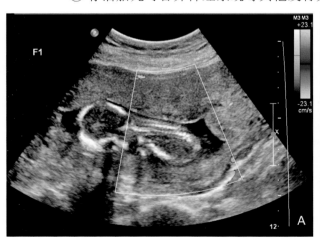

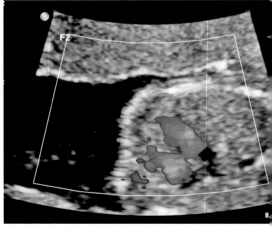

（a）　　　　　　　　　　　　　　　　　　（b）

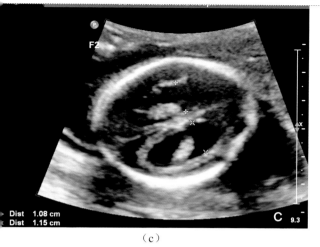

图12-14　双胎之一死亡：(a)胎儿1未见胎心搏动；(b)胎儿2可见胎心搏动；(c)胎儿两侧脑室增宽，不排除神经系统发育异常

(c)

五、超声图像鉴别诊断

双胎之一无心畸形：超声检查异常包括一胎心脏缺如或无功能（无心胎），该胎儿可有胎动及生长，但无明确分化发育的胎头及躯干，可伴有上下肢发育畸形；多普勒超声血流检查发现存在反向动脉灌注入无心胎，该血流来自泵血胎。

六、临床价值

孕晚期发生双胎之一死亡时，存活胎儿出现超声心动图异常和贫血可能提示颅脑损伤。存活胎儿贫血可能导致颅内低灌注，与后期的神经系统发病率有关。超声可对存活胎儿进行密切随访。

第五节　双胎输血综合征

一、病因学

双胎输血综合征（twin-twin transfusion syndrome，TTTS）是单绒毛膜双胎妊娠的最严重的并发症，为宫腔内一胎儿（供血儿）通过胎盘不平衡的血管吻合网将血液输送给另一胎儿（受血儿）而引起的一系列病理生理改变和临床症状。TTTS与较高的胎儿或新生儿死亡风险相关，双胎妊娠中约有20%为单绒毛膜双胎，而单绒毛膜双胎中

341

TTTS 的发生率为 10% ～ 15%，预后较差，若不予治疗，死亡率则可高达 80% ～ 100%。而存活的新生儿存在发生严重心脏、神经系统及发育障碍的风险。

二、病理解剖和生理学

双绒毛膜双胎在胎盘之间缺乏血管连接，即使两个胎盘融合了也不会发展为 TTTS。单绒毛膜双羊膜囊双胎在妊娠第 5 周，动脉和静脉连接被建立到胎盘绒毛树时，在单胎盘中，相互重叠的血管边界可以形成各种各样的吻合口。不平衡的血管吻合增加的流体静力和渗透力将导致 TTTS 表型。

在胎盘血管吻合不平衡的情况下，TTTS 的形成可能与双胎中供体胎儿血容量相对低有关。为了恢复血管内容量，供血胎儿的血管加压素和肾素 - 血管紧张素系统（RAS）上调导致少尿，最终导致羊水过少和"贴附儿"表型。受血胎儿的高血容量引起心脏心房扩张并释放心房利钠肽（ANP）和脑钠肽（BNP），这两种激素具有强烈的自然利尿性和血管舒张性，导致受血胎儿多尿及羊水过多。高血容量和异常浓度的血管活性介质导致受血胎儿心脏肥大和心脏功能障碍。此外，血流动力学失衡可能损害脑灌注，导致产前脑损伤。最后，静脉高压导致血管内液体进入间质和功能性淋巴阻塞，最终导致胎儿水肿。

三、临床特征

大多数 TTTS 发生在妊娠中期，主要是 20 ～ 21 周，妊娠早中期也可能出现。临床可能会因羊水过多出现的急性症状而考虑 TTTS 可能，如子宫膨胀、宫缩或呼吸困难；通常是在对没有症状的单绒毛膜双胎的产前超声检查中发现的。

出生后 TTTS 的诊断依据是血红蛋白差异＞ 5g/dL 及出生体重相差＞ 20%。产后胎盘病理检查证实胎盘血管间有吻合支是确诊 TTTS 的重要标准。

TTTS 患儿脑损伤、神经系统、心血管系统、泌尿系统等损伤发生率明显增加。

对 TTTS 的治疗方案包括特异性的和非特异性的治疗。非特异性治疗包括期待疗法、羊水减量法和隔膜造口术。唯一的特异性疗法是选择性胎盘血管激光凝固术（selective laser coagulation of placental vessels，SLCPV），其可以阻断胎儿间血管吻合，使 TTTS 出现类似双绒毛膜双胎的两个独立的血液循环系统，从而从病因上治疗 TTTS。

四、典型病例超声图像特征及诊断要点

① 单绒毛膜双胎。

② 伴有羊水过少 - 过多序列征（polyhydramnios/oligohydramnios sequence，POS

（图 12-15）：在妊娠 20 周之前，羊水过少和羊水过多通常被定义最大羊水垂直深度＜ 20mm 和＞ 80mm。20 周后，羊水过多定义为最大羊水垂直深度＞ 100mm。

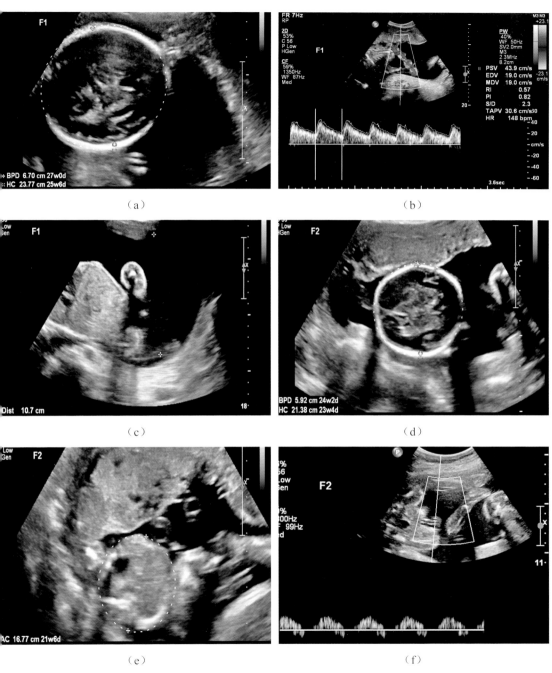

（a）

（b）

（c）

（d）

（e）

（f）

图 12-15

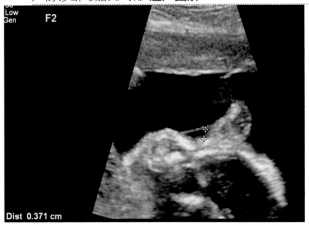

（g）

图12-15 双胎输血综合征孕26⁺周：（a）受血儿各结构无明显异常，大小符合孕周；（b）受血儿脐动脉血流频谱正常；（c）受血儿羊水过多；（d）供血儿双顶径、头围、明显小于受血儿；（e）供血儿腹围明显小于受血儿；（f）供血儿脐血流频谱呈单峰；（g）供血儿羊水过少，可见羊膜贴附于供血儿胎体。BPD为双顶径；HC为头围；AC为腹围

③分期：表12-2。

表12-2 Quintero分类系统

分期	超声表现
Ⅰ期	羊水过少-过多序列征（POS） 供血胎儿膀胱可见 双胎多普勒频谱正常
Ⅱ期	羊水过少-过多序列征（POS） 供血胎儿膀胱不可见 双胎多普勒频谱正常
Ⅲ期	羊水过少-过多序列征（POS） 供血胎儿膀胱不可见 双胎多普勒频谱异常：任何一胎儿出现脐动脉血流频谱呈单峰或舒张期反向、静脉导管a波反向、脐静脉搏动
Ⅳ期	双胎儿之一或同时出现水肿
Ⅴ期	双胎儿之一或同时出现死亡

五、超声图像鉴别诊断

当双胎大小或羊水不一致时应考虑的其他疾病包括子宫胎盘发育异常、先天性异常（如双胎之一肾脏发育不全）、脐带异常以及宫内感染。双胎之一胎膜早破也会引起羊水不一致。

对TTTS与选择性宫内发育迟缓的鉴别：宫内发育迟缓（IUGR）可能是TTTS（通常涉及供血胎儿）的一种并发症，也可能是发生在单绒毛膜双胎之一的特发症状。IUGR

胎儿可能有羊水过少，因此区分TTTS与sIUGR是很困难的。区分的关键在于sIUGR孕妇未生长受限胎儿羊水正常（20mm＜羊水最大垂直深度＜80mm），而TTTS孕妇未生长受限胎儿羊水过多（羊水最大垂直深度>80mm）。

六、临床价值

TTTS患儿围生期死亡率很高。选择适当的治疗策略是决定TTTS预后的重要因素。在过去的20年里，外科技术的发展使TTTS的预后有了极大改善。而能否手术治疗依赖超声检查提供完善的胎儿大小、一般情况和孕妇宫颈管长度等数据。TTTS存活胎儿较其他类型双胎儿存在更复杂的病理生理情况。胎儿超声心动图能够较为准确地判断和评估病情的发展，也可用于胎儿宫内治疗的预后评价。

第六节 双胎贫血－红细胞增多症

一、病因学

双胎贫血-红细胞增多症（twin anemia-polycythemiasequence，TAPS）是一种非典型的不伴有羊水少-过多序列征的特殊类型的慢性胎儿-胎儿间输血。它可特发出现，自然发病率为2%～5%；或继发于TTTS胎儿镜激光血管胎盘凝固术治疗后，约占13%。

二、病理解剖和生理学

TAPS作为一种典型的慢性胎儿间输血疾病，其自然发病的主要机制是由于胎盘表面存在微小（<1mm）动脉-静脉吻合支而同时缺乏动脉-动脉吻合支，导致胎儿间存在慢性输血，同时亦由于胎儿间的低速、少量输血，从而没有引起两羊膜囊间的羊水量发生改变。对经过胎盘交通血管激光消融手术后的TTTS患者的胎盘注射研究证明了残余血管吻合引发术后TAPS的作用机制。在大多数病例中，残余吻合是非常小（<1mm）的单向动脉-静脉（AV）吻合，不伴随动脉-动脉（AA）吻合。红细胞可缓慢的经小的残余吻合通道从手术前的受血胎儿到手术前的供血胎儿，逐渐导致双胎儿血红蛋白水平差异的增加。手术前的受血胎儿变得贫血，而手术前的供血胎儿变得多血（与TTTS激光手术前双胎血流方向相反）。因为这一过程十分缓慢，因此使血流动力学得以补偿，这也被认为是TAPS不出现羊水过少-过多序列征的原因。然而，严重的多血会导致胎儿和

胎盘血栓形成，而严重的贫血会导致胎儿水肿。

三、临床特征

TAPS临床表现存在多样性。病例轻者可仅仅出现MCA-PSV的变化，重者可发生胎儿死亡或肢体栓塞、坏疽等严重并发症。随着病情的发展，当供血胎儿贫血及受血胎儿血液淤滞加重时，受血胎儿由于肝淤血导致肝脏出现特征性的"满天星"声像；而供血胎儿可出现因严重贫血导致的心脏扩大、水肿等表现。

产后诊断TAPS的标准为：双胎儿间血红蛋白差异≥8.0g/dL，双胎儿间网织红细胞比>1.7（供血胎儿网织红细胞记数/受血胎儿网织红细胞计数），并且胎盘注射试验表明有非常细小且表浅的动脉-静脉吻合支。

TAPS围生儿结局最为常见的是，受血儿红细胞增多，往往需要接受换血治疗；供血儿因贫血，一部分需要输血。新生儿的皮肤颜色均有明显差异，受血儿因红细胞增多呈多血貌，供血儿因贫血肤色苍白呈贫血貌。此外，一部分供血儿不仅表现为血红蛋白水平降低，而且相比于受血儿，同时合并白蛋白及总蛋白水平降低。目前，对TAPS的治疗及处理尚未形成共识，尚无证据支持何种方法更有效。TAPS的治疗包括期待治疗、终止妊娠、胎儿宫内输血、选择性减胎或胎儿镜下激光凝固胎盘浅表吻合血管术。

四、典型病例超声图像特征及诊断要点

① 双胎儿中一胎大脑中动脉收缩期峰值流速（MCA-PSV）大于1.5倍中位数倍数值（＞1.5MoM）（图12-16），而另一胎大脑中动脉收缩期峰值流速（MCA-PSV）小于0.8

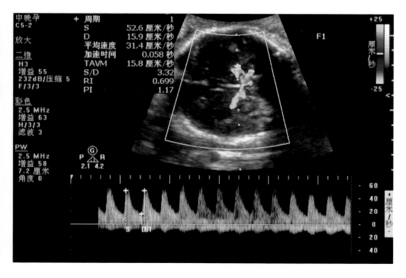

图12-16　TAPS胎儿1大脑中动脉收缩期峰值流速（MCA-PSV）大于1.5倍中位数倍数值（＞1.5MoM）

音中位数倍数值（＜0.8MoM）；然而目前各研究的标准仍未统一（有些研究人员使用 MCA-PSV＜1.0MoM）（图12-17）。

② 胎盘回声不一致是TAPS可能在超声上看到的特征性表现。双胎儿所属胎盘部分厚度、回声不同：贫血的供体胎盘更厚，回声增强，而多血的受体胎盘更薄，回声更低，在供体和受者胎盘区之间有明确的分界（图12-18）。双胎儿也可能出现生长不一致的情况。

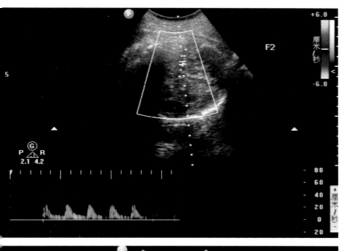

图12-17　TAPS胎儿2大脑中动脉收缩期峰值流速（MCA-PSV）小于0.8倍中位数倍数值（＜0.8MoM）

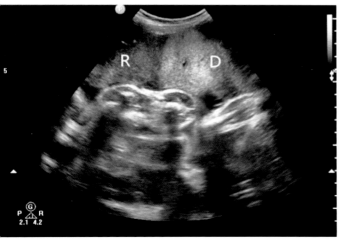

图12-18　TAPS与受血儿的胎盘相比，供血儿的胎盘更厚，回声更强。R为受血儿；D为供血儿

TAPS的严重程度分级如下。

① 1级：供血胎儿MCA-PSV＞1.5MoM，受血胎儿MCA-PSV＜1.0MoM。

② 2级：供血胎儿MCA-PSV＞1.7MoM，受血胎儿MCA-PSV＜0.8MoM。

③ 3级：1级或2级伴有心脏损害：极度异常的多普勒发现：如脐动脉血流频谱呈单峰或舒张期反向、静脉导管搏动指数增高或a波反向、脐静脉搏动波。

④ 4级供血胎儿水肿。

⑤ 5级双胎之一或全部死亡。

五、超声图像鉴别诊断

对分娩后两个胎儿所属胎盘部分的颜色对比发现，属于供血儿胎盘部分多呈苍白水肿样改变，而属于受血儿胎盘部分多呈暗红充血样改变。因此产前超声检查时，应加强关注单绒毛膜双胎各自所属胎盘部分的厚度和声像特点。

六、临床价值

目前临床对于TAPS的认识及关注较少。受到仪器、认识等因素影响，当患者出现一些特征性超声表现或已经发生TAPS时，也不能及时正确进行诊断处理。该疾病对胎儿的结局尤其新生儿阶段的监护有重要影响。在产前对于所有的单绒毛膜双胎尤其是合并sIUGR时，孕中晚期均应严密监测胎儿MCA-PSV，对于一些特殊的征象如胎盘厚薄及回声高低、胎儿肝脏回声增强等则应提高警惕。

第七节　双胎之一无心畸形

一、病因学

双胎之一无心畸形又称为双胎反向动脉灌注综合征（twin reversed arterial perfusion，TRAP），是单绒毛膜双胎的一种并发症。在单绒毛膜双胎中发生率约为2.6%。双胎儿中一胎心脏缺失或无功能（"无心胎儿"），依靠另一胎儿（"泵血儿"）通过胎盘血管吻合供血。无心胎儿通常有一个发育不良的心脏，上半身和头部。泵血胎儿通常有心脏衰竭及早产的风险。

二、病理解剖和生理学

在正常的胎儿血液循环中，胎盘血液通过脐带流向胎儿。80%的胎盘血液通过静脉导管流入下腔静脉，与从下肢静脉和肾脏流回的血流混合后进入右心房，再通过主动脉提供全身血液循环。主动脉远端分为左、右髂总动脉，每条动脉分为髂内和髂外分支。脐动脉将血液从髂内动脉输送回胎盘。

在TRAP综合征中，泵血儿维持上述正常的胎儿血液循环模式。在此之外，其心脏血液输出的一部分通过胎盘动脉-动脉吻合支到达受血儿的脐动脉血管，并最终进入受血儿的血液循环系统，从而在这对双胎中产生"反向"循环。来自泵的不平衡血管灌注导致受体胎中各种结构异常的发展。通过泵血儿髂动脉将混合或中等氧合血液灌注到受体胎的下半部分躯体，但是其上半部躯体和头部的灌注较差。受血儿的较远端部分的组织坏死而导致毛细血管闭塞，没有循环回静脉系统的机制。进入受血儿下肢的血液循环通过主动脉的分叉到对侧的髂动脉，最后进入脐带返回泵血儿体内。灌注组织的静脉回流受阻可引起胎儿上半部分组织团块的"生长"。

无心胎儿可根据其异常发育的程度进行分类。最常见的是无头无心畸胎，这种胎儿的胸腔器官及头部缺失。其他较罕见的有：无躯干无心畸胎（只有头部存在），无定形无心畸胎（无定形的组织团块），部分头无心畸胎（可有部分发育的头部和大脑，躯干和四肢可能存在）。

三、临床特征

提示泵血胎儿预后不良的因素有：① 双胎儿染色体异常；② 泵血儿心脑功能异常；③ 泵血儿羊水量多或过少，双胎儿脐带缠绕；羊水过多时泵血儿发生早产可能性大，羊水过少会影响泵血儿双肺及其他脏器的发育；④ 无心畸胎胎儿生长发育速度快。

对于TRAP伴有预后不好指征的胎儿，可选择产前干预，分娩或者是期待疗法。对于妊娠18～27周的胎儿，目前的治疗方式包括无心胎儿脐带闭塞（如激光凝固术、射频消融术、胎儿镜下脐带结扎术）。

TRAP选择在妊娠34～36周时生产。如果存在先露异常、不正常的胎儿心率模式、胎儿生物物理评分降低、单羊膜囊双胎、前置胎盘等情况则需要进行剖宫产。

四、典型病例超声图像特征及诊断要点

① 单绒毛膜双胎中一胎儿形态结构正常，另一胎儿严重畸形且缺乏心脏结构（图12-19）。

② 无心畸胎头、躯干、上肢等常难以辨认，可伴有畸形的下肢结构，多伴有广泛皮下水肿，少数畸形胎儿存在心脏遗迹可见心脏搏动。

③ 彩色及频谱多普勒可显示无心畸胎脐动脉血流从胎盘流向胎儿髂内动脉及全身，脐静脉血流从脐部流向胎盘，与正常胎儿脐血流方向相反。动态检查可见无心畸胎持续增长。

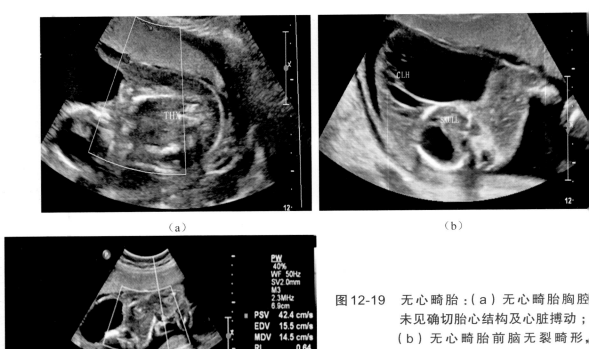

（a）　　　　　　　　　　　　　　　　（b）

（c）

图12-19　无心畸胎：（a）无心畸胎胸腔未见确切胎心结构及心脏搏动；（b）无心畸胎前脑无裂畸形，颈部淋巴水囊瘤；（c）无心畸胎脐带可探及动脉血流频谱朝向无心畸胎体内（彩图）。THX为胸腔；CLH为颈部淋巴水囊瘤；SKULL为颅骨

五、超声图像鉴别诊断

TRAP综合征须与以下情况鉴别诊断：双胎之一死亡，双胎之一发育异常。

确认TRAP综合征，首先是单绒毛膜双胎，其次是有从泵血胎儿到受血胎儿的血液循环，并且超声持续监测下受血胎儿长大。孕早期常规二维超声检查TRAP易误诊为双胎之一死胎，但动态追踪观察，疑似死胎者下肢可活动，胎体随孕周逐渐增大，彩色多普勒超声于胎体和脐带内探及血流信号，则可确诊为TRAP。

（1）双胎之一死亡　成形后宫内死亡的胎儿一般骨骼和内脏都分化较好，软组织水肿进展也较为缓慢。如果超声显示双胎或其中一胎死亡，并不能完全排除TRAP序列征。

（2）双胎之一发育异常　单绒毛膜双胎发生胎儿结构异常的概率是单胎妊娠的2～3倍，可能与卵裂球不对称分裂、体细胞嵌合、表观遗传学修饰等引起单绒毛膜性双胎之间的异常血管连接有关。常见异常可能有胎儿肢体缺失、肠道闭锁、心脏畸形等。

六、临床价值

TRAP综合征预后差，超声可早期诊断TRAP并对其预后进行评估，并对相关并发症进行监测，为临床医生提供关键证据。

第八节　联体双胎

一、病因学

联体双胎罕见，发生于单绒毛膜-单羊膜囊双胎，世界范围内联体双胎的发病率从1∶50000到1∶100000不等，在非洲和东南亚都有较高的发病率。我国是联体双胎的高发国家，全国平均发生率约为3∶100000。联体双胎的病因不明，可能与环境、基因突变、胚胎细胞分裂时缺氧、低温或卵子衰老等因素相关。

二、病理解剖和生理学

单卵双胎中的单绒毛膜-单羊膜囊双胎最有可能导致联体双胎，是由于受精卵第13或第14天胚胎轴被刺激分裂成两个平行轴，形成单绒毛膜-单羊膜囊双胎时分离不全所致。

联体双胎是根据其连接的部位进行分类的。常见的有剑突联胎、脐部联胎、头部联胎、胸部联胎、坐骨联胎、臀部联胎等。

当联体双胎确诊后，应对胎儿进行系统的筛查，确定胎儿哪些主要器官分别独立使用，哪些主要器官共有，并了解胎儿间的血管交通。对胸联双胎应特别进行胎儿超声心脏筛查。

三、临床特征

80%～90%的联体双胎可以在孕12～14周做出诊断而终止妊娠。如果未能诊断出联体双胎，或者在孕24周之后才发现联体双胎，则在引产过程中有可能会出现难产，甚至导致子宫破裂，有时必须行剖宫产术娩出胎儿。

大多数联体双胎都会导致流产和死产。仅有约18%的联体双胎存活下来，其中约35%的活产婴儿在24h内死亡，只有18%的婴儿存活时间超过24h。

四、典型病例超声图像特征及诊断要点

① 联体双胎可在早孕期做出诊断，但通常在妊娠中期才有可能明确其共享的器官。

② 超声检查如果两胎之间未见羊膜分隔，仅显示一个胎盘、一个羊膜囊，则应警惕联体双胎的可能性，应仔细检查两胎儿相接触的部位是否存在融合。

③ 早孕期卵黄囊数目可以很好地代表羊膜囊数，当发现双胎间无分隔并只显示一个卵黄囊时，应特别注意两胎儿之间有无连接关系。

④ 联体双胎的超声特征包括：从各个角度观察都可见双胎相对位置基本相同，活动后也不改变；双胎之间方向直接相反和胎儿脊柱末端的延续；不可分开的皮肤轮廓必须持续存在，并且在相同的解剖水平（图12-20～图12-23）。

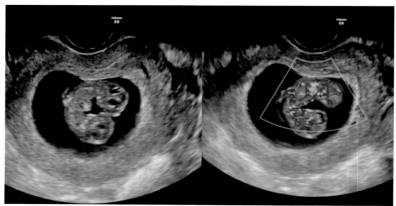

图12-20　早孕期联体双胎，囊内两胚胎下部份相连

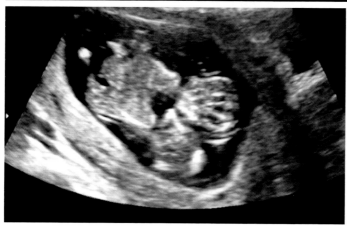

图12-21　脐部联胎

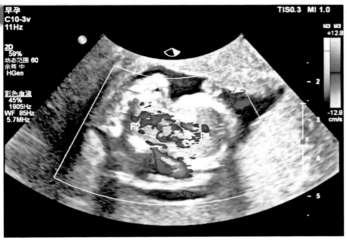

图 12-22 胸部联胎（横切面），双胎儿有共有的心脏组织

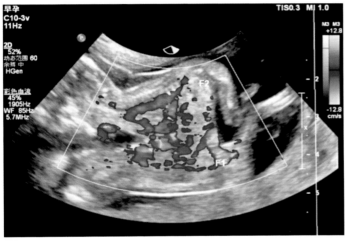

图 12-23 胸部联胎（纵切面），双胎儿有共有的心脏组织

五、超声图像鉴别诊断

当两胎儿活动少、姿势固定、不能分离时，应联合阴道、三维超声等进行多切面扫查，如仍不能确定，要让孕妇定期随访。当联体双胎融合部位为不常见部位或融合范围较小时（如仅剑突融合），产前超声诊断容易漏诊，因此要多次、多切面仔细观察。

六、临床价值

影像学的发展使得医生能够在早期发育阶段诊断和评估大多数联体双胎融合的程

度。目前主要是通过使用超声检查对胎儿进行产前评估，彩色多普勒和三维超声可增加诊断的准确性。联体双胎的预后与其类型及融合程度密切相关，通过产前超声评估，临床医生现在可更精确地预测结果，并充分咨询家属，以帮助其决定是否继续妊娠或选择提前终止妊娠。

参考文献

[1] Mian A，Gabra N I，Sharma T，et al. Conjoined twins：From conception to separation，a review. Clinical Anatomy，2017，30（3）：385-396

[2] 李胜利. 胎儿畸形产前超声诊断学. 北京：人民军医出版社，2015.

[3] Alkhateeb M，Mashaqbeh M，Magableh S，et al. Early prenatal diagnosis of thoracopagus twins byultrasound. Acta Inform Med，2015，23（1）：60-62.

[4] Bulletins-Obstetrics COP. Practice bulletin No. 169：Multifetal gestations：twin，triplet，and higher-order multifetal pregnancies. ObstetGynecol，2016，128（4）：e131.

[5] 国家卫生和计划生育委员会公益性行业科研专项《常见高危胎儿诊治技术标准及规范的建立与优化》项目组，解丽梅，廖姗姗，刘彩霞，乔宠. 双胎妊娠超声检查技术规范（2017）. 中国实用妇科与产科杂志，2017，33（08）：815-818.

[6] 徐金玉，吴青青. ISUOG临床应用指南：双胎妊娠超声诊断规范解读. 中华医学超声杂志（电子版），2017，14（05）：334-341.

[7] Khalil A，Rodgers M，Baschat A，et al. ISUOG Practice Guide-lines：role of ultrasound in twin pregnancy. Ultrasound ObstetGynecol，2016，47（2）：247-263.

[8] Oepkes D，SuetersM. Antenatal fetal surveillance in multiple pregnancies. Best Pract Res ClinObstetGynaecol，2017，38（1）：59-70.

[9] Khalil A，Rodgers M，Baschat A，et al. ISUOG Practice Guide-lines：role of ultrasound in twin pregnancy. Ultrasound ObstetGynecol，2016，47（2）：247-263.

[10] Kristiansen M K，Joensen B S，Ekelund C K，et al. Perinatal outcome after first-trimester risk assessment in monochorionic and dichorionic twin pregnancies：a population-based register study. BJOG，2015，122：1362.

[11] Sago H，Ishii K，Sugibayashi R，Ozawa K，Sumie M，Wada S. Fetoscopic laser photocoagulation for twin-twin transfusion syndrome. The Journal of Obstetrics and Gynaecology Research，2018，44（5）：831-839. doi：10.1111/jog. 13600.

[12] Bae J Y，Oh J J，Hong S Y. Prenatal diagnosis of spontaneous twin anemia-polycythemia sequence and postnatal examination of placental vascular anastomoses. Obstetrics & Gynecology Science，2016，59（6）：539-543. doi：10. 5468/ogs. 2016. 59. 6. 539.

第十三章　胎儿染色体异常的超声检查

第一节　常见胎儿染色体异常的超声表现

一、21-三体综合征

（一）临床特征

John Langdon Down第一次描述21-三体综合征（trisomy 21）婴儿的临床表现，故称唐氏综合征（Down syndrome），亦称先天愚型（图13-1）。是最常见的染色体异常，其发病率为1/（600～800），主要畸形包括心脏、腹部、颅脑、颜面等异常。

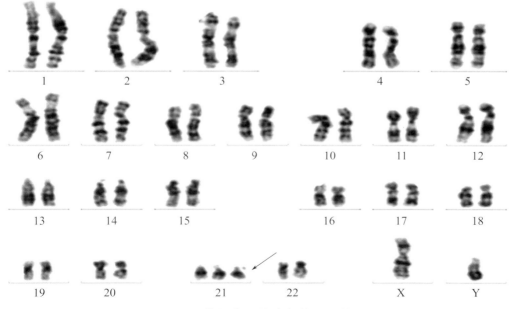

图13-1　21-三体综合征的染色体图（箭头所示）

（二）典型病例超声图像特征及诊断要点

（1）心脏畸形　50%合并心脏畸形，其中最常见的心脏畸形是室间隔缺损和房室间隔缺损。另外，心包积液也是常见的异常声像之一。

（2）骨骼畸形　常见的骨骼异常有长骨短、髂骨翼角增大和手指弯曲畸形等。Benacerraf等采用孕中期NF>6mm和股骨实际/预期比<0.91作为筛查指标，21-三体综合征胎儿的诊断敏感性为75%，特异性为98%。也有学者认为，在21-三体综合征胎儿中，肱骨短较股骨短更常见，男胎长骨短较女胎更明显。

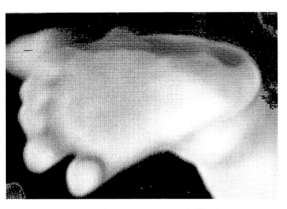

图13-2　21-三体综合征患儿的草鞋足

（3）消化系统畸形　最常见是十二指肠闭锁，超声声像显示为特征性的双泡征。然而，此异常在孕20周前常常难以作出诊断。

（4）伴发微小畸形　脉络丛囊肿、小指中节发育不良、肠管强回声、心脏灶性强回声、肾盂扩张、鼻骨发育不良或缺如、小耳畸形、轻度脑室扩张、草鞋足（图13-2）。

（5）其他畸形　胎儿生长受限、羊水过多等。

（三）临床价值

研究发现仅有16%～17%的21-三体综合征胎儿声像图表现解剖结构异常。结合染色体的异常超声软标志，筛查敏感性为70%～75%，假阳性率为10%～17%。2007年Smith的研究表明，如果超声检查未见异常的女性不进行羊膜腔穿刺，则近一半（115/245）的唐氏综合征病例会被漏诊，他们认为当不存在结构异常时，其他指标异常对唐氏综合征的筛查意义不大，但颈项皮肤皱褶厚度（NF）除外。21-三体综合征的再发风险取决于其核型，临床预后较差。

二、18-三体综合征

（一）临床特征

18-三体综合征（trisomy 18）又称为Edwards综合征，在新生儿中的发病率为1/（3000～7000），患病风险与孕妇年龄及胎龄密切相关（图13-3）。一般来说，异常的超声声像越多，染色体异常的风险也就越大。孕中期18-三体综合征胎儿常合并有严重的畸形，主要累及颅脑、肢体、心脏等系统。

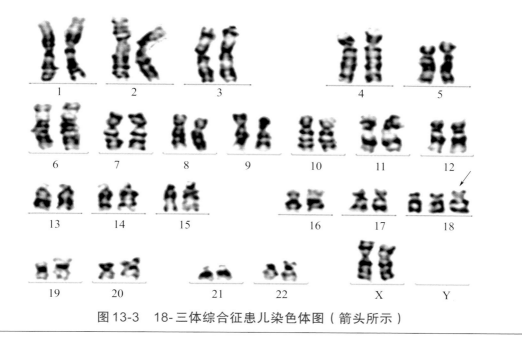

图13-3　18-三体综合征患儿染色体图（箭头所示）

（二）典型病例超声图像特征及诊断要点

（1）颅脑畸形　"草莓头"是18-三体综合征胎儿较为特异性的畸形（图13-4）；相对21-三体综合征胎儿，18-三体综合征胎儿出现脉络丛囊肿的概率更大；其他常见的颅脑异常有胼胝体缺失、Dandy-Walker畸形、小脑延髓池增宽、小脑发育不良等。

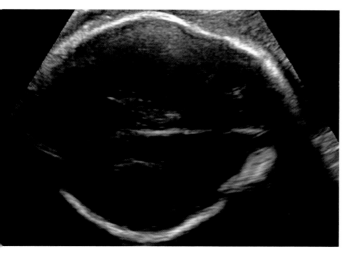

图13-4　18-三体综合征患儿草莓头

（2）肢体畸形　包括手指重叠、屈曲以及姿势异常（图13-5）。此外，摇椅足（rocker-bottom foot）、桡骨发育不良或缺如、足内翻、短肢畸形等亦可见（图13-6）。

（3）心脏畸形　80%～90%的18-三体综合征胎儿可出现心血管畸形，室间隔缺损是最常见的类型，右心室双出口、完全性房室间隔缺损也常出现。

（4）颜面畸形　唇腭裂、小下颌、耳低位等是18-三体综合征胎儿常见的颜面畸形。

（5）腹部畸形　小的脐膨出及膈疝较常见，肾畸形常见于囊性发育不良、肾积水和马蹄肾等。

（6）其他畸形　常见胎儿宫内生长受限，发生率约51%，其他异常还包括颈背水肿、食管闭锁、单脐动脉、羊水过多等。

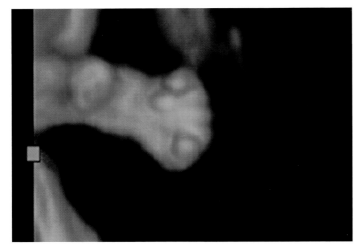

图13-5　18-三体综合征患儿重叠指

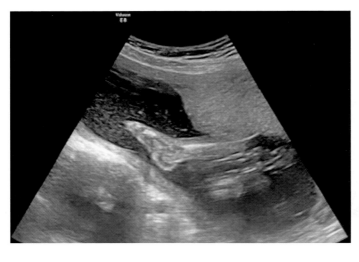

图13-6　18-三体综合征患儿摇椅足

（三）临床价值

18-三体综合征的畸形特征相对21-三体综合征较明显，通过超声筛查其准确率较高，但其临床预后较差，尤其标准型18-三体综合征预后极差，多在宫内死亡，活产婴儿在出生后几天死亡，90%在1岁内死亡，其再发风险以18-三体综合征的嵌合体发生较高。

三、13-三体综合征

（一）临床特征

13-三体综合征（trisomy 13）亦称为Patau综合征，在存活新生儿中的发病率为1/5000，患病风险随着孕妇年龄的增长而升高（图13-7）。孕中期13-三体综合征常合并有严重的畸形，主要累及颅脑、颜面、肢体、心脏等系统。

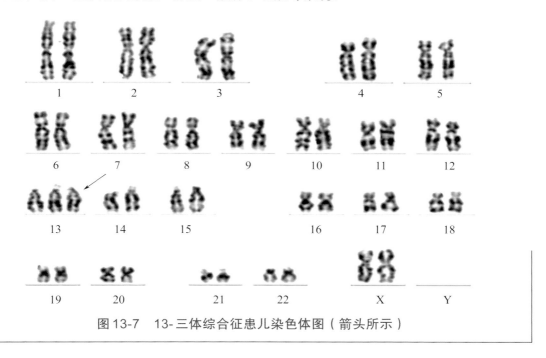

图13-7　13-三体综合征患儿染色体图（箭头所示）

（二）典型病例超声图像特征及诊断要点

（1）颅脑畸形　"前脑无裂畸形"是13-三体综合征胎儿常见的畸形，尤其是无叶全前脑。小头畸形也相对较常见，其他如侧脑室扩张、小脑延髓池增宽、Dandy-Walker畸形等亦可见。

（2）颜面畸形　与前脑无裂畸形造成的面中线部发育不良有关，包括双眼距离过近、独眼畸形、单鼻孔畸形、象鼻畸形、正中唇腭裂等。

（3）心脏畸形　常见类型有室间隔缺损、左心发育不良、右心室双出口。

（4）肢体畸形　最常见的轴后性多指（趾）（图13-8），部分胎儿尚可出现摇椅足、足内翻、手指重叠等畸形。

（5）腹部畸形　脐膨出和多囊肾是13-三体综合征胎儿常见的腹部畸形。

（6）其他畸形　如颈背水囊瘤、胎儿水肿、单脐动脉、胎儿生长受限等亦可见。

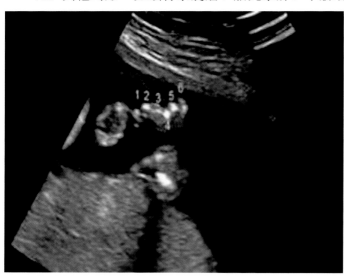

图13-8　轴后性多指（数字为指数）

（三）临床价值

有研究表明13-三体综合征具有明显的胎儿多个结构异常，产前超声筛查具有较高的临床价值。其再发风险因核型的不同而不同，如父母一方两条染色体为罗伯逊易位，其生育正常染色体正常后代的概率是零。其临床预后取决于其染色体核型，标准型染色体核型预后最差，出生后几小时或几天内死亡。

四、Turner综合征

（一）临床特征

1938年，特纳（H.H.Turner）医师曾记载一组患者的临床征象，这组患者有一些共同的体貌特征，包括均为女性、小儿发育不全、翼状颈（也叫颈蹼）、面部黑痣较多、肘外翻并有原发性无月经的女性疾病，后来就以特纳的名字来命名这个综合征——特纳综合征（Turner syndrome），在女性活产儿中的发病率约为1/2500，患病风险与孕妇的年龄无关（图13-9）。Turner综合征（trisomy 45XO）可分为两类，即致死性与非致死型Turner综合征。致死型核型为45X，其他核型为非致死性Turner综合征。Turner综合征常见的超声征象包括NT增厚、水囊瘤、心脏及肾脏畸形等，其中最具特征性的为囊性水囊瘤。

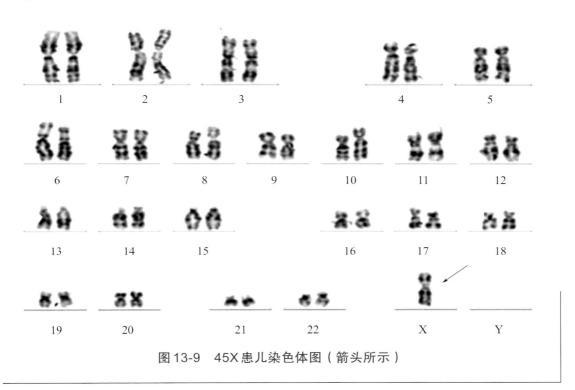

图13-9　45X患儿染色体图（箭头所示）

（二）典型病例超声图像特征及诊断要点

（1）淋巴系统发育异常　以囊性水囊瘤最具特征性，是胎儿淋巴系统发育异常所导致的胎儿异常表现，较常见的是颈部多房性淋巴管瘤。颈部异常增厚合并头皮水肿所致的低回声区在声像图上的表现似为胎儿穿上了一层太空衣，故称为太空衣水肿症（spacesuit hydrops）（图13-10）。NT增厚与颈部淋巴水囊瘤病因相同，都是在孕早期与孕中期出现的声像特征。

（2）心脏畸形　约25%的Turner综合征可合并心脏畸形，最常见的类型是主动脉瓣畸形（18%）和主动脉缩窄（10%），其他如左心发育不良、肺静脉异位引流亦可见。

（3）泌尿系畸形　肾积水、肾发育不全或发育不良等亦可见。

（4）其他畸形　致死型Turner综合征胎儿可出现早期的胎儿生长受限，还有胎儿心动过速等。

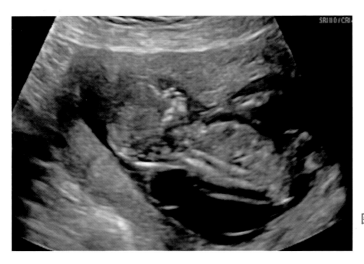

图 13-10 　45X 患儿全身水肿，呈
"太空衣"

（三）临床价值

产前超声筛查为 Turner 综合征的诊断提供了重要参考价值。颈部水囊瘤是致死型 Turner 综合征的超声特征，其预后较差，非致死型的可以存活，一般身材矮小，绝大多数不孕不育，出现特殊体貌特征，部分病例出现智力低下。Turner 综合征常是散发性的，再发风险低。

第二节　常见超声遗传标记物及临床意义

20 世纪 70 年代，母亲年龄（MA）≥ 35 岁是胎儿非整倍体筛查的主要指标，但敏感性仅为 30%。90 年代通过早孕期的筛查指标［胎儿 NT 厚度、母血 β-HCG 和妊娠相关血清蛋白 -A（PAPP-A）］结合 MA 来诊断 21- 三体综合征胎儿的敏感性达 80% ～ 89%，假阳性率只有 5%。

目前认为，超声软标志是正常解剖结构的变异，一般没有临床意义，但是认为其可增加胎儿染色体异常的风险。常见的胎儿超声软标志有颈项透明层、鼻骨、NF、肠管强回声、心内强回声点、脉络丛囊肿、轻度肾盂扩张、轻度脑室增宽、股骨短、肱骨短、脐带囊肿、单脐动脉等。有学者研究认为多个软标志合并存在时胎儿染色体异常危险性增大。也有人提出，染色体核型检查中，常见的单独超声软标志有 NT 增厚、小耳、胸腔积液、肠管强回声、轻度侧脑室扩张等。一般认为超声软标志与非整倍体有关系。超声软标志与胎儿染色体异常有关，特别是鼻骨缺如和颈项皮肤皱褶厚度与 21- 三体综合征密切相关，当出现这两个超声软标志时，不管是否合并结构畸形，均有必要进行染色体核型检查。

一、早孕期的软标志及临床意义

近来几个研究显示，除颈项透明层（nuchal translucency，NT）外，另一些早孕期超声软标志也是有效的，包括鼻骨（nasal bone，NB）缺如、三尖瓣反流（tricuspid regurgitation，TR）和静脉导管（ductus venosus，DV）血流阻力的增高。NB缺如、TR和DV血流阻力的增高对于21-三体综合征的检测率分别是57.1%、65.1%和66.4%。最近，在早孕期胎儿非整倍体的筛查中，通过MA、NT、游离β-HCG和PAPP-A以及结合NB、DV、TR的筛查方法已经获得成功，这种方法显示21-三体综合征胎儿的检测率为93.8%，假阳性率4.84%。

大量研究证明，在早孕期没有进行母体血清学指标检查前，单独超声软标志的筛查就可以作为检查胎儿非整倍体异常的一个有效筛查方法。这个方法对所有妊娠的女性都是有效的，尤其在非单胎妊娠中。显然，NT厚度在早孕期非整倍体胎儿染色体筛查中是最敏感和准确的单指标。但在NT和TR联合评估、三个或四个超声指标评估中，敏感性与特异性均未得到提高。

（一）颈项透明层

（1）定义 妊娠11～13⁺⁶周胎儿颈后部皮下组织内液体聚集的厚度。颈项透明层（nuchal translucency，NT）是较精确的软标志，敏感性71.43%，假阳性率4.14%（图13-11、图13-12）。

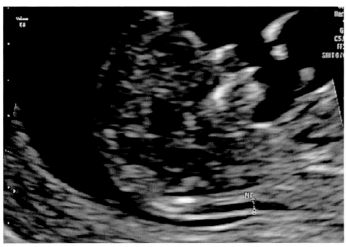

图13-11 正常NT测量（"*"所示）

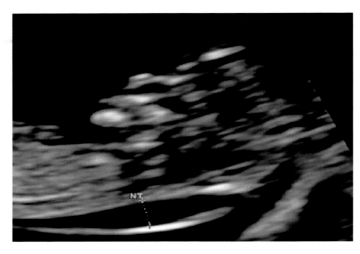

图 13-12　NT增厚（"*"所示）

（2）测量方法　见第一章第二节。

（3）临床意义　胎儿NT厚度除了可用于评估21-三体综合征的风险外，亦可协助识别其他染色体异常、多种结构畸形和遗传病。

染色体及其他异常与NT的厚度而非形态相关。到了孕中期，透明层通常会消退，但在少数病例中，会变为颈部皮下水肿或颈部水囊瘤，合并或不合并全身水肿。

英国胎儿基金会早孕期筛查报告指出，染色体异常胎儿NT异常增厚的发生率在13周后降低。当NT小于3.5mm，应分别在11～13周和20周各进行一次详细的胎儿畸形超声检查。如果未见严重畸形，应告知父母，使其确信胎儿倾向于活产和正常发育。NT没有增厚的胎儿，出现异常的可能性不高。NT大于或等于3.5mm，首选处理是进行绒毛活检（CVS）检查胎儿核型。在11～13周进行详细的超声检查，排除严重畸形和遗传综合征，排除染色体异常后，几周之后和20周再各安排一次详细的超声检查。如果未发现明显畸形而且增厚的NT已完全消退，其发生严重畸形或神经发育迟滞的机会可能不比普通妊娠组高。如果未见明显畸形，但14～16周检查时仍存在颈部水肿或在20～22周检查时见胎儿水肿，则胎儿可能患先天感染或遗传综合征（应抽母血检测弓形体、巨细胞病毒和微小病毒B19），应每4周安排一次后续超声检查，观察水肿进展情况；对某些遗传性疾病，即使没有家族史，也应考虑进行DNA检测。其围生儿死亡或有遗传综合征的活产儿的风险是10%，而这些遗传综合征在产前不能被诊断。存活儿神经发育迟滞的风险是3%～5%。国内文献报道，有部分学者将NT值为2.5mm设定为上限，大于3mm为增厚。

（二）三尖瓣反流

（1）定义　三尖瓣反流（tricuspid regurgitation，TR）为反流时相约占收缩期的一半，且流速超过60cm/s，正常三尖瓣血流图在收缩期无反流。

（2）测量方法　孕11 ～ 13^{+6}周，头臀长（CRL）45 ～ 84mm，胎儿处于静息状态，放大图像胎儿的胸腔占据整个屏幕，获得心尖四腔心切面。脉冲多普勒取样框宽度为2.0 ～ 3.0mm，并应跨越三尖瓣放置（不应使用彩色血流图，因为它在早孕期诊断三尖瓣反流不可靠），与室间隔的夹角应小于30°，取样框应跨越瓣膜放置至少3次，以期三尖瓣可以被全面检查（图13-13、图13-14）。

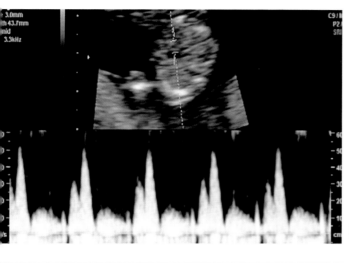

图 13-13　正常三尖瓣频谱

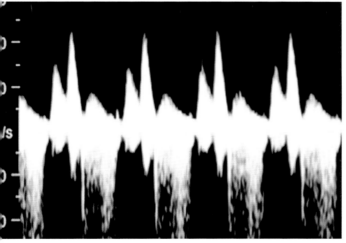

图 13-14　三尖瓣反流频谱

（3）临床意义　TR通过超声多普勒检测，在妊娠11 ～ 13^{+6}周的三倍体胎儿中很常见。三尖瓣反流可见于1%的二倍体胎儿、55%的21-三体综合征胎儿、30%的18-三体综合征胎儿、30%的13-三体综合征胎儿。早孕期联合TR可把NT的敏感性从71.43%增加到78.57%，假阴性率从28.57%降低到21.43%，同时假阳性率仍保持在5%以下。增加其他指标和NT+TR相比敏感性不改变。

（三）鼻骨

（1）正常值　染色体正常胎儿鼻骨（nasal bone length，NBL）随孕周而增长，正常孕 11 ~ 13^{+6} 周胎儿 NBL 为 2.847±0.794mm。

（2）测量方法　孕 11 ~ 13^{+6} 周，CRL 45 ~ 84mm，放大图像将头部和上胸部占据整个屏幕。获得胎儿面部轮廓的正中矢状切面，当满足以上条件时，在鼻骨水平应可见三条明显的线：上方的线代表皮肤，皮肤下方较粗且回声较高的线代表鼻骨，第三条线在鼻骨前方且稍高于皮肤，代表鼻尖（图 13-15、图 13-16）。

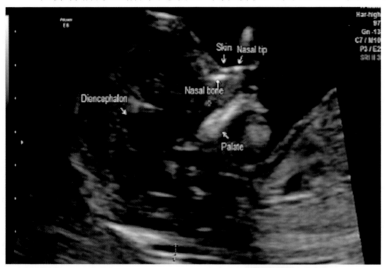

图 13-15　正常鼻骨（Nasal bone= 鼻骨）

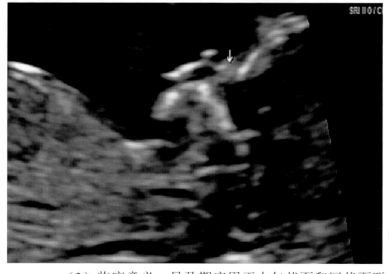

图 13-16　鼻骨缺失（箭头所示）

（3）临床意义　早孕期应用正中矢状面和冠状面联合扫查，若未见鼻骨可提示鼻骨未显示，不除外发育不良或缺失，建议孕中期复查，孕 20 周时鼻骨均清晰显示。单纯依靠二维超声矢状面观察鼻骨，当两片鼻骨仅一侧骨化或两片鼻骨间距较远时容易误诊为鼻骨缺失，应采用多切面或三维超声检查，三维超声检查选用骨骼模式对鼻骨进行成像，可立体、直观、清晰地获取胎儿鼻骨形态。鼻骨缺失见于1%～3%的二倍体胎儿、60%的21-三体综合征胎儿、50%的18-三体综合征胎儿、40%的13-三体综合征胎儿。

另外，目前还有一些学者进行了其他软标志的研究，如鼻额角（nasofrontalangle，NFA），即正中矢状面测量额骨表面与鼻骨表面的夹角，评估鼻根的发育情况。Ozturk等人的研究认为孕18～21周胎儿NFA为（128°±6.6°）。额上颌（frontomaxillary facial，FMF）角即正中矢状面测量上腭与额骨表面之间的夹角。Sonek等人首次提出用FMF角评估胎儿鼻骨发育情况，结果显示21-三体综合征胎儿的FMF角比整倍体胎儿明显增大（21-三体综合征胎儿平均88.7°；整倍体胎儿平均78.1°），提示FMF角可作为21-三体综合征胎儿的筛查指标。鼻前皮肤厚度（prenasal thickness，PT）即鼻根至额骨表面皮肤的最短距离。孕28周前胎儿鼻骨长度和鼻前皮肤随孕周增加。Maymon等人首次使用PT预测孕中期患21-三体综合征的风险，21-三体综合征的PT中位数（MoM）是正常胎儿PT的1.35倍，较正常胎儿明显增大。后续研究发现PT/NBL在孕中晚期中恒定，正常胎儿PT/NBL平均为0.61（95% CI 0.59～0.63），21-三体综合征胎儿PT/NBL平均为1.50（95% CI 1.20～1.80），当以第95百分位数值为截断点时，21-三体综合征的敏感性为75～100%，假阳性率为5%，阳性似然比为21.2。

（四）静脉导管a波

（1）定义 静脉导管（ductus venosus，DV）是胎儿期特有的，连接脐静脉与下腔静脉的一条管腔细小而流速高的静脉通路。静脉导管在有效分流富含氧气的血液至胎儿脑部的过程中起至关重要的作用。正常足月儿的静脉导管常在出生后几分钟内闭锁，但早产新生儿需要较长时间。

（2）测量方法 孕11～13^{+6}周，CRL 45～84mm，胎儿处于静止状态，应取胎儿躯干正中矢状切面稍偏右，CDFI显示脐静脉、静脉导管和胎儿心脏，脉冲多普勒取样框置于高亮区，角度小于30°，取样框宽度0.5～1mm，低滤波50Hz，扫描速度2cm/s。DV频谱呈三相波，正常时三相波同向（S峰、D峰、a谷）。当右心室功能不全时，右心房压力进一步增加，心房收缩时就会产生逆向血流，所以会出现a波倒置（图13-17～图13-19）。

（3）临床意义 在11～13^{+6}周，反向a波见于4%的胎儿，反向a波与以下情况的发生风险增加有关：染色体异常、心脏畸形、胎儿死亡。然而，约80%出现反向a波的病例其妊娠结局正常。11～13^{+6}周反向a波在各类胎儿中的比例：二倍体胎儿3%，21-三体综合征胎儿65%，18-三体综合征胎儿55%，13-三体综合征胎儿55%。

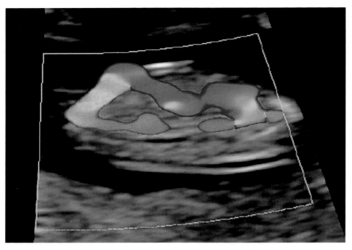

图 13-17　静脉导管彩色多普勒

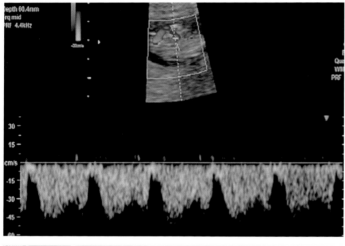

图 13-18　静脉导管频谱多普勒

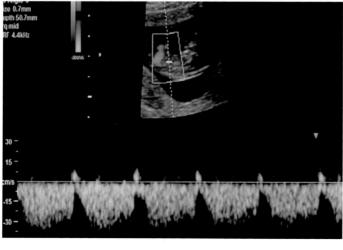

图 13-19　静脉导管a波倒置（基
　　　　　线上方的小波即是a波）

二、孕中期的软标志与临床意义

2001年Smith-Bindman以大型诊断中心的高危产妇作为研究对象，主要研究唐氏综合征的6个独立的声像标记，发现尽管孕中期增厚的皮肤皱褶有助于筛查唐氏综合征，但这项指标的整体敏感性较低，不能够用于临床上对唐氏综合征的筛查。在孕15 ～ 19^{+6}周高危妊娠颈部皮肤皱褶增厚的情况下，监测唐氏综合征的敏感性为18.2%，阳性预测价值（PPV）为66.7%。来自澳大利亚的Schluter通过研究（n=73）发现，除了孕龄及产妇年龄外，NF增厚、肱骨短小、肠管回声增强、心脏强光斑、肾盂扩张、异倍体同唐氏综合征密切相关。股骨短小被排除在外，因为股骨同肱骨存在线性关系。

（一）颈项皮肤皱褶厚度

（1）定义　NF指的是14 ～ 22周胎儿颈后的皮肤及软组织厚度，通常小于6mm。颈项皮肤皱褶厚度（nuchal fold thickness，NF）增加是孕中期唯一一个可单独作为胎儿染色体检查的指征。

（2）测量方法　在胎儿头部枕下段做横向的测量，同时可以看见透明隔腔，丘脑，大脑脚和小脑。测量时应将卡尺与枕骨外侧缘和胎儿皮肤外侧缘重叠（图13-20）。

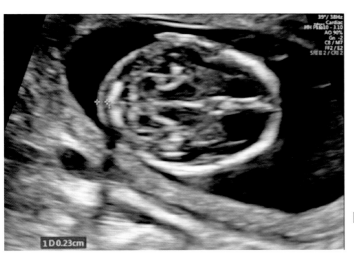

图13-20　NF测量标准（光标所示）

（3）临床意义　增厚的NF与21-三体综合征之间的关系最初是由Benacerraff等在1985年描述的。NF增厚显著增加21-三体综合征的风险，其阳性似然比是17，同样NF增厚也出现在13-三体综合征、18-三体综合征及45X中，还与先天性心脏畸形等有关。所以，当NF增厚时，建议行染色体检查。然而，在正常和21-三体综合征的胎儿中NF厚度是由胎龄决定的。所以，应用界限值时考虑胎龄可以提高检测率并降低假阳性率，但也有研究显示NF厚度和母亲年龄相关。

（二）脉络丛囊肿

（1）定义　脉络丛是位于大脑脑室系统的结构，其功能是产生脑脊液。脉络丛囊肿（choroid plexus cysts，CPC）代表脑脊液存留在脉络丛中，在妊娠中期的发生率在1%～2%，通常在正常低风险妊娠中孤立存在，绝大多数的CPC会在28周内消失（图13-21）。

（2）临床意义　CPC不被视为结构性或功能性的脑异常。他们通常位于侧脑室体部和三角区。脉络丛囊肿呈无回声，尽管通常表现很简单，但有时也很复杂。可能是单侧的也可能是双侧的。他们的表观和偏侧性并没有临床意义。在21-三体综合征胎儿中不常见，但在18-三体综合征胎儿中较常见，合并其他异常时发生率明显增高。然而，脉络丛囊肿并不是很强的指标，并且孤立性脉络丛囊肿且未检测到其他的异常时，并不能提高非整倍体疾病的患病风险，不提示要进行胎儿核型分析。Di Pietro等人的研究与Hung和Liao的研究并没有证明儿童长期的神经发育结果与产前检测结果有无CPC有关系。

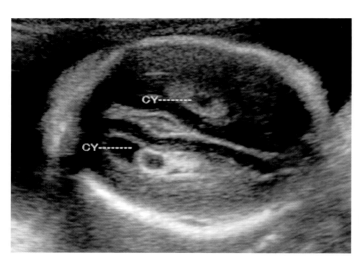

图13-21　脉络丛囊肿（图标记所示CY=囊肿）

（三）脑室扩张

（1）定义　指脑脊液过多的聚集于脑室系统导致脑室扩张（ventriculomegaly），以侧脑室最常见，侧脑室后角的平均内径为6～8mm。Cardoza等将侧脑室（lateral ventricles）正常值上限定为10mm。

（2）测量方法　侧脑室测量标准是胎儿侧脑室平面，在三角区水平，测量标准见图13-22。如果测量值大于或等于10mm，则可诊断为轻度脑室扩张，并增加了21-三体综合征的患病风险。

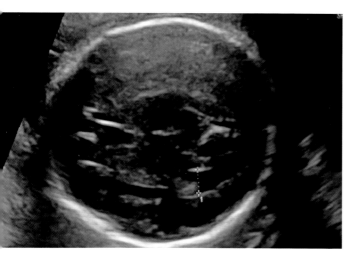

图 13-22　侧脑室后角测量标准
（"*"所示）

（3）临床意义　近年来有研究发现，在传统定义为临界性侧脑室增宽的病例中，胎儿侧脑室宽度＞12mm时，其合并其他畸形的概率较高，而合并非整倍体的概率低（剔除合并其他畸形的病例），而侧脑室宽度为10～12mm的单纯性侧脑室宽的胎儿，其神经系统发育预后相对较好。由于以12mm为界存在预后转归不一致的现象，故有学者提出将侧脑室宽10～12mm定义为轻度侧脑室增宽，12～15mm定义为中度侧脑室增宽。文献统计的出生新生儿中临界性侧脑室增宽发生率在0.3‰～1.5‰，高危人群的发病率比低危人群高20倍左右。据文献报道，10%～71%的胎儿临界性侧脑室增宽常合并其他异常，包括结构异常、染色体异常、宫内感染等，其中合并结构异常为33%～61%，合并染色体异常为3%～9%，合并先天性感染约5%。

临界性双侧侧脑室增宽是胎儿染色体异常的超声软标志。产前发现胎儿临界性侧脑室增宽时，合并染色体异常的发生率约为5%。其中在合并其他异常的临界性侧脑室增宽的病例中，染色体异常发生率约7.9%，无合并其他异常者，染色体异常发生率为3.0%。根据Van Den Hof等的报道，轻度侧脑室增宽在整倍体胎儿中发生率为0.15%，而在21-三体综合征胎儿中发生率为1.4%，似然比为9，该研究提示产前发现的临界性侧脑室增宽可作为侵入性染色体检查的指征。胎儿单纯性侧脑室轻度增宽也可能是遗传综合征的表现之一，产前超声所提供的合并畸形的信息越多，越容易判断相应的遗传综合征。

（四）心脏内强回声结构

（1）定义　心脏内强回声结构（echogenic intracardiac focus，EIF）是心室腱索或乳头肌内的微小钙化点。超声下表现为胎儿心内大小不等、2～7mm、呈斑点状或条索状的类似骨骼回声声像，不伴声影，可单发或多发，于左心室最常见，其中以左心室乳头肌处最常见，亦可见于右心室或两心室同时存在（图13-23）。

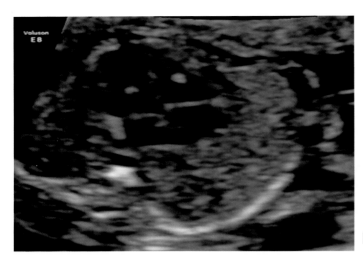

图13-23　心室强回声点

（2）临床意义　有研究显示21-三体综合征风险率与EIF个数多少有关，单发一般不增加风险率。但有病例报告提示右心室、双心室多发EIF具有显著意义，EIF发生和种族有关，亚洲人发生率最高，为30%，白人11%，黑人6%。

胎儿EIF可能与心脏异常有关，当合并其他超声异常时，胎儿发生染色体异常和心脏异常的风险增大。当超声检出EIF，不论是否合并其他超声软标志或其他异常时，都应建议进行胎儿心动超声检查，以排除心脏异常。EIF合并超声异常、其他超声软标志或者血清学筛查高风险时，将增加非整倍体疾病的发病风险。因此当EIF合并胎儿其他异常、其他超声软标志或者血清学筛查高风险、孕妇年龄较大时，建议行胎儿染色体检查。

（五）肠管回声增强

（1）定义　常见于孕中期胎儿的小肠及足月胎儿的结肠，扫查胎儿腹部横断面、矢状面和冠状面，若在三个面上观察肠管都如骨回声，或最低增益时回声仍高于骨骼，则诊断为胎儿肠管回声增强（echogenic bowel），见图13-24。肠管的回声必须与骨骼的回声相似才能达到胎儿肠管回声增强的诊断标准。

（2）临床意义　在孕早中期肠管的回声通常是最高的，随着孕周的增长，回声逐渐减低。胎儿肠管回声增强与21-三体综合征之间的联系可能是由于肠管的蠕动和肌张力的减弱，肠运转时间的延长导致肠内容物中液体吸收增加，而致使回声增强。随着孕周增加回声趋于减弱是由于肠管直径进行性增加导致肠运转时间的减少。值得注意的是，存在一些良性的胎儿肠管回声增强，例如羊膜内出血所致肠管回声增强等。研究表明孕中期超声检查胎儿肠管回声增强的发病率为0.2%～1.4%。发现妊娠晚期肠管回声增强相对较常见，多无明确临床意义。肠管回声增强与囊性纤维症、非整倍体、弓形体、巨细胞病毒感染等有关。胎儿肠管回声增强使患21-三体综合征的风险增高5.5倍。

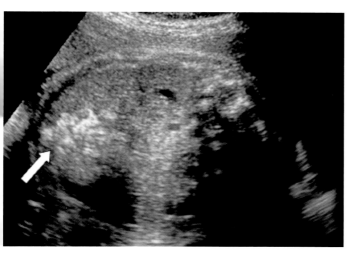

图 13-24　肠管回声增强
（箭头所示）

（六）轻度肾盂扩张

（1）定义　胎儿肾盂扩张（mild pyelectasis）定义为，横切面的前后径在孕中期时≥4mm 和（或）在晚孕期时≥7mm，而肾盂前后径（APD）≥10mm 是肾盂积水的诊断标准（图 13-25）。

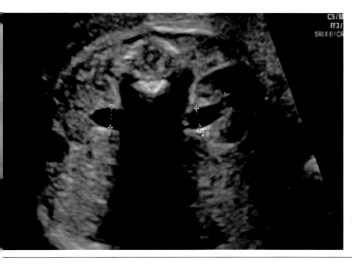

图 13-25　肾盂分离测量方法
（"*"所示）

（2）临床意义　虽然胎儿的肾盂扩张通常是自限性的，但在某些情况下，它可能发展为真正的肾脏疾病，并可能与胎儿其他异常有关。1990 年，Benacerraf 等首次提出肾盂扩张与染色体非整倍体疾病有关，据报道 25% 的 21- 三体综合征胎儿出现肾盂扩张，出现肾盂扩张的胎儿发生 21- 三体综合征的风险为 3.3%。轻度肾盂扩张与 21- 三体综合征的关系已确立，但作为独立的超声软标志其灵敏度和特异度不高。这里存在一个共识，即在没有其他异常的情况下，孤立性胎儿肾盂扩张并非是进行核型分析的理由。Odibo等的研究报道，32周以后APD＜7mm是预测胎儿出生后结果正常的最佳阈值，APD≥7mm对预测肾盂扩张具有较高的灵敏度和特异性。有学者研究得出的结论是，APD扩张大于4mm，在33周后扫查可自发消退，不需要进行不必要的出生后检查。

（七）单脐动脉

（1）定义　单脐动脉（single umbilical artery，SUA）指无论是游离段脐带还是胎儿膀胱两侧脐动脉位置，只有1条脐动脉，是常见的胎儿先天异常之一。SUA发病率为0.5%～1.0%（图13-26、图13-27）。

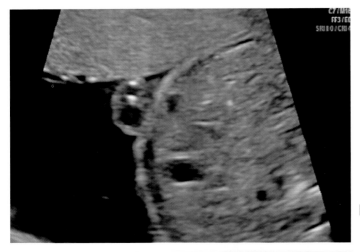

图13-26　单脐动脉儿横切呈"吕"字形

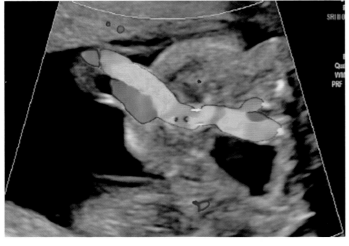

图13-27　单脐动脉膀胱两侧彩色血流

（2）临床意义　胎儿单纯单脐动脉染色体异常发生率为2.56%，合并其他异常时发生率高达41.6%。在双胎中出现SUA，非整倍体畸形发生率较高。当发现胎儿SUA时应系统筛查以排除宫内生长发育迟缓和其他畸形，若单纯性SUA则常规筛查即可。

（八）胸腔积液

（1）定义　超声图像上，胸腔积液（pleural effusion）表现为围绕肺周的无回声液体。胸腔积液可能是单侧的也可能是双侧的，很少出现。

（2）临床意义　它的出现增加了非整倍体疾病的患病风险，包括21-三体综合征。它通常代表淋巴积液，但也可作为胎儿水肿的组成部分而出现。如果是后者的话，尤其是囊状淋巴管瘤的出现，则异常的非整倍体最可能为X单体型。

（九）手指畸形

在非整倍体胎儿中我们通常可以看见不同程度的手指畸形（finger deformities）。21-三体综合征胎儿通常显示为第五根手指的中间指骨发育不全，这便导致第五根手指转向第四根手指，并可能与第四根手指重叠（向内弯曲）。在18-三体综合征和13-三体综合征胎儿中第五根手指向内弯曲更明显和常见，第二根手指也可以向内弯曲与第三指重叠（图13-5）。此外，在18-三体综合征中另一种手指异常也时常出现，即屈曲指，屈曲挛缩手指通常在近端指关节。因此，在超声中18-三体综合征胎儿的手并不像典型胎儿的手那样完全打开。

（十）长骨短小

（1）定义　肱骨或股骨长度＜2个标准差，即长骨偏短＜5%定义为长骨短小（shortness of long bone）。

（2）临床意义　长骨缩短与染色体异常特别是21-三体综合征风险增加有关；且短肱骨比短股骨对21-三体综合征风险评估更有意义。

孕早期筛查结果正常的中孕期超声软标志的意义有限，但是它们也可以轻度增加唐氏综合征的检出率。当孕中期超声筛查时，发现任何一个软标志或者是任意两个软标志同时存在时，对于患有综合征风险的孕妇，NIPT是一种可行性选择。结构正常的整倍体（或者推测是整倍体）胎儿中的软标志与不良妊娠结局的相关性很弱。特定软标志的妊娠随访是有必要的，但是这些妊娠的结局和长期的结局一般都是好的。尽管NIPT已被广泛运用，但是孕早期和孕中期超声筛查依然是非整倍体、结构异常和妊娠并发症筛查的有力工具。

参考文献

[1] Smith-Bindman Rebecca，Chu Philip，Goldberg James D.Second trimester prenatal ultrasound for the detection of pregnancies at increased risk of Down syndrome.P renat Diagn，2007，27：535-544.

[2] Stefanovic Vedran.Soft markers for aneuploidy following reassuring first trimester screening what should be done. Current opinion in obstetrics & gynecology，2015，V27N2：151.

[3] Du Yan，Ren Yunyun，Yan Yingliu，Cao Li.Absent fetal nasal bone in the second trimester and risk of abnormal karyotype in a prescreened population of Chinese women.Acta Obstet Gynecol Scand，2018，Feb：97（2）：180.

[4] Ginsberg Yuval，Khatib Nizar，Weiner Zeev，Beloosesky，Ron，Bronshtein Moshe.The recurrence of sonographic 'soft markers'：ominous sign or 'just' genetics？Prenat Diagn，2017，V37N5：469.

[5] 谢红宁.胎儿临界性侧脑室增宽的临床意义.中国产前诊断杂志（电子版），2015，7（2）：14.

[6] Norton Mary E M D.Follow-up of sonographically detected soft markers for fetal aneuploidy.Semin Perinatol，2013，V37N5：365.

[7] Ting Yuen Ha，Lao Terence T，Lau Tze Kin，Chung Man Kin，Leung Tak Yeung.Isolated absent or hypoplastic nasal bone in the second trimester fetus：is amniocentesis necessary？ J Matern Fetal Neonatal，Med，2011，V24N4：555.

第十四章　彩色多普勒超声检测胎儿血流参数

第一节　胎盘－胎儿循环解剖特点及血流动力学

一、病因学

胎儿心脏发育畸形是我国发病率较高的出生缺陷疾病，占我国出生婴儿的 0.8% ～ 1.2%，是新生儿死亡的主要原因之一。胎儿循环与成人循环相比有其特殊性。了解正常胎盘-胎儿循环解剖特点，有助于理解胎儿期心脏疾病的病理生理特点，预测疾病进展和预后。

二、解剖和生理学

胎儿循环有赖于子宫-胎盘循环。螺旋动脉由母体子宫动脉发出，为子宫-胎盘循环中母体的终端动脉，其通过胎盘与胎儿循环相连接，将母体中的氧气及营养物质转运给胎儿，以保障胎儿的正常生长发育。

妊娠期，胎盘循环保持较低阻力是胎儿氧气和养料正常交换的重要前提和保障。在妊娠第 4 ～ 6 周，绒毛膜外滋养细胞从胎盘迁移侵入螺旋动脉，使螺旋动脉的内皮细胞凋亡，肌层部分消失，逐渐将螺旋动脉转化为缺乏收缩特性的高速、低阻力管道，由此使螺旋动脉得以持续、平稳、充足地将母体的动脉血供给胎盘绒毛间隙，增加胎盘的血流，保持胚胎发育。胎儿血液在胎盘绒毛间隙内进行物质交换后，富含营养物质与氧气的血液经脐静脉进入胎儿，并分为三部分，其中大部分经静脉导管直接回流入下腔静脉；剩余的血液中一部分经门静脉汇合并回流入肝静脉，另一部分由脐静脉直接入肝并汇合入肝静脉，后两部分血液由肝静脉再汇入下腔静脉。所以下腔静脉内既含有来自脐静脉的氧含量较高的血液，也有来自胎儿下肢以及盆、腹腔器官的含氧低的血液。来自静脉导管的血流大部分快速通过下腔静脉，经卵圆孔进入左心房，然后依次通过二尖瓣、左心室、主动脉瓣后，进入升主动脉，通过主动脉弓将相对富氧的血经冠状动脉、颈动脉、锁骨下动脉供应给心肌、脑部和胎儿上半身使用，仅有一小部分经主动脉峡部流入降主动脉。而来自上腔静脉的低氧血和下腔静脉内非静脉导管来源的血液一同流入右心房，经三尖瓣、右心室、肺动脉瓣流入肺动脉；这其中仅有20%的肺动脉血供应肺实质，其余大部分的肺动脉血经动脉导管进入降主动脉，成为组成降主动脉血流量的主要部分，主要为躯干、内脏器官及下肢供血。从胎儿回来的血液经两条脐动脉进入胎盘循环，这样周而复始。不同于成人的串联循环，胎儿循环可以被认为是并联循环，有三处重要的"分流"，分别是静脉导管、卵圆孔和动脉导管。这些"分流"结构存在的目的主要是保证大脑、冠脉、上肢主要由来自左心室氧含量相对高的血液进行灌注，而胎儿下半身主要由流经右心室的低氧血进行灌注。

三、正常胎儿血流动力学特点及超声图像特征

（1）静脉导管　静脉导管是一条无分支的、连接于脐静脉和下腔静脉之间的血管，外形似"喇叭"状或"沙漏"状，长1～2cm。静脉导管与肝静脉一起汇入下腔静脉，然后进入右心房。静脉导管入口处内径较窄，血管壁内有平滑肌纤维束，其作用为保持静脉导管内高速血流，彩色多普勒为明亮的血流信号。有研究表明，约有50%的脐静脉血进入静脉导管。正常的静脉导管血流频谱为三相波，分为代表心室收缩期的S波、心室舒张被动充盈期的D波以及心房收缩期的A波（图14-1）。正常情况下，S、D和A波均为正向，当出现A波接近基线甚至出现反向时，提示胎儿可能宫内缺氧、心脏功能受损、右心负荷过大，静脉回流障碍。孕早期出现静脉导管A波反向，若同时伴有颈项透明层增厚和三尖瓣反流，则提示染色体可能异常。

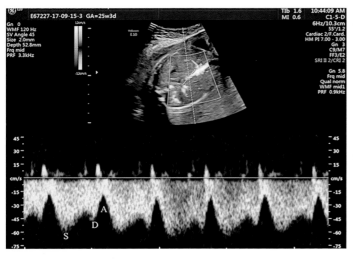

图14-1　正常胎儿孕中期静脉导管多普勒超声频谱。S为收缩期波；D为舒张期被动充盈波；A为心房收缩期波

（2）下腔静脉　正常情况下，两侧髂总静脉汇合成下腔静脉，在膈下与静脉导管及肝静脉汇合后，经横膈的腔静脉裂孔进入右心房。正常下腔静脉血流频谱也由三相波组成，S、D及A波，血流速度较低。由于直接与心房相连，且腔静脉壁较薄，A波通常反向（图14-2）。当心脏出现结构、功能以及心律异常时，A波反向速度可能增加。

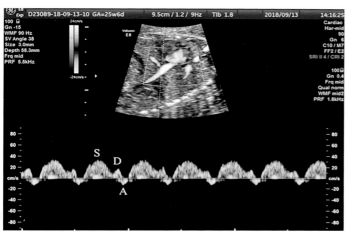

图14-2　正常胎儿孕中期下腔静脉多普勒超声频谱。S为收缩期峰值；D为舒张期，被动充盈峰值；A为心房收缩期峰值

（3）肺静脉　正常情况下，四条肺静脉由心房后上侧汇入左心房。肺静脉的扫查受到孕妇体型、孕周、胎位等多方面影响，二维超声管腔不易显示，彩色多普勒超声联合超声能量多普勒技术E-flow及HD-flow等可较好显示胎儿四条肺静脉。正常胎儿肺静脉频谱为三相波，由于胎儿期左心房压力相对较小、肺循环阻力较大，肺静脉频谱形态与静脉导管相似，整个心动周期内均为前向血流（图14-3）。由于胎儿肺静脉直接与左心房相连，所以A波从一定程度上代表了左心房的压力。当前负荷增加心房压力增高时，A波可能接近基线，甚至反向。

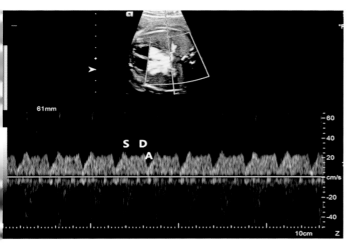

图14-3　正常胎儿孕中期肺静脉多普勒超声频谱。S为收缩期波；D为舒张期波；A为心房收缩波

（4）脐静脉　脐静脉收集由胎盘交换来的富含氧及营养的血液，在脐带内螺旋进入胎儿腹腔，一般与两条脐动脉伴行。脐静脉测量需选择腹腔段，血流频谱为无搏动性的正向血流（图14-4），在孕13周之前脐静脉可以有搏动性，这是因为滋养细胞尚未完全浸润螺旋动脉、低阻力胎盘循环尚未发育完全。在孕中以及孕晚期，脐静脉正常无搏动性，若出现搏动，通常是病理性的，提示胎盘血管阻力增大。但这种搏动与胎儿呼吸运动所产生的轻度的正弦样波动不同，后者无明确临床意义。

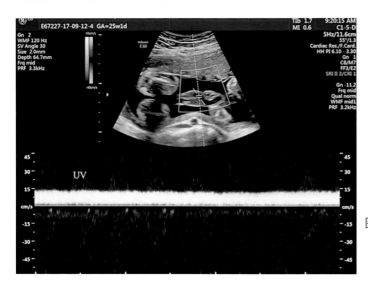

图14-4　正常胎儿孕中期脐静脉多普勒超声频谱。UV为脐静脉

（5）脐动脉　通常脐动脉循环是低阻循环（图14-5）。脐动脉频谱反映了胎盘循环的阻力状态。因为胎盘成熟过程中三级绒毛数量增加，所以舒张末期血流量随孕周增加而增多。脐动脉循环出现舒张期血流缺失或反向是胎盘受损的晚期表现，与胎盘动脉闭塞相关，另外也与严重的胎儿生长受限和羊水过少有关。对疑似胎儿生长受限的孕妇进行脐动脉多普勒血流检查有助于评估胎儿一般状态，降低围生期死亡率。脐带的任何部位都可获得脐动脉多普勒频谱，虽然同一脐带不同解剖位置的多普勒血流参数值存在些许差异，但在临床实践中这种差异通常没有显著性。为了保证多普勒测量的一致性和可比性，2013年，ISUOG推荐在脐动脉的游离段进行多普勒测量。

（6）大脑中动脉　大脑中动脉多普勒频谱在该血管近1/3段获得，即大脑动脉环的起始端，在这个部位多普勒的测量重复性最好。注意测量时，超声声束和血流之间的夹角尽可能接近于0°。正常的大脑中动脉频谱相对呈高阻力状态，其阻力高于脐动脉（图14-6）。胎儿在缺氧代偿状态下，会发生血流再分布，供应胎儿心、脑等重要脏器的血管扩张，阻力下降，血流量增加；而外周循环和胎盘循环的血管收缩，阻力增加，血流量减少。这种血流再分布现象也称为脑保护效应，在胎儿适应缺氧环境中发挥主要作用。所以大脑中动脉频谱形态可以间接反映胎儿缺氧的严重程度。

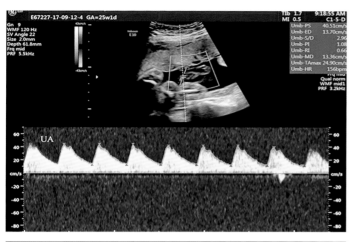

图14-5　正常胎儿孕中期脐动脉多普勒超声频谱。UA为脐动脉

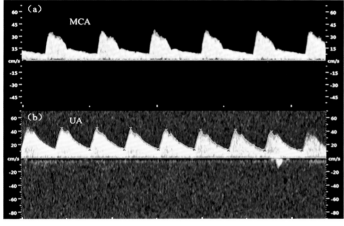

图14-6　正常胎儿孕中期大脑中动脉及脐动脉多普勒超声频谱。（a）为正常大脑中动脉血流频谱；（b）为正常脐动脉血流频谱。MCA为大脑中动脉；UA为脐动脉

（7）卵圆孔　胎儿期卵圆孔是沟通左、右心房的生理性通道，是胎儿"并联"循环中的重要交通，血流方向为右向左。同时卵圆孔瓣和卵圆孔缘起到了"瓣"的作用，对来自下腔静脉的血流进行引导，使静脉导管和肝左静脉的血液能优先进入左心房。

（8）动脉导管　动脉导管是连接主动脉与肺动脉干的大血管。胎儿期由于肺循环阻力高，大部分右心心排血量不经肺组织，而经动脉导管进入降主动脉，进入下半身。有研究表明，收缩期动脉导管内血流速度是胎儿心血管系统内流速最高的，并且随胎龄增加，流速也增加。

四、临床价值

多普勒超声技术是评价胎儿心血管血流动力学变化的重要手段，孕期监测胎儿血流动力学变化对于判断胎儿预后和干预效果有重要意义。

第二节 胎儿宫内缺氧时血流动力学改变及超声监测要点

一、病因学

胎儿宫内缺氧可引起胎儿低氧血症、酸中毒及生长受限，出现一系列血流动力学及代谢改变，并可能危及生命，是导致围生期死亡及神经系统后遗症的重要原因。凡影响胎儿和母体间气体交换的因素都可引起胎儿宫内缺氧，主要包括以下四方面因素，分别是母体因素、胎儿因素、脐带和胎盘因素以及产程异常。

二、病理解剖和生理学

不同因素引起的胎儿宫内缺氧其病理解剖和生理学有所不同。

（1）母体因素　母体血液中含氧量不足是造成胎儿缺氧的重要原因，导致母体血液中含氧量不足的原因包括妊娠期高血压、慢性肾炎所致的微小动脉供血不足、重度贫血、肺心病所致的红细胞携氧不足以及急性失血。

（2）胎儿因素　胎儿先天性心脏畸形可以使胎儿本身循环血量不足，导致没有足够的血流量在胎盘进行气体交换，从而导致胎儿缺氧。而当胎儿血液系统中的血红蛋白携氧能力减低时，也可造成胎儿缺氧。

（3）脐带和胎盘因素　脐带是连接胎儿和胎盘的重要结构，负责运送血液、氧气以及营养物质。当胎儿存在脐带过短或过长，脐带缠绕、打结及扭曲，脐带血肿或阻塞以及脐带脱垂等脐带发育异常或病变时，会影响胎儿氧气的输送，造成胎儿宫内缺氧。胎盘是胎儿与母体之间物质交换的重要器官，胎儿依靠胎盘从母体获得氧气。当出现胎盘位置、形态异常以及胎盘病理性改变时，也会导致胎儿缺氧。

此外，产程异常也可导致胎儿缺氧。

三、临床特征

当胎儿处于急性宫内缺氧的状态下，例如出现脐带缠绕打结、胎盘早剥或是产程异常等情况，胎心率的改变是首先出现的症状，胎心率可能会大于160次/分或小于120次/分；其次还会出现羊水浑浊和胎动异常。

当胎儿处于慢性宫内缺氧的状态下，例如母体患有妊娠期高血压疾病、重度贫血等全身性疾病引起胎盘功能减退，或是胎儿因为先天性心脏畸形或患有携氧能力减低的血液性疾病时，随着胎儿慢性缺氧时间的延长，会造成胎儿宫内窘迫、酸中毒、水肿以及生长发育受限等，甚至出现胎儿宫内死亡。

　　判断胎儿宫内缺氧的血流动力学常用指标包括大脑中动脉及脐动脉的S/D比值、阻力指数、搏动指数、大脑中动脉与脐动脉的搏动指数比值以及静脉导管、脐静脉和子宫动脉血流频谱形态的变化。当出现胎儿宫内缺氧时，脐动脉舒张期血流降低、消失甚至倒置，S/D、阻力指数、搏动指数升高（图14-7）；大脑中动脉舒张期血流速度增加，阻力指数、搏动指数降低，产生"脑保护效应"（图14-8），大脑中动脉和脐动脉的搏动指数比值小于1。静脉导管A波流速降低、消失甚至倒置；脐静脉血流出现搏动；子宫动脉血流频谱持续出现切迹。但不能单纯凭子宫动脉频谱有切迹就认为存在异常子宫循环，还应同时观察其搏动指数，若超过相应孕周正常搏动指数均数加减二倍标准差，则可能为异常，提示有缺氧可能。

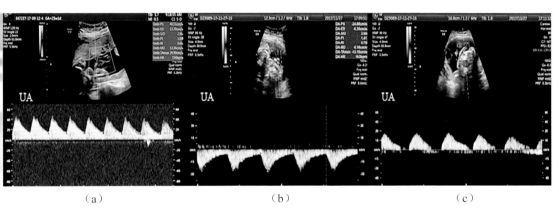

（a）　　　　　　　　　　　（b）　　　　　　　　　　　（c）

图14-7　胎儿中孕期脐动脉多普勒超声频谱。（a）正常胎儿脐动脉血流频谱；（b）胎儿宫内缺氧状态下，脐动脉舒张期血流降低；（c）胎儿宫内缺氧状态下，脐动脉舒张期血流消失。UA为脐动脉

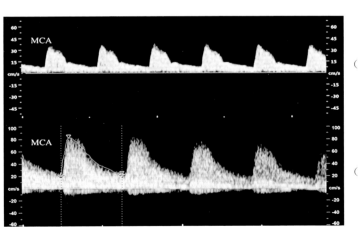

（a）

（b）

图14-8　胎儿中孕期大脑中动脉多普勒超声频谱。（a）正常胎儿大脑中动脉血流频谱；（b）胎儿宫内缺氧状态下，大脑中动脉舒张期血流增加。MCA为大脑中动脉

对胎儿心血管功能及血流动力学进行综合评估，可预测胎儿宫内缺氧的预后情况。有学者提出了胎儿心功能和血流动力学的综合评分体系。体系中涉及五项评估内容，正常每项内容2分，总评分10分，若有异常则对应减分。

① 胎儿水肿情况：当出现胸、腹腔以及心包积液时减1分，出现皮肤水肿时减2分。

② 静脉导管和脐静脉的静脉多普勒频谱：当静脉导管频谱异常时减1分，当脐静脉出现搏动时减2分。

③ 心脏大小：当心胸面积比在0.35～0.50之间时减1分，当心胸面积比小于0.20或大于0.50时减2分。

④ 心脏功能：当出现全收缩期三尖瓣反流以及左心室或右心室短轴缩短率小于0.28时减1分，当出现全收缩期二尖瓣反流以及二尖瓣或三尖瓣血流频谱单峰时减2分。

⑤ 脐动脉多普勒频谱：当舒张末期血流消失时减1分，当舒张末期血流反向时减2分。若评分≤5分，提示胎儿预后差，围生期死亡率极高。

四、典型病例超声图像特征及诊断要点

① 胎儿脐动脉血流频谱显示舒张期血流速度降低，S/D、阻力指数、搏动指数升高（图14-9）。

② 大脑中动脉舒张期血流速度增加，血流频谱阻力降低，大脑中动脉和脐动脉的搏动指数比值小于1（图14-9）。

③ 脐静脉血流出现搏动。

④ 胎儿胸腔、腹腔积液（图14-10）。

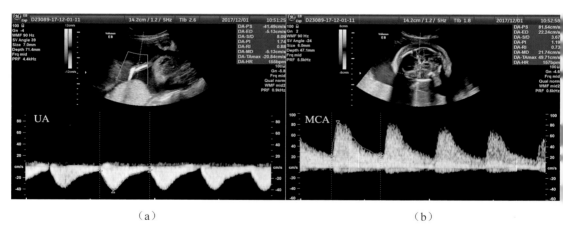

（a）　　　　　　　　　　　　　　　（b）

图14-9　宫内缺氧胎儿脐动脉及大脑中动脉多普勒超声频谱。（a）脐动脉血流频谱呈高阻状态，S/D增大；（b）大脑中动脉血流频谱阻力降低，大脑中动脉与脐动脉搏动指数比值小于1。MCA为大脑中动脉；UA为脐动脉

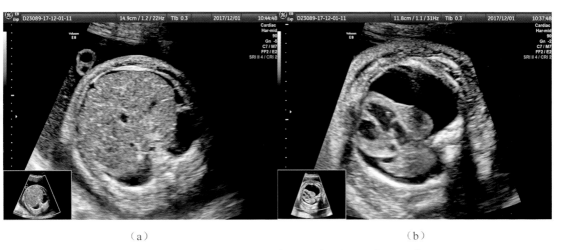

（a）　　　　　　　　　　　　　　　　　　　　（b）

图 14-10　宫内缺氧胎儿胸、腹腔积液。（a）腹腔积液；（b）胸腔积液

⑤ 胎儿心脏功能和血流动力学综合评分6分。

五、超声图像鉴别诊断

　　需要对胎儿呼吸运动造成的脐静脉正弦运动与脐静脉病理性搏动相鉴别。脐静脉在孕8周前若出现搏动尚属正常，13周以后若出现搏动，则为病理性搏动，提示有缺氧可能。静脉导管偶然出现A波降低或反向可能和胎儿打嗝、运动或房性期前收缩有关，并不一定是处于缺氧状态。早孕期正常子宫动脉频谱可见切迹；随着孕周增加，切迹会随之消失，而在孕中晚期，若子宫动脉频谱切迹持续存在，则可能存在子宫循环异常，提示缺氧可能，所以在超声检测时应加以鉴别，以免误诊。另外，对血流动力学指标的检测不能仅凭一次检查异常就下结论，应该动态监测，且一定要运用多项指标和胎儿心功能和血流动力学评分体系进行综合评估，从而更准确预测妊娠可能的结局。

六、临床价值

　　胎儿宫内缺氧是导致胎儿窘迫、新生儿窒息以及围生儿死亡的重要原因之一，也可能对活产儿神经系统、智力发育产生不可逆的后遗症。因此早期发现、及时治疗是改善胎儿预后、降低围生儿病死率的关键。超声可对胎儿宫内缺氧时的血流动力学改变进行实时动态监测，可较敏感检出胎儿有无宫内乏氧及严重程度，尤其是超声多普勒血流频谱形态改变更具有诊断价值。

参考文献

[1] Pijnenborg R，Vercruysse L，Hanssens M. The uterine spiral arteries in human pregnancy：facts and controversies. Placenta，2006，27：（9-10）：939-958.

[2] Everett T R, Lees C C. Beyond the placental bed：placental and systemic determinants of the uterine artery Doppler waveform. Placenta，2012，33（11）：893-901.

[3] Chaoui R，Heling K S，Karl K. Ultrasound of the fetal veins part 1：the intrahepatic venous system. Ultraschall Med，2014，35（3）：208-228.

[4] Hecher K，Campbell S，Doyle P，Harrington K，Nicolaides K. Assessment of fetal compromise by Doppler ultrasound investigation of the fetal circulation. Arterial，intracardiac，and venous blood flow velocity studies. Circulation，1995，91（1）：129-138.

[5] Bhide A，Acharya G，Bilardo C M，Brezinka C，Cafici D，Hernandez-Andrade E，Kalache K，Kingdom J，Kiserud T，Lee W，Lees C，Leung K Y，Malinger G，Mari G，Prefumo F，Sepulveda W，Trudinger B. ISUOG practice guidelines：use of Doppler ultrasonography in obstetrics. Ultrasound Obstet Gynecol，2013，41（2）：233-239.

[6] Society for Maternal-Fetal Medicine Publications C，Berkley E，Chauhan S P，Abuhamad A. Doppler assessment of the fetus with intrauterine growth restriction. Am J Obstet Gynecol，2012，206（4）：300-308.

[7] Mari G，Abuhamad A Z，Cosmi E，Segata M，Altaye M，Akiyama M. Middle cerebral artery peak systolic velocity：technique and variability. J Ultrasound Med，2005，24（4）：425-430.

[8] Yagel S，Kivilevitch Z，Cohen S M，Valsky D V，Messing B，Shen O，Achiron R. The fetal venous system，Part Ⅱ：ultrasound evaluation of the fetus with congenital venous system malformation or developing circulatory compromise. Ultrasound Obstet Gynecol，2010，36（1）：93-111.

[9] Prior T，Kumar S. Expert review-identification of intra-partum fetal compromise. Eur J ObstetGynecolReprod Biol，2015，190（1）：1-6.

[10] Wieczorek A，Hernandez-Robles J，Ewing L，Leshko J，Luther S，Huhta J. Prediction of outcome of fetal congenital heart disease using a cardiovascular profile score. Ultrasound Obstet Gynecol，2008，31（3）：284-288.

[11] 中国医师协会超声医师分会. 中国胎儿心脏超声检查指南. 北京：人民卫生出版社，2018.

第十五章 胎儿附属物异常的超声诊断

第一节 胎盘异常

一、前置胎盘

（一）病因学

前置胎盘发生率0.20% ～ 1.57%，其中85% ～ 90%为经产妇。病因目前尚不清楚，可能与子宫内膜病变、受精卵发育迟缓、胎盘面积过大、多次妊娠、多次人工流产、多次刮宫操作及剖宫产手术等有关。

（二）病理解剖与生理学

妊娠28周后，胎盘附着于子宫下段，胎盘下缘达到或覆盖宫颈内口。

临床按胎盘与子宫颈内口的关系，将前置胎盘分为以下四种类型。

（1）完全性前置胎盘或中央性前置胎盘　宫颈内口全部为胎盘组织覆盖。

（2）部分性前置胎盘　宫颈内口部分为胎盘组织覆盖。

（3）边缘性前置胎盘　胎盘附着于子宫下段，达子宫颈内口边缘，不超越宫颈内口。

（4）胎盘低置　胎盘下缘距宫颈内口2cm以内。

（三）临床特征

妊娠晚期发生无诱因无痛性阴道出血是前置胎盘典型的临床特征。由于反复多次或大量阴道流血，患者可出现贫血貌、脉搏微弱增快。出血严重者可出现血压下降，孕妇休克表现，胎儿发生缺氧，甚至胎死宫内。

（四）典型病例超声图像特征及诊断要点

妊娠28周以后超声测量胎盘下缘距宫颈内口的距离。

① 胎盘下缘达子宫颈内口边缘，不超越宫颈内口，为边缘性前置胎盘（图15-1）。

② 宫颈内口部分为胎盘组织覆盖，为部分性前置胎盘（图15-2）。

③ 胎盘下缘完全覆盖宫颈内口，为完全性前置胎盘（图15-3）。

妊娠<16周不考虑前置胎盘的诊断。在16～24周检查时发现胎盘下缘距离宫颈内口：>20mm正常；<20mm为低置状态。覆盖宫颈内口为前置状态，可建议妊娠32周复查。

应注意，胎盘下缘距宫颈内口距离可随孕妇膀胱充盈程度不同而发生显著变化。临床评估胎盘位置通常是排尿后，建议超声测量选择排尿后经会阴或阴道检查。

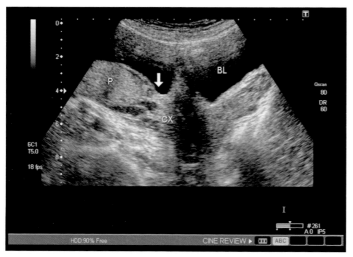

图15-1　箭头示胎盘下缘达宫颈内口边缘

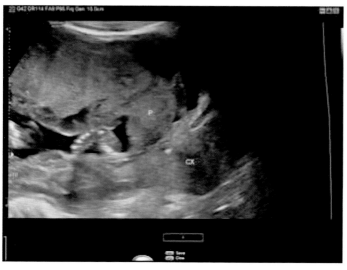

图15-2　前置胎盘下缘部分覆盖宫颈内口

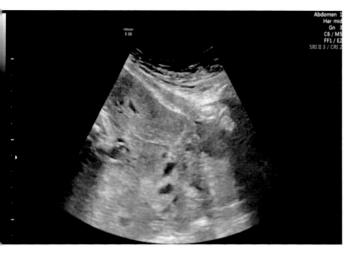

图 15-3　胎盘完全覆盖宫颈内口

（五）超声图像鉴别诊断

前置胎盘易与宫颈内口上方的血肿混淆，通常血肿内没有胎盘组织的血流信号。当子宫下段局限性收缩时，胎盘与宫颈内口的距离发生改变，需要宫缩峰消失后检查确认。膀胱过度充盈，将子宫下端拉长，会影响胎盘位置的判断。

前置胎盘并发植入性胎盘时，胎盘后方子宫壁肌层低回声带变薄或消失，严重时穿透肌层侵及膀胱，超声可见胎盘陷窝内血流丰富，达浆膜层。

（六）临床价值

超声是孕期首选检查手段，从早孕开始就可监测胎盘着床位置，显示子宫壁、胎先露、胎盘和子宫颈的关系，并随着孕周的增加，观察胎盘的迁移，明确前置胎盘诊断。

二、胎盘早剥

（一）病因学

胎盘早剥与血管病变、机械性因素损伤子宫、子宫静脉压突然升高相关，其次与吸烟、胎膜早破、滥用可卡因、孕妇年龄及产次等因素有关。

（二）病理解剖与生理学

胎盘早剥主要病理改变是底蜕膜出血并形成血肿，使胎盘从附着处分离。按病理分为三种类型：显性剥离或外出血、隐性剥离或内出血、混合型出血。

（三）临床特征

轻型胎盘早剥的剥离面通常不超过胎盘的1/3。主要症状为阴道流血，可伴有轻度腹痛或腹痛不明显，贫血体征不显著。腹部检查：子宫软，宫缩有间歇，子宫大小与妊娠周数相符，胎位清楚，胎心率多正常。产后检查胎盘，可见胎盘母体面上有凝血块及压迹（图15-4）。

重型胎盘早剥的剥离面超过胎盘的1/3，同时有较大的胎盘后血肿，主要症状为突发性持续性腹痛，积血越多疼痛越剧烈。严重时可出现休克征象。可无阴道流血或仅有少量阴道流血，贫血程度与外出血量不相符。腹部检查：触诊子宫硬如板状，有压痛，尤以胎盘附着处最明显。胎位触不清楚。若胎盘剥离面超过胎盘的1/2或以上，胎心已消失。

（四）典型病例超声图像特征及诊断要点

（1）典型胎盘早剥 超声表现为胎盘明显增厚＞5cm，胎盘实质回声不均匀（图15-5），胎盘血肿显示为增厚的胎盘实质内或后方见混合回声包块。

（2）不典型胎盘早剥 超声表现为胎盘与宫壁间较小的圆形低或无回声，甚至在胎盘与宫壁间仅见窄带状、眉笔样的低或无回声，与宫壁分界欠清晰；表现胎盘局部增厚或胎盘弥漫性增厚，回声均匀增强，与肌壁间未见异常回声；部分胎膜与宫壁分离，胎膜下见无回声。

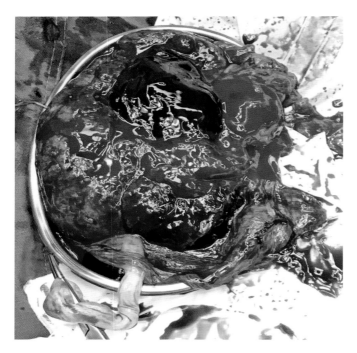

图15-4 产后胎盘剥离面显示血肿

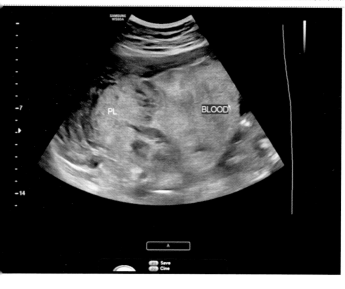

图 15-5　典型胎盘早剥超声表现。
PL 为胎盘；BLOOD 为
胎盘后血肿

（五）超声图像鉴别诊断

对无痛性阴道出血者，超声检查需要与前置胎盘鉴别，通过确定胎盘下缘与宫颈内口的关系，排除前置可能，再观察胎盘母体面有无异常回声。

发生于分娩过程中的先兆子宫破裂，常出现强烈宫缩、下腹疼痛拒按、烦躁不安、少量阴道流血、有胎儿窘迫征象等。临床表现与重型胎盘早剥较难区别。超声检查可发现子宫病理缩复环，而胎盘母体面无异常。

胎膜下积血需鉴别为边缘血窦破裂还是胎盘早剥所致。

（六）临床价值

当孕妇出现不明原因出血时，通过超声检查不仅可以准确观察胎盘的位置，同时可以检出胎盘母体面是否存在无回声或不规则的强回声团。部分胎盘早剥声像图不典型，仅显示胎盘增厚，需结合临床诊断。超声早期诊断胎盘早剥，可降低围生儿死亡率，有利于减少并发症，提高母婴生活质量。

三、胎盘植入

（一）病因学

胎盘植入常见于子宫内膜创伤性损伤、炎性损伤或瘢痕形成之后。目前认为人流术和剖宫产术是导致胎盘植入的重要原因。其次产褥感染、前置胎盘、高龄也是导致胎盘植入的高危因素。

（二）病理解剖与生理学

正常胎盘与子宫肌层之间隔着子宫内膜，内膜本身可以阻止胎盘上绒毛膜细胞的入侵，但当子宫内膜受伤时，胎盘便有可能直接侵入子宫肌层，称之为植入性胎盘，常发生于孕早期。胎盘植入是产科严重的并发症之一，可导致产妇大出血、休克、子宫穿孔、继发感染，甚至死亡。

胎盘植入的类型三种：① 粘连性胎盘指绒毛直接附着于子宫肌层；② 植入性胎盘指绒毛侵入部分子宫肌层；③ 穿透性胎盘指绒毛侵入子宫肌层并穿透子宫肌壁直达浆膜，可造成子宫破裂。

（三）临床特征

胎盘植入在产前缺乏典型的临床表现、体征及实验室指标。只有到胎儿分娩后、胎盘剥离出现困难时才能确认。

（四）典型病例超声图像特征及诊断要点

① 胎盘增厚，胎盘内血池异常丰富，表现为大小不等、形态不规则的无回声区，内见云雾状回声，称为"胎盘陷窝"或"硬干酪"（图15-6）。

② 胎盘附着处出现子宫局部向外生长的包块。

③ 胎盘后间隙消失，胎盘下肌层局部菲薄甚至消失，有时仅见浆膜层线状高回声；严重时，子宫浆膜层线状高回声消失。

④ 彩色多普勒血流显示胎盘陷窝内血流丰富（图15-7）甚至穿透子宫肌壁直达浆膜，宫旁血管扩张。

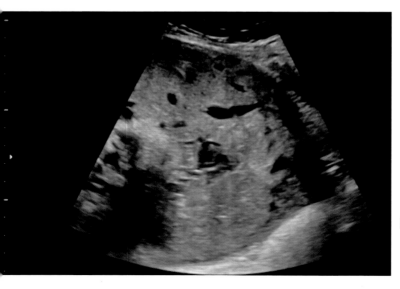

图15-6　完全性前置胎盘，胎盘内"硬干酪"现象

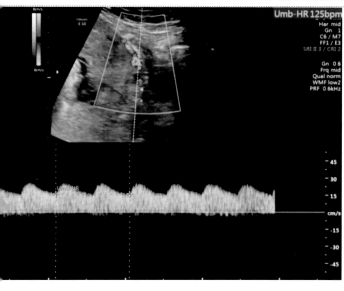

图 15-7　绒毛血流侵蚀至浆膜层

（五）超声图像鉴别诊断

植入性胎盘注意与单纯性前置胎盘鉴别。前者胎盘后间隙消失或肌层变薄<2mm，后者胎盘后方子宫肌层低回声带及胎盘厚度在正常范围。

（六）临床价值

由于胎盘植入在产前缺乏典型的临床表现、体征及实验室指标，对有高危因素的产妇，产前彩色多普勒超声筛查是必要的。

四、胎盘血管瘤

（一）病因学

胎盘血管瘤又称胎盘绒毛膜血管瘤，是一种良性非滋养层肿瘤。

（二）病理解剖与生理学

肿瘤多生长在胎盘表面，大小不一，常并发羊水过多、妊娠高血压综合征、低体重儿、早产。

（三）临床特征

本病属良性血管畸形，临床上多数无症状。因合并症较多，明确诊断后应密切监护。

（四）典型病例超声图像特征及诊断要点

① 多表现为边界清楚的圆形或类圆形肿块（图15-8）。

② 位置常邻近脐带入口，近绒毛膜表面。

③ 内部以低回声或蜂窝状无回声较多见，少数显示为强回声，可能与肿瘤内部出血、梗死、纤维化等病理变化相关。

④ 肿瘤较大者常合并羊水过多、胎儿水肿、胎儿宫内发育迟缓。

⑤ 彩色多普勒可显示肿瘤内部血流丰富。

⑥ 胎儿宫内窘迫可通过脐动脉血流参数评价。

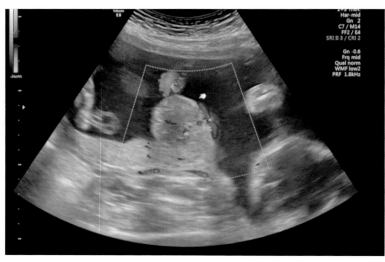

图15-8　胎盘边缘靠绒毛膜表面
类圆形结节，血流丰富
（淮南市中医院提供）

（五）超声图像鉴别诊断

通过彩色多普勒显示的丰富血流，可与胎盘血肿、绒毛膜下纤维蛋白沉积、部分性葡萄胎鉴别，妊娠期子宫肌瘤变性发生位置在肌层或浆膜下，与胎盘不相关。

（六）临床价值

超声检出胎盘绒毛膜血管瘤，应密切观察其对胎儿发育及循环方面的影响，降低围生期的死亡率。

五、胎盘畸胎瘤

（一）病因

胎盘畸胎瘤是一种罕见的非滋养细胞来源的胎盘肿瘤。

（二）病理解剖与生理学

胎盘畸胎瘤位于羊膜与绒毛膜间，与胎盘呈蒂状相连，蒂部可见血管结构，肿瘤表面有胎膜包裹，内部含多种成分组织，如毛发、骨骼、脂肪。

（三）临床特征

无明显临床症状，对孕妇和胎儿发育无影响。

（四）典型病例超声图像特征及诊断要点

① 形态规则，成类圆形或椭圆形，边界清晰，内部回声混杂，为混合性肿块（图15-9），40%有钙化，肿块内常有骨骼强回声团伴声影。具有畸胎瘤的常见声像特征，如毛发油脂形成的发团征、垂柳征等。

② 彩色多普勒显示大多数包块内部无血流信号，但蒂部可见营养血管。

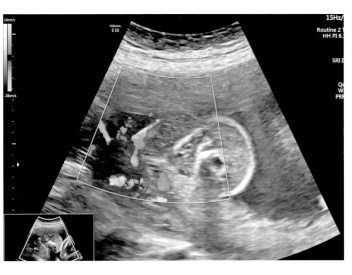

图 15-9　胎盘畸胎瘤，瘤体内见骨骼强回声（亳州市人民医院提供）

（五）超声图像鉴别诊断

需要与无心畸胎相鉴别，无心畸胎有脐带与之相连，且脐带内血管在胎膜下与供血胎儿脐带血管相延续，血流方向与正常胎儿脐带内血流方向相反，而畸胎瘤无上述特征。

（六）临床价值

产前诊断主要依靠彩色多普勒超声，因为无明显的临床症状，所以临床检查不易发现。疾病不影响分娩方式的选择，也不是剖宫产终止妊娠的指征。发现胎盘异常肿物，术后行病理检查时才最终确诊，本病预后良好。

第二节　胎膜异常

一、羊膜绒毛膜未融合

（一）病因学

妊娠14周后，部分羊膜不能贴近绒毛膜，两者之间将存在间隙。

（二）病理解剖与生理学

通常羊膜腔增大较绒毛膜腔更快，羊膜逐渐贴近绒毛膜，两者融合后绒毛膜腔消失，不再显示羊膜。若二者不能贴近，则导致羊膜绒毛膜融合延迟。

（三）临床特征

羊膜绒毛膜融合延迟可能与染色体异常有关。

（四）典型病例超声图像特征及诊断要点

孕14周后显示妊娠囊内纤细的羊膜，与宫壁呈分离状（图15-10）。

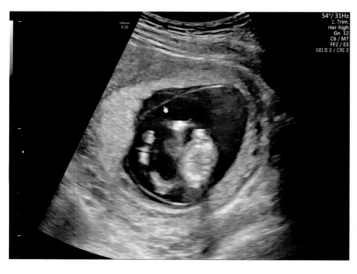

图15-10　羊膜与绒毛膜存在间隙，小手所示为羊膜

（五）超声图像鉴别诊断

与绒毛膜未融合的羊膜较宫腔粘连带纤细，后者张力高，两端与宫壁相连；宫腔内羊膜带游离于羊膜腔内，通常与胎体粘连。

（六）临床价值

早孕期宫腔内纤细带状结构的出现，超声可以初步判断。

二、胎膜剥离

（一）病因学

胎膜剥离与胚胎染色体异常、孕妇外伤、孕期负重、人工流产、内分泌异常、免疫异常及母儿血型不合等相关。

（二）病理解剖与生理学

胎膜剥离又称绒毛膜下血肿，常发生在胎盘边缘的绒毛膜下，此处与宫壁连接不紧密。

（三）临床特征

妊娠期阴道流血。

（四）典型病例超声图像特征及诊断要点

胎盘以外的胎膜与宫壁分离，多位于宫颈内口上方，其后方可见细点状回声，剥离范围无血流信号（图15-11）。

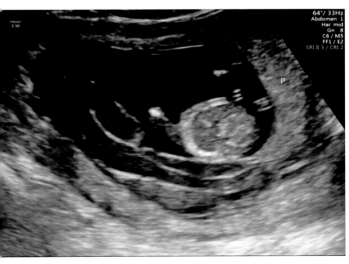

图15-11　胎膜与宫壁分离，显示胎体与宫壁之间细点状回声

（五）超声图像鉴别诊断

羊膜粘连带是由于妊娠早期羊膜囊破裂，羊膜从绒毛膜分离收缩后形成带状，包绕胎体，所粘连部位引起相应的结构畸形。羊膜片是宫腔手术、慢性炎症导致的宫腔粘连。无阴道出血的绒毛膜下血肿与羊膜绒毛膜分离难以鉴别。

（六）临床价值

胎膜剥离是中孕早期导致阴道流血和胎盘早剥甚至流产的重要因素，超声发现胎膜与宫壁之间局限性的无回声，尤其在发生宫颈部位，应提示临床有胎膜剥离的可能。

第三节　羊水过多与过少

一、羊水过多

（一）病因学

妊娠晚期羊水量超过2000mL称羊水过多。

约1/3羊水过多原因不明，称为特发性羊水过多。而2/3羊水过多可能与胎儿畸形、母体妊娠合并症、胎盘异常及某些药物有关。

（二）病理解剖与生理学

羊水是充满于羊膜腔内的液体，不同妊娠时期羊水的来源不同，妊娠早期主要是母体血清经羊膜进入羊膜腔的透析液。胎儿循环形成后，通过未角化的胎儿皮肤可以有水分子渗透。妊娠中期后胎儿尿液成为羊水的主要来源。妊娠晚期时胎肺也是产生和吸收羊水的一个重要途径。正常情况下，羊水量从妊娠16周时约200mL逐渐增加至妊娠34～35周时的980mL，以后逐渐减少，至妊娠40周时减为800mL。

（三）临床特征

妊娠晚期羊水量超过2000mL为羊水过多，分急性羊水过多和慢性羊水过多。

急性羊水过多较少见，表现为子宫短期内明显增大，产生如腹胀、行动不便、不能平卧一系列压迫症状。慢性羊水过多较多见，症状较缓和，无明显不适或仅轻微压迫症状如胸闷、气急，一般可耐受。

（四）典型病例超声图像特征及诊断要点

羊水无回声区异常增大，胎儿活动频繁且幅度较大。超声测量采用以下三种方法。

（1）羊水指数法 将母体腹部以脐为中心分为4个象限，将每个象限羊水池最大垂直深度相加（图15-12）。当四个象限垂直深度相加＞25cm时，即诊断羊水过多。

（2）最大羊水池垂直深度测量法 通常以最大羊水池垂直深度≥8cm为羊水过多的标准（图15-13）。

（3）最大羊水池平面直径及横径测量法 以测量最大羊水池的横径和直径为标准，此方法不常用。

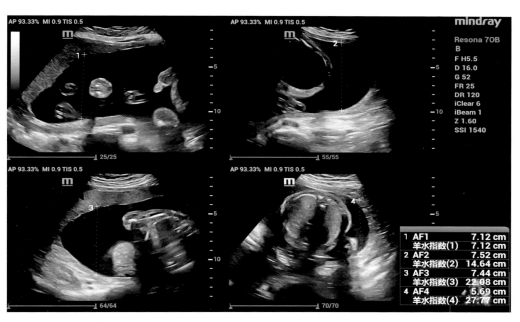

图15-12 羊水指数27.77cm

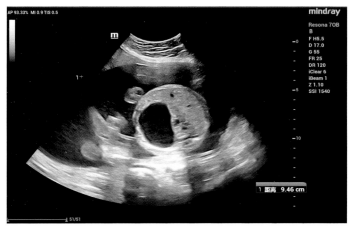

图15-13 胎儿腹膜后囊肿，羊水
最大深度9.46cm

（五）超声图像鉴别诊断

超声发现羊水过多，可以通过对胎儿结构的筛查、胎盘病变、母体妊娠期合并症的分析及用药史，为临床判断羊水过多的原因。

（六）临床价值

超声是诊断羊水过多的重要方法，还能发现一些引起羊水过多的原因，如胎儿畸形，胎盘疾病等。

二、羊水过少

（一）病因学

妊娠足月羊水量少于300mL称羊水过少。

胎儿畸形尤其是泌尿系统畸形，导致尿液生成减少或不能生成，所生成的尿液不能排出或排出减少。尿量减少羊水生成下降，而吸收正常，最后出现羊水过少。

胎盘功能不全、妊娠合并症及某些药物作用可引起羊水过少。

（二）病理解剖与生理学

正常情况下，羊水量是母体、羊水、胎儿三者之间双向交换取得的动态平衡，这种平衡失衡后，羊水的产出减少、丢失增多，将导致羊水过少。

（三）临床特征

孕妇腹围及子宫底高度均小于妊娠月份，胎儿活动受限易受压迫，从而引起胎儿缺氧、胎肺发育不良、特殊的肌肉骨骼畸形。

（四）典型病例超声图像特征及诊断要点

① 最大羊水池垂直深度（AFV）≤2cm为羊水过少，≤1cm为严重羊水过少。

② 羊水指数（AFI）≤8cm时为诊断羊水过少的临界值，若AFI≤5cm则诊断为羊水过少。

③ 胎体体表与宫壁界限不清，胎儿肢体明显聚拢，胎动减少（图15-14）。

（五）超声图像鉴别诊断

羊水过少时不要将脐带无回声血管误认为羊水，彩色多普勒血流显像可帮助区别。在排除胎膜早破的前提下，对胎儿泌尿系统结构进行重点筛查。

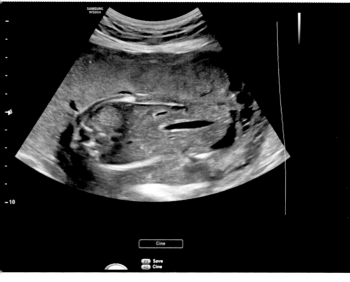

图15-14　胎体周围紧贴宫壁，未
　　　　显示羊水回声

（六）临床价值

　　羊水过少常伴有胎儿的发育畸形，超声检查不仅可以监测羊水量的改变，同时对胎儿结构畸形的筛查也有极其重要的意义。

第四节　脐带异常

一、单脐动脉

（一）病因学

　　单脐动脉是脐带异常中最常见的一种，仅有1条脐动脉和1条静脉，发生率为1%，其中左侧缺失约占70%，右侧缺失约占30%。单脐动脉胎儿病因尚在研究中。

（二）病理解剖与生理学

　　单脐动脉病理机制可能是血栓形成导致一根脐动脉萎缩。单脐动脉干扰了胚胎发育过程中的血液供应，可引起胎儿心血管系统、中枢神经系统、胃肠道、骨骼系统、泌尿生殖系统和胎儿肢体的发育异常。

（三）临床特征

　　如果仅仅发现单脐动脉，未发现胎儿其他异常情况，被称为单纯单脐动脉。

30% ～ 60%的单脐动脉会伴胎儿结构畸形或染色体异常，即使无相关畸形，胎儿宫内发育迟缓的危险性也可能增加。

（四）典型病例超声图像特征及诊断要点

① 膀胱水平仅显示一侧脐动脉血流向前腹壁走行（图15-15）。

② 游离段脐带横切面显示由两条脐动脉和一条脐静脉组成的正常"品"字结构消失，而由仅含一条脐动脉和一条脐静脉组成的"吕"字取代（图15-16、图15-17）。

③ 脐带长轴彩色多普勒血流显示绳索样红蓝相间的结构。

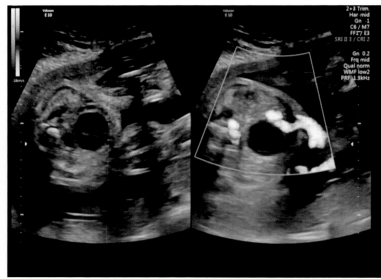

图 15-15　膀胱水平仅显示一侧脐动脉

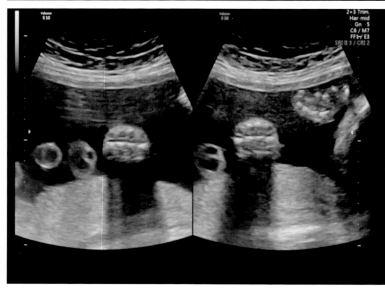

图 15-16　产前超声显示脐带短轴呈"吕"字形

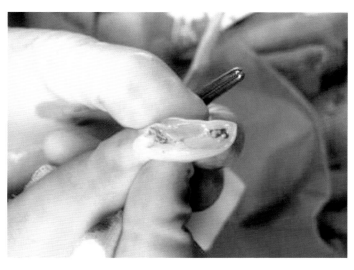

图15-17　产后脐带断面仅显示两条血管

（五）超声图像鉴别诊断

彩色多普勒超声可以明确脐动脉的数目。

（六）临床价值

产前超声对单脐动脉检出有着重要的意义，能指导医生关注胎儿是否合并其他畸形。可为临床全面评估胎儿质量及恰当的临床干预提供佐证。

二、脐带囊肿

（一）病因学

脐带中残留的尿囊、卵黄囊或肠系膜管偶可形成囊肿。

（二）病理解剖与生理学

脐带囊肿分为真性囊肿和假性囊肿。真性囊肿囊壁有一层上皮细胞，包括肠系膜管或卵黄囊，尿囊管。假性囊肿无上皮覆盖，为华通胶局部水肿或黏液样退变形成的囊腔，较真性囊肿更为常见。肠系膜管或尿囊管囊肿发生在脐带的胎儿端，常合并胃肠道及泌尿生殖道畸形，这可能与它们存在胚胎发育上的联系有关，特别是尿囊管囊肿常与脐膨出、开放性脐尿管有关。

（三）临床特征

大多数的脐带囊肿为散发性，残留物衍化的囊肿一般体积小，常随孕周进展消失，对妊娠影响不大。中晚孕期发现脐带囊肿，要注意胎儿结构有无畸形及染色体有无异常。

（四）典型病例超声图像特征及诊断要点

① 脐带内可见不规则或圆形无回声区（图15-18），囊壁光滑清晰，内部透声良好，附着在脐带胎盘入口处，或脐带长轴的一侧，形态可由压力的变化而变化。

② 彩色多普勒超声显示囊肿内未见血流信号，局部脐带血管可能有受压改变。

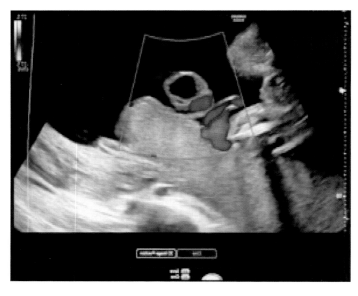

图15-18　孕25^{+0}周脐带胎盘入口处囊肿

（五）超声图像鉴别诊断

脐带囊肿应该与脐带血管瘤相鉴别，二维声像图与血流成像较易与之区分，囊肿伴有出血时，应注意与畸胎瘤相鉴别。

（六）临床价值

彩色多普勒对脐血流的显像能够清楚显示脐血管和肿物的位置关系，更加方便诊断及鉴别诊断。

三、脐带缠绕

（一）病因学

脐带缠绕与脐带的长度及胎动有关，如胎儿自动旋转较多或产科外倒转术，均能导致其发生。脐带绕颈在产科门诊十分常见，占分娩总数的20%～25%。当脐带过长、胎儿过小、羊水过多及胎动过频时易发生脐带绕颈。

（二）病理解剖与生理学

当脐带缠绕胎体被拉紧、胎儿穿过脐带套环形成真结，极有可能导致胎儿缺血、缺氧，甚至死亡。

（三）临床特征

脐带缠绕时可引起胎儿宫内窘迫，偶尔是死亡原因，特别是分娩期阵缩产程进展时表现明显，因为胎儿越下降，缠绕的脐带越拉紧，影响血液循环。缠绕还可引起第二产程的延长，胎头迟迟不衔接，个别还可引起胎盘早剥。

（四）典型病例超声图像特征及诊断要点

① 脐带绕体、绕颈时，超声检查可见胎儿体表有凹迹。1周为"U"形，2周为"W"形，2周以上可呈波浪形（图15-19、图15-20）。

② 彩色血流可以辅助诊断，脐带任何一段打结，显示局部脐带缠绕成团，连续追踪可见脐带穿过成圈的脐带（图15-21、图15-22），真结一旦拉紧，脐带血流信号消失。

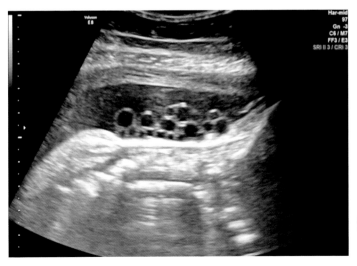

图15-19　脐带绕颈五周颈部长轴切面

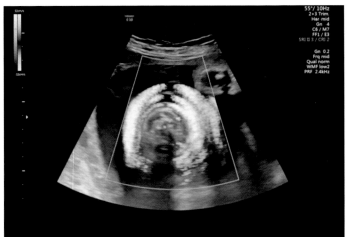

图 15-20　脐带绕颈五周颈部短轴切面

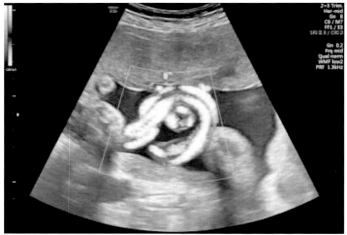

图 15-21　胎儿脐带打结

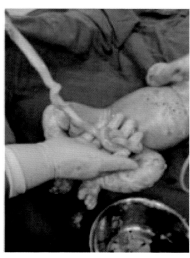

图 15-22　产后脐带

（五）超声图像鉴别诊断

脐带打结分为真结和假结，真结表现为脐带汇聚成团，交叉穿行，当脐血流中断，血管腔彩色信号暗淡或消失，导致胎儿缺血缺氧至胎动消失。脐带假结仅表现为脐带汇聚成团无交叉穿行。

（六）临床价值

超声能检出脐带缠绕胎体的位置及圈数，观察脐带彩色血流，测量脐动脉的血流参数，在羊水衬托下观察汇聚成团的脐带有无穿行，为临床治疗及预后提供了可靠的依据。

四、脐带脱垂

（一）病因学

凡胎先露不能与骨盆入口衔接均可发生脐带脱垂。

异常胎先露是发生脐带脱垂的主要原因，多见于横位（肩先露）和足先露。胎头浮动、胎头与骨盆入口不相适应，羊水过多者宫腔压力高，胎膜破裂时羊水流出的冲力可使脐带脱出。

脐带过长、胎盘低置、或脐带边缘性附着可导致胎先露不能衔接或胎位异常，尤其是脐带附着于胎盘下缘时，脐带脱垂的风险增加。

（二）病理解剖与生理学

完全性脐带脱垂是指胎膜破裂后，脐带掉出于宫颈口外，仍存在阴道口或掉出阴道口外，这是脐带脱垂中最严重的情况。

隐形脐带脱垂即脐带先露，是指胎膜未破时脐带位于胎先露部前方或一侧，脐带进一步脱出胎先露部的下方，经宫颈进入阴道内，甚至显露于外阴部，发生率为0.2% ～ 10.0%。

（三）临床特征

脐带脱垂对胎儿为害甚大，脐带受压于胎先露部与骨盆之间，引起胎盘循环受阻，胎心率发生改变甚至完全消失。

（四）典型病例超声图像特征及诊断要点

胎先露与宫颈内口之间显示螺旋走行的脐带回声，彩色多普勒显示脐血流信号（图15-23、图15-24）。

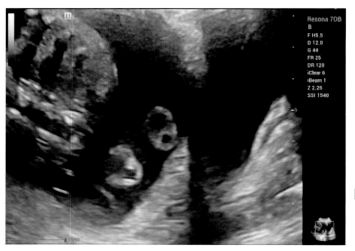

图 15-23 二维声像图显示宫颈内口上方漂浮的脐带，为单脐动脉

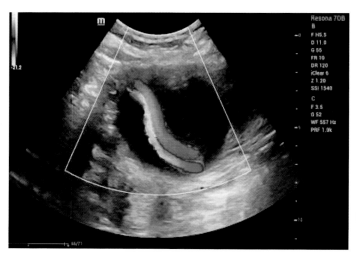

图 15-24 彩色血流显示宫颈内口上方漂浮的脐带

（五）超声图像鉴别诊断

脐带脱垂与血管前置病理解剖关系相近，超声表现相似，需鉴别。血管前置是指胎儿脐血管穿行于胎膜，无胎盘组织保护，位于胎先露与宫颈内口，覆盖于宫颈内口区域。胎先露部与宫颈内口区域之间表现为螺旋走形的脐带回声多考虑脐带脱垂。其次改变母体位置，如果血管移动多考虑脐带脱垂。

（六）临床价值

超声作为一种快捷、无创、准确的检查手段，对脐带脱垂的诊断有非常重要的价值。

五、脐带附着异常

（一）病因学

早孕时脐带始基若附着在血供丰富的包蜕膜上，随妊娠的进展，胎盘在血供最丰富的底蜕膜上形成，而体蒂仍然在原位，就导致脐带附着于胎盘边缘。胎盘迁移学说认为胎盘向血供更好的区域伸展，使原附着于中央的脐带，逐渐变为偏心以致边缘附着。脐带附着异常多与双胎、多胎和单脐动脉并发。

（二）病理解剖与生理学

脐带附着距离胎盘边缘20mm以内为边缘性脐带入口。脐带附着于胎盘边缘者为球拍状胎盘。脐带附着于胎盘边缘以外的胎膜上，称帆状脐带入口或帆状胎盘。帆状胎盘胎膜上的血管走行位于子宫颈口上、先露前方者构成前置血管。

（三）临床特征

脐带附着异常在早产、流产、胎儿生长受限中发生率较高，帆状胎盘因胎儿血管在胎膜上行径路线长，易血管受压、破裂及血管前置。

（四）典型病例超声图像特征及诊断要点

胎盘中央或侧方未显示脐带入口，于胎盘边缘显示脐带入口，或脐带入口位于胎膜上，局部未显示胎盘组织，脐血管沿胎膜行走一段后注入胎盘（图15-25、图15-26）。

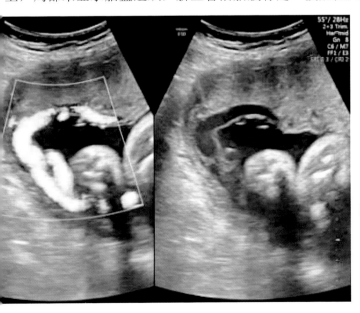

图15-25　脐带胎盘入口位于距离胎盘27mm的胎膜上，脐血管沿胎膜上行至胎盘

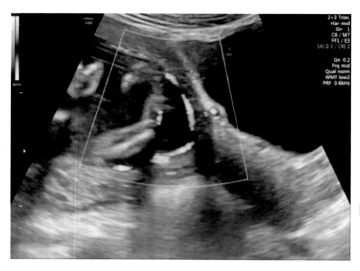

图 15-26　胎盘位于后壁，脐血管
由前壁经宫颈内口绕至
后壁注入胎盘

（五）超声图像鉴别诊断

胎盘表面的血管类似脐带入口，不仅要显示脐带进入胎盘组织部分，还应显示脐带进入羊水部分。

（六）临床价值

边缘性脐带入口通常对母儿无影响，产前发现脐带帆状入口并血管前置，指导临床在 37 ～ 38 周采取选择性剖宫产终止妊娠。

参考文献

[1]　Robert M S. Abnormal Placentation Placenta Previa，Vasa Previa，and Placenta Accreta. Obstet Gynecol，2015，0：1-15.

[2]　Katheryne L D，Katherine L Grantz，Edmond D S. Maternal，Labor，Delivery and Perinatal Outcomes Associated with Placental Abruption：A Systematic Review. Am J Perinatol，2017，34（10）：935-957.

[3]　Robert M S. Abnormal Placentation. Obstetrics and Gynecology，2015，0：1-15.

[4]　Ulm B，RU M，Bernaschek G BB. Unfused amnion and chorion after 14 weeks of gestation：associated fetalstructural and chromosomal abnormalities. Ultrasound Obstet Gynecol，1999，13：392-395.

[5]　Mary B M. Management of Oligohydramnios in Pregnancy. Obstet Gynecol Clin N Am，2011，（38）：387-395.

[6]　Wilsher S，Ousey J，Allen W R. Abnormal umbilical cord attachment sites in the mare：A review illustrated by three case reports. Equine vet J，2009，41（9）：930-939.

第十六章　介入性超声在产科的应用

第一节　超声引导下羊膜腔穿刺

一、临床价值

　　超声引导下羊膜腔穿刺是一种常用且安全的产前诊断取材方法。在孕中期对有产前诊断指征的孕妇进行超声引导下羊膜腔穿刺术抽取羊水，进行染色体、基因、相关代谢产物生物化学检测，对异常胎儿可及时终止妊娠，对降低出生缺陷具有重要的意义。

　　超声引导下羊膜腔穿刺的优点在于超声直视下能清晰地显示子宫轮廓，辨别胎儿、胎盘位置、羊水液性暗区，可在监视器上清晰看到穿刺针、穿刺方向及进针深度。对于前壁胎盘、羊水较少者，超声引导可明显提高穿刺成功率，减少盲穿造成的母胎创伤。

二、适应证

　　① 主要用于有医学指征的孕 $16 \sim 22^{+6}$ 周胎儿的产前诊断。
　　② 高龄孕妇，孕妇预产期年龄 ≥ 35 岁。
　　③ 染色体异常患儿生育史。
　　④ 夫妇一方染色体异常。
　　⑤ 单基因病患儿或先天性代谢病患儿生育史。
　　⑥ 21-三体综合征、18-三体综合征产前筛查高风险。
　　⑦ 其他需要抽取羊水标本检查的情况。

三、禁忌证

　　① 先兆流产。

② 术前两次测量体温（腋温）高于37.2℃。

③ 有出血倾向（血小板≤70×10⁹/L，凝血功能检查有异常）。

④ 有盆腔或宫腔感染征象。

⑤ 无医疗指征的胎儿性别鉴定。

四、术前准备

① 严格掌握适应证及禁忌证。

② 查血常规、HIV抗体、HBsAg、抗梅毒抗体、ABO血型和Rh因子，如Rh（－），查间接Coombs试验，告知胎母输血的风险，建议准备抗D球蛋白。

③ 超声检查了解胎儿及胎盘附着情况。

五、操作方法

① 孕妇排空膀胱，取仰卧位。可嘱孕妇平卧位以90°左右侧身摇摆20次，以便使羊水混浊，有利于获取羊水中更多量的胎儿细胞。

② 术前超声测定胎儿双顶径、头围、腹围及股骨长等生物学参数，羊水深度，胎盘位置、厚度，并测定胎心率；初步定位穿刺点。

③ 常规消毒铺巾。探头涂上耦合剂以消毒手套严密包裹，再次进行穿刺点定位，确定穿刺针进入的深度及角度。需注意避开胎儿及脐带，选择靠近孕妇前腹壁无胎体的最深羊水池位置。若为前壁胎盘则避开脐带胎盘附着处以及胎盘内血窦部位，自胎盘最薄处在超声引导下实时监测垂直进针。

④ 将穿刺针快速穿过腹壁及子宫肌层，垂直方向刺入羊膜腔，拔出针芯，见有淡黄色清亮羊水流出（图16-1，视频16-1），接5mL注射器抽取2mL丢弃。更换50mL注射器，抽取羊水约20mL，取羊水量不宜多于30mL。插入针芯，拔出穿刺针。

⑤ 退针后压迫穿刺点，术毕超声观察胎心、胎盘、羊水情况。

⑥ 抽出羊水注入无菌试管，送实验室。孕妇术后休息1～2h后离院。

六、注意事项

① 向孕妇说明可能发生的并发症。

② 准确确定穿刺点及路径：如羊水较少很难完全避开胎儿时，最好让孕妇改变体位或者推动胎儿，让羊水相对较集中，最好在胎儿肢体侧进针，以免伤及胎儿。

③ 穿刺深度的测量：在穿刺前要准确测量穿刺深度，穿刺针宜一次到达羊膜腔内。

④ 穿刺时进针速度要快，抽取羊水过程中，固定好针柄，注意监视器内针尖的位置以及胎儿肢体的活动情况，发现情况有变动可及时移动针尖位置甚至拔针。

⑤ 如两次穿刺未获羊水时应中止手术，1～2周后再次手术。

⑥ 嘱孕妇出现腹痛、阴道流血、阴道流液等情况时及时就诊。预约2周后复诊。

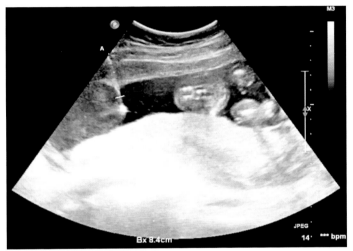

视频 16-1

图 16-1 超声引导下羊膜腔穿刺取羊水，可见穿刺针的整个路径及针尖位置

第二节 超声引导下绒毛活检

一、临床价值

于妊娠11^{+0}～13^{+6}周在超声引导下经腹绒毛活检（transabdominal chorionie villi sampling，TA-CVS）获取绒毛组织进行胎儿遗传学产前诊断，是孕早中期产前诊断的重要手段。绒毛组织属胚外组织，与胚胎组织来自同一个受精卵细胞，具有相同的遗传性，可用于细胞遗传学分析、DNA分析和酶学分析等产前诊断。该方法安全可行，可及早发现和干预染色体异常或基因异常胎儿，避免在妊娠中晚期对孕妇造成损伤，值得在临床上推广应用。与经宫颈绒毛活检（transcervical chorionic villus sampling，TC-CVS）相比，TA-CVS的安全性更高。

二、适应证

① 孕妇预产期年龄≥35岁。

② 染色体异常患儿生育史。

③ 夫妇一方染色体结构异常。

④ 单基因病患儿或先天性代谢病患儿生育史。

⑤ 21-三体综合征、18-三体综合征产前筛查高风险。

⑥ 其他需要抽取绒毛标本检查的情况。

三、禁忌证

同本章第一节超声引导下羊膜腔穿刺术前禁忌证。

四、术前准备

同本章第一节超声引导下羊膜腔穿刺术前准备。

五、操作方法

① 孕妇排空膀胱，取仰卧位（经腹壁途径）。

② 超声测量头臀长核对孕周、胎盘定位。超声医师与术者共同规划选择穿刺点、穿刺角度、穿刺步骤、可穿刺范围及穿刺深度。需注意避开肠管、大血管及周围重要脏器，避开羊膜囊；尽量选择叶状绒毛（即胎盘前期的声像图，呈高回声区）分布较宽及可穿刺范围较大、距离体表最浅处为穿刺点。

③ 常规消毒铺巾，局部麻醉。嘱患者屏住呼吸，在超声引导下，徒手将双套管针经腹壁及子宫快速穿刺入胎盘叶状绒毛边缘部分。拔出针芯，将活检针经引导套针送入胎盘绒毛组织部位（图16-2，视频16-2）。

④ 接含 2 ~ 4mL 生理盐水的20mL注射器，以5 ~ 10mL的负压多次快速上下移动活检针以吸取绒毛组织。

⑤ 目测所获得绒毛组织量，染色体培养需1 ~ 20mg，基因诊断则需要5mg，取绒毛量一般不超过25mg，不足时可再次进针抽吸。获取需要量的绒毛标本后插入针芯，拔出穿刺针。

⑥ 术毕超声观察胎盘部位有无出血及胎心情况，并存图记录。

⑦ 如两次穿刺均未吸出胎盘绒毛组织，为穿刺失败，则应中止手术，1周后重新行绒毛取材术。

⑧ 术后孕妇平卧观察30min。

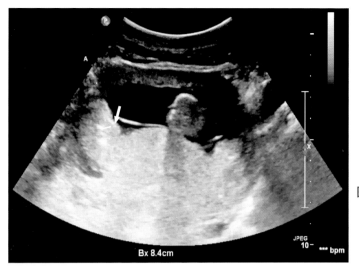

视频 16-2

图 16-2 超声引导经腹壁取绒毛，可见活检针（箭头所示）经引导套管针刺入胎盘内

六、注意事项

① 向孕妇说明可能发生的并发症。超声引导下绒毛活检具有较高的成功率，胎儿丢失率为0.5%～1%。

② 过早的绒毛活检易导致胎儿肢端发育障碍，选择9周后活检及控制取材量少于30mg是预防胎儿肢端缺陷的关键。

③ 穿刺针进入子宫浆膜层时，助手应在腹部适当加压固定子宫位置，以避免因子宫移位造成穿刺偏离。

④ 若胎盘位于子宫后壁，而穿刺路线难以避开羊膜囊时，应取消经腹壁穿刺。

⑤ 嘱孕妇出现腹痛、阴道出血、阴道流液等情况时及时就诊。预约2周后复诊。

第三节 超声引导下脐静脉穿刺

一、临床价值

经腹超声引导下脐静脉穿刺获取脐血标本，可进行胎儿染色体核型分析等优生检查，成功率高，安全性好。脐静脉穿刺可快速得到结果，可对羊水穿刺培养失败进行补救，对嵌合体和染色体异常可明确诊断。

二、适应证

① 主要用于有医学指征的妊娠18周以后的产前诊断。

② 胎儿核型分析。

③ 胎儿宫内感染的诊断。

④ 唐氏综合征高风险，高龄孕妇（预产期年龄≥35岁）。

⑤ 羊水过少、羊水过多、胎儿宫内生长迟缓及胎儿结构畸形。

⑥ 母儿血型不合、特发性血小板减少性紫癜等胎儿血液系统疾病的产前诊断及风险评估。

⑦ 不良孕产史，放射性物质、病毒接触史或服药史。

⑧ 羊膜腔穿刺检查失败者。

⑨ 其他需要抽取脐血标本检查的情况。

三、禁忌证

同本章第一节超声引导下羊膜腔穿刺禁忌证。

四、术前准备

同本章第一节超声引导下羊膜腔穿刺术前准备。

五、操作方法

① 孕妇排空膀胱，取仰卧位。

② 超声检查胎儿大小、胎心搏动、羊水量、胎盘位置、脐带位置并测量脐静脉直径。定位穿刺部位，选择一段长约2cm漂浮于羊水中的脐带，避开胎儿颜面部及胎盘。在穿刺点处进行探头适当加压，以脐带位置改变较小为优先选择。清晰显示脐血管且穿刺点在脐带正上方时测量孕妇腹壁皮肤到脐静脉远侧的距离。

③ 常规消毒铺巾。探头外套橡胶消毒手套（内置超声耦合剂）。穿刺前再次核实穿刺点，如未见脐带位置改变，与消毒前一致，则按穿刺点进行穿刺，如因胎动等原因导致脐带或心脏位置改变，则重新进行穿刺点定位。在无胎动时，嘱孕妇屏住气，在超声引导下将22G穿刺针快速经腹壁及子宫一次性穿刺入脐静脉腔内（视频16-3）。如未达脐静脉腔内则经超声指导方向后再次穿刺。

④ 拔出针芯，接注射器抽取需要量的脐血，取血量不宜多于5mL。插入针芯拔针。

⑤ 超声观察胎心、胎盘和脐带情况；必要时术后进行胎心监护。

⑥ 如果穿刺未成功则重新调节定位穿刺，手术时间不宜超过20min。如穿刺针两次经皮穿刺均未穿入脐静脉腔内应中止手术，1～2周后重新手术。

视频16-3

超声引导下脐静脉穿刺取脐血，可见穿刺针沿引导线刺入脐静脉腔内

六、注意事项

① 向孕妇说明可能发生的并发症。

② 选择恰当的孕周可以明显提高穿刺成功率及安全性，孕周以大于22周为最佳。

③ 使用尖锐的穿刺针有利于穿刺成功。

④ 穿刺点位于两侧腹、孕妇腹壁较厚、羊水量较多、脐血管螺旋较紧密或胎动频繁时，不利于穿刺。避免在同一部位反复穿刺，应避免过多的操作以减少对胎儿的刺激，减少对脐带、胎盘、子宫壁的损伤。

⑤ 应严格无菌操作，预防感染。

⑥ 若出现子宫收缩应暂缓手术，出现胎儿心动过缓应停止手术。

⑦ 嘱孕妇出现腹痛、阴道出血、阴道流液、胎动异常等情况时及时就诊；预约2周后复诊。

第四节　超声引导下羊水减量

一、临床价值

羊水过多的发生率为0.2%～3.0%，与胎儿结构异常、染色体异常、妊娠期糖耐量异常及双胎输血综合征有关。超声引导下羊水减量术是一种治疗方法。

二、适应证

① 双胎输血综合征受血儿羊水最大深度≥10cm且无法进行激光治疗者。

② 最大羊水深度≥12cm或母体有腹胀、不规律宫缩等症状。

三、禁忌证

① 术前两次测量体温（腋温）高于37.2℃。

② 有出血倾向（血小板≤$70×10^9$/L，凝血功能检查有异常）。

③ 有盆腔或宫腔感染征象。

四、术前准备

① 查血常规、HIV抗体、HBsAg、抗梅毒抗体、ABO血型和Rh因子，如Rh（－），查间接Coombs试验，告知孕妇输血的风险，建议准备抗D球蛋白。

② 超声检查了解胎儿、羊水量及胎盘附着情况。

③ 穿刺前半小时可口服宫缩抑制剂。

五、操作方法

① 孕妇排空膀胱，取仰卧位或半侧卧位，常规消毒铺巾。

② 超声定位穿刺部位。

③ 将18G穿刺针在超声引导下刺入双胎输血综合征受血儿羊膜腔，穿刺针接尿袋或负压抽取羊水，直到羊水最大深度减至6cm，拔出穿刺针。术毕超声观察胎心及胎盘情况。

六、注意事项

① 向孕妇说明可能发生的并发症。

② 超声引导下羊膜腔穿刺羊水减压操作简单，但常需反复操作，有报道称围生期发病率较高，围生儿神经系统受损相对突出。而胎儿镜下激光凝固交通血管能明显提高一胎存活率、降低出生儿神经系统发病率、延迟术后平均分娩孕周。

③ 对于双胎输血综合征Ⅰ期患者是采取期待治疗、羊水减量术还是选择性激光凝固术尚有争议；对于双胎综合征Ⅱ～Ⅳ期患者，首先考虑行胎儿镜下激光凝固术。

第五节　胎儿镜

一、临床价值

胎儿镜（fetoscope，FS）包含经阴道或经腹光纤内镜，在超声引导下，局部麻醉后经腹或经阴道穿刺，直接进入羊膜腔，直视下观察胎儿及其周围环境，亦可同时宫内给药和宫内进行手术治疗。

二、适应证

（1）胎儿镜检查主要应用于需行细胞和（或）分子遗传学产前诊断的孕妇。

① 观察胎儿有无明显的体表畸形（如白化病、唇腭裂、指趾畸形、外生殖器畸形、无脑儿、脊柱裂、腹壁裂、脑疝等）。

② 有遗传性血液系统、骨骼肌肉系统、皮肤疾病家族史者。

③ 经羊水细胞培养发现某些染色体异常，但不能排除为离体培养中产生的突变者。

（2）此外胎儿镜还用于宫内治疗。

① 对于胎儿贫血行宫内胎儿输血，包括经胎儿腹腔输血和经脐带血管输血。

② 双胎输血综合征，行胎儿镜下交通血管激光凝固。

③ 先天性膈疝，行胎儿镜下可逆性胎儿气管堵塞。

④ 先天性下尿路梗阻，行胎儿膀胱造口或胎儿镜下后尿道瓣膜激光切除。

⑤ 无心畸胎，行无心胎儿脐带血管结扎术。

⑥ 羊膜带综合征，行羊膜束带松解术。

⑦ 单绒毛膜囊单羊膜囊双胎，行胎儿镜激光闭锁或切断脐带。

三、禁忌证

① 有先兆流产、稽留流产或先兆早产史者。

② 合并宫内感染。

③ 子宫前壁找不到合适的穿刺部位或穿刺部位有肌瘤者。

四、术前准备

① 查血常规、HIV抗体、HBsAg、抗梅毒抗体、ABO血型和Rh因子，如Rh（−），查间接Coombs试验，告知胎母输血的风险，建议准备抗D球蛋白。

② 超声检查了解胎儿及胎盘附着情况。

③ 术前10min肌内注射哌替啶50mg。

④ 按前下腹部手术常规备皮，排空膀胱。

五、操作方法

① 手术者常规洗手，戴消毒手套，穿刺部位常规消毒，铺盖消毒巾。

② 选择穿刺点：在超声引导下选择穿刺点，应避开胎盘附着区，穿入位置应面对胎儿腹侧、有足够羊水。

③ 利多卡因皮下浸润麻醉或联合麻醉，做2mm切口深达皮下。在超声引导下，胎儿镜带芯套管穿过腹壁及子宫壁进入羊膜腔。抽出针芯即见羊水涌出，换上胎儿镜，安上冷光源，即可观察胎儿，并可另选操作孔穿刺进行相应宫内治疗。

④ 术毕，将胎儿镜连同套管退出。无菌纱布压迫腹壁穿刺点5min，包扎。孕妇平卧3.5h，观察脉搏、血压、有无子宫收缩、胎心率、羊水及血液漏溢等。

⑤ 术后应常规应用广谱抗生素治疗2～3天，术后24h复查血常规，术后第2天再次超声复查胎儿及羊水情况。

六、注意事项

① 向孕妇说明可能发生的并发症，包括：胎膜早破、胎盘和胎儿损伤、流产和早产、羊水渗漏和羊膜腔感染、母体肺水肿和脏器损伤等。

② 注意胎儿镜检查的时机。孕15～17周，适宜使用胎儿镜观察胎儿外形；孕18～22周，易取胎儿血进行产前诊断；孕22周后，羊水透明度下降，不利于胎儿外形观察；孕晚期，子宫敏感性增加，胎儿镜检查易诱发早产。

③ 穿刺点尽量避开子宫下段，该处子宫收缩性差，穿刺创口不易愈合。

④ 减小套管针的直径，并于拔管后穿刺部位放置明胶海绵可降低胎膜早破发生率。

第六节 超声引导下胎儿宫内治疗

胎儿宫内治疗包括胎儿药物治疗和胎儿外科治疗两大类。积极有效的胎儿宫内治疗，即通过直接或间接的手段治疗胎儿疾病或改善宫内环境，有利于减少围生儿患病率及死亡率，改善预后。超声引导下胎儿宫内治疗主要包括超声引导下经羊膜腔给药和超声引导下外科治疗（包括胎儿镜）。

超声引导下经羊膜腔给药操作方法见本章第一节。羊膜腔穿刺宫内治疗优于母体给药，胎儿通过吞咽羊水从胃肠道吸收药物或经皮肤吸收药物。主要用于：应用地塞米松促进胎肺成熟，应用碳酸氢钠纠正胎儿酸中毒，给予抗生素预防或治疗宫内感染，应用左甲状腺素钠纠正甲状腺功能低下等。超声引导下外科治疗包括宫内输血（经腹腔输血或经胎儿脐静脉输血），胎儿体内积液引流（胎儿脑室羊膜腔分流术、胎儿肾积水羊膜腔分流术、胎儿单纯囊肿穿刺术等），胎儿镜手术。胎儿镜手术适应证及操作方法见本章第五节。

参考文献

[1] 段涛主译.产前诊断.北京：人民卫生出版社，2010.

[2] Alfirevic Z，Navaratnam K，Mujezinovic F. Amniocentesis and chorionic villus sampling for prenatal diagnosis. Cochrane Database Syst Rev，2017，4（9）：CD003252.

[3] Akolekar R，Beta J，Picciarelli G，et al. Procedure-relatedriskofmiscarriagefollowingamniocentesisandchorionicvillussampling：asystematicreviewandmeta-analysis. Ultrasound Obstet Gynecol，2015，45（1）：16-26.

[4] Brun JL，Mangione R，Gangbo F，et al. Feasibility，accuracy and safety of chorionic villus sampling：a report of 10741 cases. Prenat Diagn，2003，23：295-301.

[5] 谢红宁.妇产科超声诊断学.北京：人民卫生出版社，2005.

[6] Geifnmn Holtzman O，Ober Berman J. Prenatal diagnosis：update oninvasive versus noninvasive fetal diagnostic testing from maternal blood. Ex Pert Rev Mol Diagn，2008，8（6）：727-751.

[7] Wagner M M，Lopfiore E，Klumpet F J，et a1. Short-and long-termoutcome in stage 1 twin-to-twin transfusion syndrome treated withlaser surgery compared with conservative managenmnt. Am JObstet Gynecol，2009，201：1-6.

[8] Rossi A C，D"Addario V. Survival outcomes of twin-twintransfusion syndromestagel：a systematic review of literature. Am J Perinatol，2013，30：5-10.

[9] Akkermans J，Peeters S H，Klumper F J，et al. Twenty-five years of fetoscopic laser coagulation in twin-twin transfusion syndrome：asystematic review. Fetal Diagn Ther，2015，38（4）：241-253.

[10] Nassr A A，Erfani H，Fisher J E，et al. Fetal interventional procedures and surgeries：a practical approach. J Perinat Med，2018，25：46（7）：701-715.

[11] Sala P，Prefumo F，Pastorino D，et al. Fetal surgery：an overview. Obstet Gynecol Surv，2014，69（4）：218-228.

[12] Peeters S H，Devlieger R，Middeldorp J M，et al. Fetal surgery in complicated monoamniotic pregnancies：case series and systematic review of the literature. Prenat Diagn，2014，34（6）：586-591.